现代护理技术
与疾病护理实践

XIANDAI HULI JISHU YU JIBING HULI SHIJIAN

主编 单连美 孙莉莉 莫满连 白丽平 臧建君 高丽英

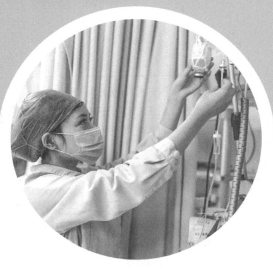

中国出版集团有限公司

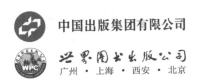

世界图书出版公司

广州 · 上海 · 西安 · 北京

图书在版编目（CIP）数据

现代护理技术与疾病护理实践 / 单连美等主编.
广州：世界图书出版广东有限公司, 2024. 8. –– ISBN
978-7-5232-1543-2

Ⅰ. R47

中国国家版本馆CIP数据核字第2024N8L051号

书　　名	现代护理技术与疾病护理实践
	XIANDAI HULI JISHU YU JIBING HULI SHIJIAN
主　　编	单连美　孙莉莉　莫满连　白丽平　臧建君　高丽英
责任编辑	刘　旭
责任技编	刘上锦
装帧设计	品雅传媒
出版发行	世界图书出版有限公司　世界图书出版广东有限公司
地　　址	广州市海珠区新港西路大江冲25号
邮　　编	510300
电　　话	（020）84460408
网　　址	http://www.gdst.com.cn/
邮　　箱	wpc_gdst@163.com
经　　销	新华书店
印　　刷	广州小明数码印刷有限公司
开　　本	889 mm×1 194 mm　1/16
印　　张	12
字　　数	332千字
版　　次	2024年8月第1版　2024年8月第1次印刷
国际书号	ISBN 978-7-5232-1543-2
定　　价	138.00元

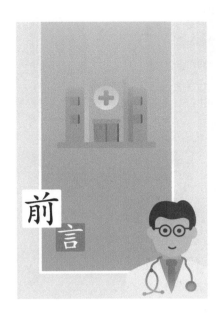

前言

现代医疗技术的快速发展势必会带动护理学的不断革新，各科护理学的新理论、新技术和新方法也不断运用于临床。为使广大护理人员尽快适应现代医学及护理学的更新与发展，在临床护理行为过程中切实保障患者安全，我们组织了一批资深的临床护理专家和高水平的护理管理者，在参考多部相关专业书籍的基础上，编写了本书。

本书共九章，内容以临床常用的疾病护理技术为主线，重点讲述了临床各科室常见病、多发病的护理，主要包括心内科疾病护理、呼吸科疾病护理、内分泌科疾病护理、消化科疾病护理、神经科疾病护理、妇科疾病护理、产科疾病护理以及儿科疾病护理的相关内容，简要介绍了每种疾病的病因与病理表现、临床表现、诊断与鉴别诊断、治疗要点，重点对疾病的护理评估、护理诊断、护理措施、护理评价等进行论述。本书基于编者们的临床经验和研究方向，每章针对3~5个临床常见疾病的护理进行编写，在论述疾病护理技术时，侧重介绍疾病的护理措施，同时紧密结合国内外疾病护理的相关指南和规范，科学性与实用性强，贴近临床护理工作实际。希望本书的出版能对促进临床护理的规范化、系统化及科学化起到一定作用。

书中若有疏漏之处，真诚地希望各位读者批评指正。同时也建议读者在参考本书时，应结合临床实际情况进行判断。

编　者

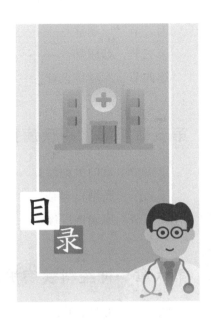

目录

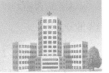

第一章　临床常用护理技术

第一节　口服给药法

药物经口服后，经胃肠道吸收后，可发挥局部或全身治疗的作用。

一、摆药

（一）药物准备类型

1. 中心药房摆药　目前国内不少医院均设有中心药站，一般设在医院内距离各病区适中的地方，负责全院各病区患者的日间用药。

病区护士每日上午在医生查房后把药盘、长期医嘱单送至中心药站，由药站专人处理医嘱，并进行摆药、核对。口服药摆每日 3 次量，注射药物按一日总量备齐。然后由病区护士当面核对无误后，取回病区，按规定时间发药。发药前须经另一人核对。

各病区另设一药柜，备有少量常用药、贵重药、针剂等，作为临时应急用。所备的药物须有固定基数，用后及时补充，交接班时按数点清。

2. 病区摆药　由病区护士在病区负责准备自己病区患者的所需药品。

（二）用物

药柜（内有各种药品）、药盘（发药车）、小药卡、药杯、量杯（10~20 mL）、滴管、药匙、纱布或小毛巾、小水壶（内盛温开水）、服药单。

（三）操作方法

1. 准备　洗净双手，戴口罩，备齐用物，依床号顺序将小药卡（床号、姓名）插于药盘上，并放好药杯。

2. 按服药单摆药　一个患者的药摆好后，再摆第 2 个患者的药，先摆固体药再摆水剂药。

（1）固体药（片、丸、胶囊）：左手持药瓶（标签在外），右手掌心及小指夹住瓶盖，拇指、示指和中指持药匙取药，不可用手取药。

（2）水剂：先将药水摇匀，左手持量杯，拇指指在所需刻度，使与视线处于同一水平，右手持药瓶，标签向上，然后缓缓倒出所需药液。应以药液低面的刻度为准。同时有几种水剂时，应分别倒入不同药杯内。更换药液时，应用温开水冲洗量杯。倒毕，瓶口用湿纱布或小毛巾擦净，然后放回原处。

3. 其他

（1）药液不足 1 mL 时需用滴管吸取计量，1 mL = 15 滴。为使药量准确，应滴入已盛好少许冷开水药杯内，或直接滴于面包上或饼干上服用。

（2）患者的个人专用药，应注明床号、姓名、药名、剂量、时间，以防出现差错。专用药不可借给他人用。

（3）摆完药后，应根据服药单查对 1 次，再由第 2 人核对无误后，方可发药。如需磨碎的药，可用乳钵研碎。用清洁巾盖好药盘待发。清洗滴管、乳钵等，清理药柜。

二、发药

（一）用物

温开水、服药单、发药车。

（二）操作方法

1. 准备　发药前先了解患者情况，暂不能服药者，应作交班。

2. 发药查对，督促服药　按规定时间，携服药单送药到患者处，核对服药单及床头牌的床号、姓名，并询问患者姓名，回答与服药本一致后再发药，待患者服下后方可离开。

3. 根据不同药物的特性正确给药

（1）抗生素、磺胺类药物应准时给药，以保持药物在血液中的有效浓度。

（2）健胃、助消化药物宜在饭前或饭间服。对胃黏膜有刺激的药宜在饭后服。

（3）对呼吸道黏膜有安抚作用的保护性镇咳药，服后不宜立即饮水，以免稀释药液降低药效。

（4）某些由肾排出的药物，如磺胺类，尿少时可析出结晶，引起肾小管堵塞，故应鼓励多饮水。

（5）对牙齿有腐蚀作用和使牙齿染色的药物，如铁剂，可用饮水管吸取，服后漱口。

（6）服用强心苷类药物应先测脉率、心率及节律，若脉率低于 60 次/分或节律不齐时不可服用。

（7）有配伍禁忌的药物，不宜在短时间内先后服用，如呋喃妥因与碳酸氢钠溶液等碱性药液。

（8）催眠药应就寝前服用。

发药完毕，再次与服药单核对一遍，看有无遗漏或差错。药杯集中处理。清洁药盘放回原处。需要时做好记录。

（三）注意事项

1. 严格遵守三查七对制度（操作前、中、后查，核对床号、姓名、药名、浓度、剂量、方法、时间），防止发生差错。

2. 老、弱、小儿及危重患者应协助服药，鼻饲者应先注入少量温开水，后将药物研碎、溶解后由胃管注入，再注入少量温开水冲洗胃管。更换或停止药物，应及时告诉患者。若患者提出疑问，应重新核对清楚后再给患者服下。

3. 发药后，要密切观察服药后效果及有无不良反应，若有反应，应及时与医生联系，给予必要的处理。

（单连美）

第二节　注射给药法

注射给药是将无菌药液或生物制品用无菌注射器注入体内，达到预防、诊断、治疗目的的方法。

一、药液吸取法

1. 从安瓿内吸取药液　将药液集中到安瓿体部，用消毒液消毒安瓿颈部及砂轮，在安瓿颈部划一踞痕，重新消毒安瓿颈部，拭去碎屑，掰断安瓿。将针尖斜面向下放入安瓿内的液面下，手持活塞柄抽动活塞吸取所需药量。抽吸完毕将针头套上空安瓿或针帽备用。

2. 从密封瓶内吸取药液　除去铝盖的中央部分并消毒密封瓶的瓶塞，待干。往瓶内注入与所需药液等量空气（以增加瓶内压力，避免瓶内负压，无法吸取），倒转密封瓶及注射器，使针尖斜面在液面下，轻拉活塞柄吸取药液至所需量，再以示指固定针栓，拔出针头，套上针帽备用。

若密闭瓶或安瓿内系粉剂或结晶时，应先注入所需量的溶剂，使药物溶化，然后吸取药液。黏稠药液如油剂可先加温（遇热变质的药物除外），或将药瓶用双手搓后再抽吸，混悬液应摇匀后再抽吸。

3. 注射器内空气驱出术　一手指固定于针栓上，拇指、中指扶持注射器，针头垂直向上，一手抽动活塞柄吸入少量空气，然后摆动针筒，并使气泡聚集于针头口，稍推动活塞将气泡驱出。若针头偏于一侧，则驱气时应使针头朝上倾斜，使气泡集中于针头根部，如上法驱出气泡。

二、皮内注射法

皮内注射法是将少量药液注入表皮与真皮之间的方法。

（一）目的

1. 进行各种药物过敏试验。

2. 预防接种。

3. 局部麻醉。

（二）用物

1. 注射盘或治疗盘内盛 2% 碘酊、75% 乙醇、无菌镊、砂轮、无菌棉签、开瓶器、弯盘。

2. 1 mL 注射器、4½号针头，药液按医嘱。药物过敏试验还需备急救药盒。

（三）注射部位

1. 药物过敏试验在前臂掌侧中、下段。

2. 预防接种常选三角肌下缘。

（四）操作方法

1. 评估　了解患者的病情、合作程度、对皮内注射的认识水平和心理反应，过敏试验还需了解患者的"三史"（过敏史、用药史、家族史）；介绍皮内注射的目的、过程，取得患者配合；评估注射部位组织状态（皮肤颜色、有无皮疹、感染情况及皮肤划痕是否呈阳性）。

2. 准备用物　按医嘱查对后抽好药液，放入铺有无菌巾的治疗盘内，携物品至患者处，再次核对。

3. 助患者取坐位或卧位，选择注射部位，以 75%乙醇消毒皮肤，待干。乙醇过敏者用生理盐水清洁皮肤。

4. 排尽注射器内空气，示指和拇指绷紧注射部位皮肤，右手持注射器，针尖斜面向上，与皮肤呈 5°刺入皮内，放平注射器，平行将针尖斜面全部进入皮内，左手拇指固定针栓，右手快速推注药液 0.1 mL。也可右手持注射器左手推注药液，使局部可见半球形隆起的皮丘，皮肤变白，毛孔变大。

5. 注射毕，快速拔出针头，核对后交代患者注意事项。

6. 清理用物，按时观察结果并正确记录。

（五）注意事项

1. 忌用碘酊消毒皮肤，并避免用力反复涂擦。

2. 注射后不可用力按揉，以免影响结果观察。

三、皮下注射法

皮下注射法是将少量药液注入皮下组织的方法。

（一）目的

1. 需迅速达到药效和不能或不宜口服时采用。

2. 局部供药，如局部麻醉用药。

3. 预防接种，如各种疫苗的预防接种。

（二）用物

注射盘，1~2 mL 注射器，5~6 号针头，药液按医嘱准备。

（三）注射部位

上臂三角肌下缘、上臂外侧、股外侧、腹部、后背、前臂内侧中段。

（四）操作方法

1. 评估患者的病情、合作程度、对皮下注射的认识水平和心理反应；介绍皮下注射的目的、过程，取得患者配合；评估注射部位组织状态。

2. 准备用物，并按医嘱查对后抽好药液，放入铺有无菌巾的治疗盘内，携物品至患者处，再次核对。

3. 助患者取坐位或卧位，选择注射部位，皮肤做常规消毒（2%碘酊以注射点为中心，呈螺旋形向外涂擦，直径在 5 cm 以上，待干，然后用 75%乙醇以同法脱碘 2 次，待干）或安尔碘消毒。

4. 持注射器排尽空气。

5. 左手示指与拇指绷紧皮肤，右手持注射器、示指固定针栓，针尖斜面向上，与皮肤呈 30°~40°，过瘦者可捏起注射部位皮肤，快速刺入针头 2/3，左手抽动活塞观察无回血后缓缓推注药液。

6. 推完药液，用干棉签放于针刺处，快速拔出针后，轻轻按压。

7. 核对后助患者取舒适卧位，整理床单位，清理用物，必要时记录。

（五）注意事项

1. 持针时，右手示指固定针栓，切勿触及针梗，以免污染。

2. 针头刺入角度不宜超过 45°，以免刺入肌层。

3. 对皮肤有刺激作用的药物,一般不作皮下注射。

4. 少于 1 mL 药液时,必须用 1 mL 注射器,以保证注入药量准确无误。

5. 需经常做皮下注射者,应建立轮流交替注射部位的计划,以达到在有限的注射部位吸收最大药量的效果。

四、肌内注射法

肌内注射法是将少量药液注入肌肉组织的方法。

(一) 目的

1. 给予需在一定时间内产生药效,而不能或不宜口服的药物。

2. 药物不宜或不能静脉注射,或要求比皮下注射更迅速发生疗效时采用。

3. 注射刺激性较强或药量较大的药物。

(二) 用物

注射盘、2~5 mL 注射器、6~7 号针头,药液按医嘱准备。

(三) 注射部位

一般选择肌肉较丰厚、离大神经和血管较远的部位,其中以臀大肌、臀中肌、臀小肌最为常用,其次为股外侧肌及上臂三角肌。

1. 臀大肌内注射射区定位法

(1) 十字法:从臀裂顶点向左或向右侧画一水平线,然后从该侧髂嵴最高点做一垂直线,将臀部分为 4 个象限,选其外上象限并避开内角(内角定位:髂后上棘至大转子连线)即为注射区。

(2) 连线法:取髂前上棘和尾骨连线的外上 1/3 处为注射部位。

2. 臀中肌、臀小肌内注射射区定位法

(1) 构角法:以示指尖与中指尖分别置于髂前上棘和髂嵴下缘处,由髂嵴、示指、中指所构成的三角区内为注射部位。

(2) 三指法:髂前上棘外侧三横指处(以患者的手指宽度为标准)。

(3) 股外侧肌内注射射区定位法:在大腿中段外侧,膝上 10 cm,髋关节下 10 cm 处,宽约 7.5 cm。此处大血管、神经干很少通过,范围较大,适用于多次注射或 2 岁以下婴幼儿注射。

(4) 上臂三角肌内注射射区定位法:上臂外侧、肩峰下 2~3 横指处。此处肌肉不如臀部丰厚,只能做小剂量注射。

(四) 患者体位

为使患者的注射部位肌肉松弛,应尽量使患者体位舒适。

1. 侧卧位:下腿稍屈膝,上腿伸直。

2. 俯卧位:足尖相对,足跟分开。

3. 仰卧位:适用于病情危重不能翻身的患者。

4. 坐位:座位稍高,便于操作。非注射侧臀部坐于座位上,注射侧腿伸直。一般多为门诊患者所取。

(五) 操作方法

1. 评估患者的病情、合作程度、对肌内注射的认识水平和心理反应;介绍肌内注射的目的、过程,取得患者配合；评估注射部位组织状态。

2. 准备用物，并按医嘱查对后抽好药液，放入铺有无菌巾的治疗盘内，携物品至患者处，再次核对。

3. 协助患者取合适卧位，选择注射部位，常规消毒或安尔碘消毒注射部位皮肤。

4. 排气，左手拇指、示指分开并绷紧皮肤，右手执笔式持注射器，中指固定针栓，用前臂带动腕部的力量，将针头迅速垂直刺入肌内，一般刺入 2.5~3 cm，过瘦者或小儿酌减，固定针头。

5. 松左手，抽动活塞，观察无回血后，缓慢推药液。如有回血，酌情处理，可拔出或进针少许再试抽，无回血方可推药。推药同时注意观察患者的表情及反应。

6. 注射毕，用干棉签放于针刺处，快速拔针并按压。

7. 核对后协助患者穿好衣裤，安置舒适卧位，整理床单位。清理用物，必要时做记录。

（六）Z 径路注射法和留置气泡技术

1. Z 径路注射法　注射前以左手示指、中指和环指使待注射部位皮肤及皮下组织朝同一方向侧移（皮肤侧移 1~2 cm），绷紧固定局部皮肤，维持到拔针后，迅速松开左手，此时位移的皮肤和皮下组织位置复原，原先垂直的针刺通道随即变成 Z 形，该方法可将药液封闭在肌肉组织内而不易回渗，利于吸收，减少硬结的发生，尤其适用于老年人等特殊人群，以及刺激性大、难吸收药物的肌内注射。

2. 留置气泡技术　方法为用注射器抽吸适量药液后，再吸入 0.2~0.3 mL 的空气。注射时，气泡在上，当全部药液注入后，再注入空气。其方法优点：将药物全部注入肌肉组织而不留在注射器无效腔中（每种注射器的无效腔量不一，范围从 0.07~0.3 mL），以保证药量的准确；同时可防止拔针时，药液渗入皮下组织引起刺激，产生疼痛，并可将药液限制在注射肌肉局部而利于组织的吸收。

（七）注意事项

1. 切勿将针梗全部刺入，以防从根部衔接处折断。万一折断，应保持局部与肢体不动，速用止血钳夹住断端取出。若全部埋入肌肉内，即请外科医生诊治。

2. 臀部注射，部位要选择正确，偏内下方易伤及神经、血管，偏外上方易刺及髋骨，引起剧痛及断针。

3. 推药液时必须固定针栓，推速要慢，同时注意患者的表情及反应。如系油剂药液更应持牢针栓，以防用力过大针栓与乳头脱开，药液外溢；若为混悬剂，进针前要摇匀药液，进针后持牢针栓，快速推药，以免药液沉淀造成堵塞或因用力过猛使药液外溢。

4. 需长期注射者，应经常更换注射部位，并用细长针头，以避免或减少硬结的发生。若一旦发生硬结，可采用理疗、热敷或外敷活血化瘀的中药，如蒲公英、金黄散等。

5. 2 岁以下婴幼儿不宜在臀大肌处注射，因幼儿尚未能独立行走，其臀部肌肉一般发育不好，有可能伤及坐骨神经，应选臀中肌、臀小肌或股外侧肌内注射。

6. 两种药液同时注射又无配伍禁忌时，常采用分层注射法。当第一针药液注射完，随即拧下针筒，接上第二副注射器，并将针头拔出少许后向另一方向刺入，试抽无回血后，即可缓慢推药。

五、静脉注射法

（一）目的

1. 药物不宜口服、皮下或肌内注射时，需要迅速发生疗效者。

2. 做诊断性检查，由静脉注入药物，如肝、肾、胆囊等检查需注射造影剂或染料等。

（二）用物

注射盘、注射器（根据药量准备）、7~9 号针头或头皮针头、止血带、胶布，药液按医嘱准备。

（三）注射部位

1. 四肢浅静脉　肘部的贵要静脉、正中静脉、头静脉；腕部、手背及踝部或足背浅静脉等。

2. 小儿头皮静脉　额静脉、颞静脉等。

3. 股静脉　位于股三角区股鞘内，股神经和股动脉内侧。

（四）操作方法

1. 四肢浅表静脉注射术

（1）评估患者的病情、合作程度、对静脉注射的认识水平和心理反应；介绍静脉注射的目的、过程，取得患者配合；评估注射部位组织状态。

（2）准备用物，并按医嘱查对后抽好药液，放入铺有无菌巾的治疗盘内，携物品至患者处，再次核对。

（3）选静脉，在注射部位上方 6 cm 处扎止血带，止血带末端向上。皮肤常规消毒或安尔碘消毒，同时嘱患者握拳，使静脉显露。备胶布 2~3 条。

（4）注射器接上头皮针头，排尽空气，在注射部位下方，绷紧静脉下端皮肤并使其固定。右手持针头使其针尖斜面向上，与皮肤呈 15°~30°，由静脉上方或侧方刺入皮下，再沿静脉走向刺入静脉，见回血后将针头与静脉的角度调整好，顺静脉走向推进 0.5~1 cm 后固定。

（5）松止血带，嘱患者松拳，用胶布固定针头。若采血标本者，则止血带不放松，直接抽取血标本所需量，也不必胶布固定。

（6）推完药液，以干棉签放于穿刺点上方，快速拔出针头后按压片刻，无出血为止。

（7）核对后安置舒适卧位，整理床单位。清理用物，必要时做记录。

2. 股静脉注射术　常用于急救时加压输液、输血或采集血标本。

（1）评估、查对、备药同四肢静脉注射。

（2）患者仰卧，下肢伸直略外展（小儿应有人协助固定），局部常规消毒或安尔碘消毒皮肤，同时消毒术者左手示指和中指。

（3）于股三角区扪股动脉搏动最明显处，予以固定。

（4）右手持注射器，排尽空气，在腹股沟韧带下一横指、股动脉搏动内侧 0.5 cm 垂直或呈 45° 刺入，抽动活塞见暗红色回血，提示已进入股静脉，固定针头，根据需要推注药液或采集血标本。

（5）注射或采血毕，拔出针头，用无菌纱布加压止血 3~5 分钟，以防出血或形成血肿。

（6）核对后安置舒适卧位，整理床单位。清理用物，必要时做记录，血标本则及时送检。

（五）注意事项

1. 严格执行无菌操作原则，防止感染。

2. 穿刺时务必沉着，切勿乱刺。一旦出现血肿，应立即拔出，按压局部，另选它处注射。

3. 注射时应选粗直、弹性好、不易滑动而易固定的静脉，并避开关节及静脉瓣。

4. 需长期静脉给药者，为保护静脉，应有计划地由小到大、由远心端到近心端选血管进行注射。

5. 对组织有强烈刺激的药物，最好用一副等渗生理盐水注射器先行试穿，证实针头确在血管内后，再换注射器推药。在推注过程中，应试抽有无回血，检查针梗是否仍在血管内，注意听取患者的主诉，观察局部体征，如局部疼痛、肿胀或无回血时，表示针梗脱出静脉，应立即拔出，更换部位重新注射，以免药液外溢而致组织坏死。

6. 药液推注的速度，根据患者的年龄、病情及药物的性质而定，并随时听取患者的主诉和观察病情变化，以便调节。

7. 股静脉穿刺时，若抽出鲜红色血，提示穿入股动脉，应立即拔出针头，压迫穿刺点 5~10 分钟，直至无出血为止。一旦穿刺失败，切勿再穿刺，以免引起血肿，有出血倾向的患者，忌用此法。

（六）特殊患者静脉穿刺法

1. 肥胖患者　静脉较深，不明显，但较固定不滑动，可摸准后再行穿刺。

2. 消瘦患者　皮下脂肪少，静脉较滑动，穿刺时须固定静脉上下端。

3. 水肿患者　可按静脉走向的解剖位置，用手指压迫局部，以暂时驱散皮下水分，显露静脉后再穿刺。

4. 脱水患者　静脉塌陷，可局部热敷、按摩，待血管扩张显露后再穿刺。

六、动脉注射法

（一）目的

1. 采集动脉血标本。

2. 施行某些特殊检查，注入造影剂如脑血管检查。

3. 施行某些治疗，如注射抗癌药物作区域性化疗。

4. 抢救重度休克，经动脉加压输液，以迅速增加有效血容量。

（二）用物

1. 注射盘、注射器（按需准备）7~9 号针头、无菌纱布、无菌手套，药液按医嘱准备。

2. 若采集血标本需另备标本容器、无菌软塞，必要时还需备酒精灯和火柴。一些检查或造影根据需要准备用物和药液。

（三）注射部位

选择动脉搏动最明显处穿刺。采集血标本常用桡动脉、股动脉。区域性化疗时，应根据患者治疗需要选择，一般头面部疾病选用颈总动脉，上肢疾病选用锁骨下动脉或肱动脉，下肢疾病选用股动脉。

（四）操作方法

1. 评估患者的病情、合作程度、对动脉注射的认识水平和心理反应；介绍动脉注射的目的、过程，取得患者配合；评估注射部位组织状态。

2. 准备用物，并按医嘱查对后抽好药液，放入铺有无菌巾的治疗盘内，携物品至患者处，再次核对。

3. 选择注射部位，协助患者取适当卧位，消毒局部皮肤，待干。

4. 戴手套或消毒左手示指和中指，在已消毒范围内摸到欲穿刺动脉的搏动最明显处，固定于两指之间。

5. 右手持注射器，在两指间垂直或与动脉走向呈 40°刺入动脉，见有鲜红色回血，右手固定穿刺针的方向及深度，左手以最快的速度注入药液或采血。

6. 操作完毕，迅速拔出针头，局部加压止血 5～10 分钟。

7. 核对后安置患者舒适卧位，整理床单位。清理用物，必要时做记录，如有血标本则及时送检。

（五）注意事项

1. 采血标本时，需先用 1：500 的肝素稀释液湿润注射器管腔。

2. 采血进行血气分析时，针头拔出后立即刺入软塞以隔绝空气，并用手搓动注射器使血液与抗凝剂混匀，避免凝血。

（单连美）

第三节 生命体征监测

生命四大体征是指体温、脉搏、呼吸及血压，是机体内在活动的一种客观反映。当机体出现异常时，生命体征可发生不同程度的变化，因而生命体征成为衡量患者身体健康状况的基本指标。正确观察生命体征可以为疾病的预防、诊断、治疗及护理提供参考资料和依据。

一、体温的观察与测量

体温（temperature）指身体内部的温度，正常情况下，人的体温保持在相对恒定的状态，通过大脑的下丘脑体温调节中枢的调节及神经体液的作用，使产热和散热保持动态平衡。人体产热主要是通过内脏器官尤其是肝代谢和骨骼肌运动而进行的，散热则是通过辐射、传导、对流、蒸发等方式进行的。

测量体温所采用的单位是摄氏度（℃）或华氏度（°F），一般常用摄氏度。两者换算关系如下：

$$℃ =（°F-32）×5/9 \text{ 或 } °F=℃×9/5+32$$

（一）体温的观察

1. 正常体温

（1）体温的范围：正常体温常以口腔、直肠、腋下温度为标准。这 3 个部位测得的温度与机体深部体温相近。正常人口腔舌下温度在 36.3～37.2 ℃；直肠温度受外界环境影响小，故比口腔温度高出 0.3～0.5 ℃；腋下温度受体表散热、局部出汗、潮湿等因素影响，比口腔温度低 0.3～0.5 ℃。同时对这 3 个部位进行测量，其温度差一般不超过 1 ℃。直肠温度虽然与深部体温更为接近，但由于测试不便，故临床上除小儿外，一般都测口腔温度或腋下温度。

（2）体温的生理性变动：体温可随年龄、昼夜、运动、情绪等变化而出现生理性变动，但在这些条件下体温的改变往往在正常范围内或呈一过性改变。

1）年龄差异：新生儿因体温调节中枢发育不完善，其体温易受环境温度的影响，并随之波动；儿童由于代谢旺盛，体温可略高于成人；老年人由于代谢低下，体温可在正常范围内的低值。

2）昼夜差异：体温一般在清晨 2～6 时最低，下午 2～8 时最高，其变动范围不超过平均值±0.5 ℃。这种昼夜的节律波动与人体活动、代谢、血液循环等周期性变化有关，如长期夜班的工作人员，则可出现夜间体温升高，日间体温下降的现象。

3）性别差异：女性体温略高于男性。女性的基础体温还随月经周期而出现规律性的变化，即月经期和月经后的前半期体温较低，排卵日最低，而排卵后到下次月经前体温逐步升高，月经来潮后，体温又逐渐下降，体温升降范围在 0.2~0.5 ℃。这种体温的周期性变化与血液中孕激素（黄体酮）及其他激素浓度的变化有关。

4）运动影响的差异：剧烈运动时，骨骼肌紧张并强烈收缩，使产热量激增；同时由于交感神经兴奋，释放肾上腺素、甲状腺素和肾上腺皮质激素增多，代谢率增高而致体温上升。

5）受情绪影响的差异：情绪激动、精神紧张都可使体温升高，这与交感神经兴奋有关。

6）其他：进食、沐浴可使体温升高，睡眠、饥饿可使体温降低。

2. 异常体温

（1）发热：在致热原的作用下或体温调节中枢的功能障碍时，机体产热增加，而散热减少，体温升高超过正常范围，称为发热。

发热时，体温升高（以口腔温度为准）不超过 38 ℃为低热，38~38.9 ℃为中等热，39~40.9 ℃为高热，超过 41 ℃为超高热。发热过程可分为 3 个阶段。

1）体温上升期：患者主要表现为畏寒、皮肤苍白、无汗，甚至寒战。

2）发热持续期：患者主要表现为颜面潮红、皮肤灼热、口唇干燥、呼吸和脉搏增快。

3）退热期：患者主要表现为大量出汗和皮肤温度降低。

将发热时所测得的体温值绘制成曲线图，可呈现不同的形态，称为热型。常见的热型有稽留热、弛张热、间歇热和不规则热。热型常能提示某种疾病的存在。

（2）体温过低：体温在 35 ℃以下称为体温过低，可见于早产儿及全身衰竭的危重患者。

体温过低，开始时可出现寒战，当体温继续下降时，四肢开始麻木，并丧失知觉，血压下降，呼吸减慢，甚至意识丧失，出现昏迷。

（二）测量体温的方法

1. 体温计　最为常用的是玻璃汞（水银）柱式体温计。水银端受热后，水银膨胀沿毛细管上升，所达刻度即为体温的度数。摄氏体温计的刻度为 35~42 ℃，每一大格为 1 ℃，每一小格为 0.1 ℃。测量不同部位的体温计，其外形也有所不同，如口表和肛表的玻璃管呈三棱状，腋表的玻璃管呈扁平状；口表和腋表的水银端细长，肛表水银端粗短。

此外，还有各种电子体温计，采用电子感温探头来测量体温，测量迅速，读数直观，使用方便；化学体温计（点阵式体温计）则是将对特定温度敏感的化学试剂制成点状，在体温计受热 45 秒内，即可从试剂点颜色的改变上来得知所测得的体温值，该体温计为一次性用品，用后即可丢弃，不会引起交叉感染。

红外线耳式体温计是通过测量耳朵鼓膜的辐射亮度，非接触地实现对人体温度的测量，只需将探头对准外耳道，按下测量钮，仅有几秒钟就可得到测量数据，非常适合急重病患者、老年人、婴幼儿等使用。

2. 测量方法

（1）用物：测量盘内盛体温计、纱布、弯盘、记录本、笔及有秒针的表。

（2）操作方法：检查体温计有无破损，水银柱是否甩到 35 ℃以下，以免影响测量结果。备齐用物，携至床边，向患者解释并交代注意事项，以取得配合，并根据病情需要选择测量体温的部位。

1）口腔测量法：将口表水银端斜放于舌下靠近磨牙处的深部，此处称热袋（heat pocket）。系舌动脉经过处，所测出的温度最接近身体深部体温。嘱患者闭口用鼻呼吸，勿咬体温计。3 分钟后取出体温计，用纱布擦净，与视线平行，稍转动看清度数并记录，将水银柱甩至 35 ℃ 以下，放在弯盘内。

2）腋下测量法：沾干腋下汗液，将体温计的水银端放于腋窝中央，紧贴皮肤，屈臂过胸夹紧。10 分钟后取出，其余同口腔测量法。

3）直肠测量法：患者取侧卧位，小儿可取俯卧位，露出臀部，用液状石蜡润滑肛表水银端，分开臀部，看清肛门，轻轻插入肛门内 3~4 cm。婴幼儿测量，只需插入肛门即可。3 分钟后取出，用卫生纸擦净，其余同口腔测量法。

将所测体温绘制于体温单上，口腔温度用蓝圆点表示，腋下温度用蓝叉表示，直肠温度用蓝圆圈表示，并以蓝线与前一次的相连。高热患者降温 30 分钟后，所测体温绘制在降温前体温的同一纵格内，用红圆圈表示，并以红虚线与降温前体温相连，下一次测得的体温仍与降温前的体温相连。

（3）注意事项

1）体温计应轻拿轻放，甩动时注意勿触及周围物体，以防损坏。

2）幼儿、精神异常或昏迷患者、口鼻部施行手术者、呼吸困难者，不可采用口腔测温；腹泻、直肠或肛门施行手术者，不可采用直肠测温。

3）进食或面颊部做冷敷、热敷者，须过 30 分钟后再测口腔温度；坐浴或灌肠后须待 30 分钟后，方可测量直肠温度。

4）幼儿、精神异常或昏迷患者测量时，护士应在旁守护并用手扶托，以防发生意外。

5）发现体温与病情不符合时，应重新测量。如有异常应立即通知医生，并采取相应措施。

6）若患者不慎咬碎体温计将水银吞下时，首先应及时清除口腔内玻璃碎屑，以免损伤口腔与消化道组织；再口服蛋清液或牛奶，以延缓汞的吸收；若不影响病情，还可给予粗纤维食物，以加快汞的排泄。

3. 体温计的消毒及检查法

（1）体温计的清洁与消毒：目的是保持体温计清洁，防止交叉感染。常用消毒液有 70% 酒精、1% 过氧乙酸、2 000 mg/L 有效氯等。

1）容器：所有盛消毒液和体温计的容器均应有盖，消毒液容器内有尼龙网兜。消毒液每天更换 1 次，容器每周消毒 1 次。

2）方法：先将所用过的体温计全部浸没于一个盛有消毒液的容器内，5 分钟后取出，再放入另一盛有相同消毒液的容器内浸泡，30 分钟后取出，用冷开水冲净，再用消毒纱布擦干，存放于清洁盒内备用。肛表应按上述方法另行消毒。

（2）体温计的检查法：为保证测量准确，使用中的体温计应定期进行准确性检查。检查时，先将所有体温计的水银柱甩至 35 ℃ 以下，再同时置入 40 ℃ 的水中或恒温箱内，3 分钟后取出检视，若体温计误差超过 ±0.2 ℃ 或水银柱有裂隙者或自行下降者，则不再使用。

二、脉搏的观察与测量

脉搏（pulse）是指在身体浅表动脉上可触摸到的搏动，是由心脏节律性的收缩和舒张引起动脉血管壁的相应扩张和回缩所产生的。正常情况下，脉率和心率是一致的。

（一）脉搏的观察

1. 正常脉搏　正常成年人的脉搏为 60~100 次/分。脉搏的节律规则，间隔时间相等，搏动强弱适中。脉搏可随年龄、性别、活动和情绪等因素而变动。一般幼儿的脉搏比成年人的快，同年龄女性的脉搏比男性的稍快。进食、运动和情绪激动时，脉搏可暂时增快，休息和睡眠时，脉搏会相对减慢。

2. 异常脉搏

（1）频率的改变：成年人脉率超过 100 次/分，称为速脉，见于发热、甲状腺功能亢进症及由于缺血、缺氧所致的心脏代偿情况；低于 60 次/分，称为缓脉，见于颅内压增高、房室传导阻滞。

（2）节律的改变：脉搏间隔时间不等，称不整脉。有规律的不整脉在一系列均匀的脉搏中，出现一次提前的搏动，随后有一补偿性的间歇，称为间歇脉。若每隔一个或两个正常搏动后出现一次提前搏动，呈二联脉或三联脉，见于各种原因引起的心肌损害。无规律的不整脉在单位时间内脉率少于心率，且脉搏节律不等，强弱不同，称细脉（脉搏短绌），见于心房纤颤。

（3）强弱的改变：当心排血量大、外周阻力小、动脉充盈度和脉压较大时，脉搏强大，称洪脉，常见于高热、甲状腺功能亢进症；当有效循环血量降低、心排血量减少时，脉搏细弱，称丝状脉，常见于大出血、休克、心脏功能衰竭。

（二）测量脉搏的方法

凡浅表靠近骨骼的大动脉都可以用来测量脉搏。常取的部位是桡动脉，其次是颞动脉、颈动脉、股动脉及足背动脉等。

1. 用物　有秒针的表、记录本、笔。

2. 操作方法

（1）患者取卧位或坐位，手臂自然放置。

（2）以示指、中指、环指三指的指端按在患者的桡动脉上，压力的大小以清楚触及动脉搏动为宜。计数 30 秒，将测得的脉率乘以 2，记录。心脏病患者应测量 1 分钟。

（3）如患者有脉搏短绌时，应由两人测量，1 人数脉率，1 人听心率，由听心率者发出"起""停"口令，两人同时开始，测 1 分钟，记录方式：心率/脉率/分。

（4）将所测脉搏绘制于体温单上，脉率以红圆点表示，心率以红圆圈表示。如果脉搏与体温重叠于一点时，先画体温，再将脉搏用红圈画于其外；若系直肠温度，先以蓝圈表示体温，再在其内以红点表示脉搏。相邻脉搏之间应以红线连接。若需绘制脉搏短绌图，则于心率与脉率之间以红线连接。

3. 注意事项

（1）测量脉搏前，应使患者保持安静，活动后须休息 15~30 分钟再测。

（2）不可用拇指测量脉搏，因为拇指小动脉搏动易与患者的脉搏相混淆。

（3）测量时注意力集中，仔细测量脉搏的频率。

（4）节律、强弱，如与病情不符应重新测量。

三、呼吸的观察与测量

呼吸（respiration）是指机体与环境之间进行气体交换的过程。通过呼吸，机体不断地从外界摄取氧和排出二氧化碳，以满足机体新陈代谢的需要和维持内环境的相对稳定。通过观察呼吸运动，可以判断机体内外环境气体交换情况，进而帮助判断病情。

（一）呼吸的观察

1. 正常呼吸　正常呼吸时，胸廓、腹壁呈平稳、有节律的起伏运动，呼气较吸气略长，吸与呼之比为 1 ：（1.5~2.0）。成人呼吸频率 16~20 次/分，呼吸与脉搏的比例为 1 ：4。

呼吸频率和深浅度可随年龄、性别、活动、情绪、意识等因素而改变。一般幼儿呼吸比成人呼吸快，同年龄女性呼吸比男性呼吸稍快，活动和情绪激动时呼吸增快，休息和睡眠时呼吸较慢，意识也能控制呼吸的频率、节律及深浅度。

2. 异常呼吸

（1）频率的改变：成人呼吸超过 24 次/分为呼吸增快，多见于高热、缺氧；少于 10 次/分，为呼吸缓慢，多见于颅内压增高、巴比妥类药物中毒。

（2）节律的改变：常表现为周期性呼吸，即呼吸运动与呼吸暂停呈周期性交替出现，有以下两种形式：

1）潮式呼吸：又称陈-施（Cheyne-Stokes's）呼吸，其特点为呼吸由浅慢逐渐加深加快，达高潮后，又逐渐变浅变慢，然后呼吸暂停 5~30 秒，之后又重复出现上述呼吸，如此周而复始，犹如潮水涨落，故称潮式呼吸。多见于脑出血、全身衰竭的患者。

2）间断呼吸：又称毕奥（Biot's）呼吸，其特点为在几次有规律的呼吸后，突然呼吸停止约 10 秒，然后又开始呼吸，如此反复交替。常见于颅内压增高症或呼吸中枢衰竭的患者。

周期性呼吸发生的机制是，由于呼吸中枢兴奋性减弱，血中正常浓度的二氧化碳不能通过化学感受器引起呼吸中枢兴奋，故呼吸逐渐减弱，以致呼吸暂停。由于呼吸暂停，血中二氧化碳分压增高，至一定程度后，通过化学感受器，反射性地兴奋呼吸中枢，引起呼吸。随着呼吸的进行，二氧化碳的排出，血中二氧化碳分压降低，呼吸再次减慢以致暂停，从而形成周期性呼吸。此种呼吸提示病情危重，尤其是间断呼吸，常出现在呼吸停止之前。

（3）深浅度的改变：一般情况下，急促的呼吸常表浅，缓慢的呼吸常深大。呼吸浅快见于肋骨骨折、胸腔积液、气胸、肺实变等；呼吸深慢见于代谢性酸中毒，是机体代偿的表现。

（4）呼吸困难：是呼吸的频率、节律、深浅度改变的总称，患者主观上感到胸闷气急、呼吸费力，客观上伴有烦躁、面色和末梢发绀、出冷汗、不能平卧等体征。

1）吸气性呼吸困难：其特点为吸气费力，吸气时间延长，可出现"三凹征"（胸骨上窝、锁骨上窝、肋间隙凹陷），亦可出现鼻翼扇动和一种高音调声响。其发生机制为上呼吸道部分梗阻，气流进入不畅，呼吸肌收缩增强所致。常见于气管内异物或肿瘤，喉头水肿或痉挛。

2）呼气性呼吸困难：其特点为呼气费力，呼气时间明显延长，并伴有喘息声。其发生机制为下呼吸道部分梗阻或痉挛，导致气流呼出不畅。常见于哮喘和阻塞性肺气肿。

3）混合性呼吸困难：其特点为吸气与呼气均费力，呼吸频率增快。其原因为广泛性肺部病变，使气体交换面积减少，从而影响肺换气功能。常见于肺炎、肺不张、急性肺水肿等。

（二）测量呼吸的方法

1. 用物 有秒针的表、记录本、笔。

2. 操作方法及注意事项

（1）在测量脉搏后，仍保持测量脉搏的手势，使患者处于不知不觉的自然状态中，观察患者胸部或腹部的起伏，一起一伏为 1 次呼吸，计数 30 秒，将所测值乘 2 并记录。对呼吸不规则的患者和婴儿，应测 1 分钟。

（2）计数同时，观察呼吸节律、深浅度的改变。

（3）重危患者呼吸气息微弱不易观测时，可用少许棉絮置患者鼻孔前，观察棉絮被吹动，并计数1分钟。

（4）将所测呼吸绘制于体温单上，用蓝圆点表示，相邻呼吸之间以蓝线连接，或记录于体温单上的呼吸一栏内，相邻的呼吸应上下错开记录，以便于查看。

四、血压的观察与测量

血压（BP）是指血液在血管内流动时对血管壁产生的侧压力。一般指动脉血压，如无特别注明，是指肱动脉血压。

当心脏收缩时，动脉血压上升达到最高值，称为收缩压（systolic pressure）；当心脏舒张时，动脉血压下降达到最低值，称为舒张压（diastolic pressure）。收缩压与舒张压之差称为脉压（pulse pressure）。血压的单位通常采用mmHg。

（一）血压的观察

1. 正常血压

（1）血压的范围：正常成年人在安静时，收缩压为90~139 mmHg，舒张压为60~89 mmHg，脉压为30~40 mmHg。

（2）生理性变化

1）年龄和性别的影响：动脉血压随年龄的增长而增高。随着年龄的增长，收缩压和舒张压均有逐渐增高的趋势，但收缩压的升高比舒张压的升高更为显著。女性在更年期前血压低于男性，更年期后，血压差别较小。

2）昼夜和睡眠的影响：一般傍晚高于清晨；过度劳累或睡眠不佳时，血压稍有升高；睡眠和休息后，可略有下降。

3）环境的影响：寒冷环境中，血压可上升；高温环境中，血压可下降。

4）不同部位的影响：部分人的右上肢血压高于左上肢10 mmHg左右，这是由于右侧肱动脉来自主动脉弓的第一大分支无名动脉，而左侧肱动脉来自主动脉弓的第三大分支左锁骨下动脉，在血液运行中，能量稍有消耗，压力有所下降；大多数人下肢血压比上肢血压高20~40 mmHg，与股动脉的管径较肱动脉粗、血流量大有关。

5）精神状态的影响：紧张、恐惧、害怕及疼痛都可引起收缩压的升高，而舒张压变化较小。

6）此外，劳动、饮食等均可影响血压值。

2. 异常血压

（1）高血压：目前我国采用国际上统一的血压分类和标准，成年人高血压定义为收缩压≥140 mmHg和（或）舒张压≥90 mmHg。

原发性高血压称为高血压病，继发性高血压则继发于其他疾病，如肾疾病、主动脉狭窄、嗜铬细胞瘤及妊娠高血压症等。过高的血压增加心脏的负担，容易诱发左侧心力衰竭，也易发生高血压脑病。

（2）低血压：血压低于90/（50~60）mmHg，称为低血压。

各种原因引起的休克，可出现血压降低。血压过低可造成身体组织器官缺血缺氧，如不及时发现和处理，就会使身体的重要器官如心、肺、脑、肾组织发生变性坏死，甚至脏器功能衰竭，严重者导致死亡。

（3）脉压异常：脉压增大，常见于主动脉瓣关闭不全、动脉硬化；脉压减小，可见于心包积液。

（二）测量血压的方法

1. 血压计　动脉血压可用血压计来进行间接测量，这是根据血流通过狭窄的血管管道，形成涡流时发出声响的原理来设计的。

（1）普通血压计：由输气球、袖带、血压表3个主要部分组成。成人袖带的宽度为12 cm，长度为24 cm；小儿袖带的宽度则应为其上臂的2/3，故有各种型号。血压表有汞柱式和弹簧表式两种，常用汞柱式。

（2）电子血压计：在其袖带上有换能器，经过微电脑控制数字处理，在显示板上直接显示收缩压、舒张压和脉搏3个参数，并能自动充气和放气。

2. 测量方法

（1）用物：血压计、听诊器、笔记本、笔。

（2）测量部位：上肢肱动脉或下肢腘动脉。

3. 操作方法　检查血压计是否有漏气、汞量不足、汞柱裂隙等现象，以免影响测量结果的准确性，并根据患者情况选择测量部位，一般用上肢测量法。

（1）上肢血压测量法：嘱患者取坐位或卧位，伸出一臂，将衣袖卷至肩部，袖口不可太紧，以免影响血流顺利通过。肘部伸直，手掌向上，肱动脉与心脏保持同一水平，坐位时肱动脉平第4肋间，仰卧位时肱动脉平腋中线。放平血压计，打开盒盖呈90°垂直位置，开启汞槽开关，将袖带平整缠于患者上臂，松紧度以放入一指为宜，袖带下缘距肘窝2~3 cm。戴上听诊器，在肘窝内侧摸到肱动脉搏动点，将听诊器的胸件置于其上，但不能塞在袖带内，用手固定，另一只手握气球，关气门，向袖带内充气至肱动脉搏动声消失，再升高20~30 mmHg，然后放开气门以每秒4 mmHg的速度使汞柱缓慢下降，注视汞柱所示刻度，听到第一搏动声的汞柱刻度为收缩压，此时袖带内压与心室收缩压相等，血液能在心脏收缩时通过被压迫的血管。随后搏动声继续存在，直至袖带内压降至与心室舒张压相等时，搏动声突然变弱或消失，此时汞柱所示刻度为舒张压。测量完毕，排尽袖带内余气，拧紧阀门螺旋，解开袖带，整理妥善，放入盒内，气门螺旋卡在固定架上，将血压计向右倾斜45°关闭汞槽开关，盖上盒盖平稳放置。

（2）下肢血压测量法：嘱患者取仰卧稍屈膝位或俯卧位，露出下肢。用袖带（宽带比被测肢体直径宽20%）缠于患者大腿下部，其下缘在腘窝上3~5 cm处，如肢体较粗，可加用宽布带包于袖带外面，缠于肢体上，听诊器胸件置于腘动脉搏动点上。其余测量方法同上肢测量法。

测得的血压值以分式记录在体温单的血压一栏内或指定的表格内，即收缩压/舒张压，可免记剂量单位，但下肢血压应注明"下"，以免发生误会。

4. 注意事项

（1）测量血压前，应使患者安静休息15分钟，或者在清晨时测量，以消除疲劳和精神紧张对血压的影响。

（2）袖带的宽带要符合规定的标准，如使用的袖带太窄，须用较高的空气压力才能阻断动脉血流，则测得的血压值偏高；如果袖带过宽，大段血管受压，增加血流阻力，搏动在到达袖带下缘之前已消失，则测得的血压值偏低。

（3）袖带缠裹要松紧适度，如果袖带过松，充气时呈球状，不能有效阻断动脉血流，则测得的血压值偏高；如果袖带过紧，可使血管在袖带未充气前已受压，则测得的血压值偏低。

（4）为了避免血液重力作用的影响，测量血压时，肱动脉与心脏应处于同一水平。如果肢体位置高于心脏位置，测得的血压值偏低；反之血压值偏高。

（5）出现血压听不清或者异常时，应重新测量。先驱尽袖带内的气体，汞柱降至"0"点，稍待片刻，再进行测量，直到测准为止。不可连续反复加压，避免影响血压值和引起患者不适。

（6）为有助于测量的准确性和对照的可比性，对须密切观察血压者，应做到"四定"，即定时间、定部位、定体位、定血压计。

（7）血压计要定期进行检查和维修，防止血压计本身造成误差，如充气时汞柱不能上升至顶部，即表示汞量不足或漏气，应及时维修。

（单连美）

第四节　气道通路的建立

一、人工气道概述

人工气道是指上呼吸道及气管受阻，其通畅受到威胁或者需要机械通气治疗时，在生理气道与大气或其他气源之间建立的有效连接。为了达到充分氧合的目的，保护和控制气道是急危重症患者急救处理中的关键。

二、人工气道建立的适应证

各种原因导致气道通气受阻或可能受阻，或呼吸衰竭需要机械通气。①无论任何原因引起的呼吸停止。②心搏骤停。③上呼吸道梗阻。④伴舌后坠或气道保护性反射减退的严重意识障碍。⑤颅脑伤、颌面伤、颈部伤危害气道。⑥凡疑有颈椎损伤者均应在颈椎保护下建立人工气道。⑦喉损伤、气道灼伤。⑧大咯血，口、鼻腔大出血。⑨严重酒精中毒导致误吸或有误吸危险的。⑩拟行有创机械通气者或需要镇静、麻醉镇痛者。

三、人工气道通路建立方式

（一）气管插管术

1. 物品准备　选择适合于患者型号的气管插管、喉镜、牙垫、导管芯、插管钳、胶布、注射器、简易呼吸器、喷雾器、表面麻醉剂、吸引器、吸氧设备及其他必备药物。

2. 患者准备　对于意识清醒者，给予必要的解释、安慰、取得患者的信任和合作。对家属说明插管的必要性，以取得理解和支持。

3. 术前准备

（1）检查气囊是否漏气：将气囊充气后放在盛有灭菌蒸馏水的治疗碗内，无气泡逸出，证明气囊完好。

（2）用麻醉润滑油润滑气管插管前端至气囊上部 3~4 cm 处，插入金属导管芯，调好解剖弧度，备用。

（3）安装好喉镜，检查电池、灯泡及喉镜各部位，确保其性能良好。

（4）患者去枕平卧，头后仰，肩下垫一小枕，使口、咽、气管重叠成一条直线。

（5）用吸引器吸净口鼻腔、咽部分泌物。意识清醒的患者，插管前用1%丁卡因（地卡因）或2%利多卡因作喉部局部喷雾麻醉，以减少呛咳反应。

（6）吸入100%氧数分钟，对于无自主呼吸的患者，则用简易呼吸器及纯氧进行人工呼吸数分钟，最大限度地提高患者血氧饱和度。

4. 气管插管方法　见图1-1。

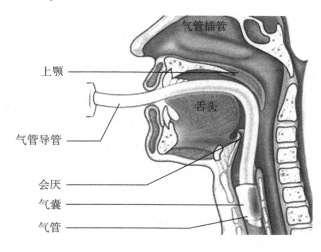

图1-1　气管插管方法

（1）开放口腔：术者位于患者头侧，右手拇指推开患者的下唇和下颌，示指抵住上门齿，开放口腔。

（2）暴露会厌：左手拿喉镜，经患者右口角置入，同时将舌体推向左侧，缓缓向下推进，见到腭垂后，镜叶移向正中线，继续前进到会厌窝处，见会厌边缘，它是暴露声门的标志。

（3）暴露声门：看到会厌后，上提喉镜，显露声门。声门呈白色，透过声门可见呈暗黑色的气管。声门下方是食管，呈红色、关闭状。

（4）插入导管：暴露声门后，右手持已经润滑过的气管导管尾端，对准声门，紧贴镜片，在左声门开大时轻轻插入，当导管进入声门1 cm左右，拔出导管芯，将导管继续旋转深入气管，成年人5 cm，小儿2~3 cm。

（5）确认插管位置：导管插入气管后，从导管旁放入牙垫，退出镜片。检查导管在气管内，而非食管内的方法是听诊双肺。若双肺呼吸音对称，提示位置适当；若不对称，说明插管过深，应拔出导管少许；若未闻及呼吸音者，提示误入食管，应退出重插。

（6）固定：妥善固定导管和牙垫，还原患者体位。

（7）气囊充气：使用气囊压力表向气管气囊内充气，充气至安全压力范围内，起到封闭气道的作用。

5. 护理要点

（1）气管插管要固定牢固并保持清洁，要随时观察固定情况和导管外露的长度（图1-2）。

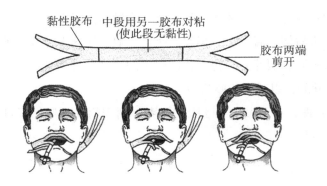

黏性胶布　中段用另一胶布对粘
（使此段无黏性）

胶布两端
剪开

图1-2　气管插管固定方法

（2）保持人工气道和呼吸道通畅，防止管道扭曲，及时根据患者的实际情况进行吸痰，注意口腔、鼻咽部的护理，气道保持适当的湿化，防止气管内分泌物稠厚结痂而影响通气。

（3）患者病情稳定时每2小时翻身、拍背1次，同时评估皮肤情况。

（4）注意观察气道压力，定时使用气囊压力表检查气管套管气囊压力是否在安全范围。

（5）做好患者的心理护理，以取得患者的理解和配合，双手适当给予约束，以提醒和防止患者意外拔管。

（6）重视患者主诉，选择适当的方式使患者与医务人员沟通。

6. 气管插管的气管内吸痰术流程和关键环节

（1）吸痰前向患者（意识清晰）及其家属做好解释工作，取得患者及其家属的配合。

（2）用物准备：吸痰管、无菌手套、无菌生理盐水2瓶、负压装置和集痰器、简易呼吸皮囊。

（3）吸痰前洗手、戴无菌手套：吸痰时严格按照无菌要求操作，保护患者和护士不被污染。

（4）检查负压吸引器的性能是否良好：吸痰时成年人负压为150～200 mmHg，小儿负压<100 mmHg。负压过大可损伤气道黏膜，引起气道出血；同时也可使远端肺泡闭合，严重者出现人为的肺不张。

（5）成年人吸痰<15秒，小儿吸痰<10秒。吸痰避免操之过急，以免吸痰过深刺激迷走神经而诱发心律失常、缺氧或心搏骤停，以及肺动脉高压危象。

（6）吸痰时观察患者的心律、心率、血压及口唇颜色、氧饱和度、痰液的色质量，如出现血压下降、氧饱和度<95%、心率增快、心律不齐，应立即停止吸痰。

（7）若呼吸道分泌物较黏稠，可向呼吸道内注入无菌生理盐水3～5 mL以稀释痰液。此时需要鼓肺吸痰，由2名护士共同完成，1名护士吸痰，1名护士使用氧气皮囊供氧，以免患者缺氧。

（8）吸痰后应清洁口腔、鼻咽腔的分泌物，并进行肺部听诊，评价吸痰效果。

（二）气管切开术

1. 物品准备　麻醉药物和用物、气管切开包、无菌手套、皮肤消毒用品、气管导管、气囊压力表、吸痰用物（如生理盐水、吸痰管、负压吸引器等）、纱布等。

2. 患者准备　患者多为急危重症，气管切开术又是创伤性手术，患者心理负担很重，因此术前、术后均要注意安慰和鼓励患者，给予足够的心理支持，以配合手术。向家属说明手术的必要性，取得家属的理解和支持。

3. 术前准备　检查气管导管气囊是否漏气，将气囊充气后放在盛有灭菌蒸馏水的治疗碗内，无气泡逸出证明气囊完好。取仰卧位，垫肩、头后仰，保持正中位，但不可过分后仰。

4. 气管切开方法 见图1-3。

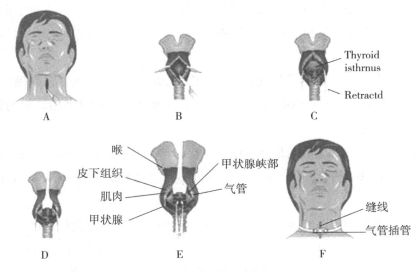

图1-3 气管切开方法

（1）麻醉：一般采用局部浸润性麻醉，患者躁动抽搐或不能配合以及儿童可用全身麻醉，昏迷者不必麻醉。

（2）消毒铺巾：颈部手术区常规消毒，铺无菌巾。

（3）切开气管：自环状软骨下缘至胸骨上凹一横指处做3~5 cm正中切口，逐层切开、分离，止血，暴露气管。切开第3~4或第4~5气管软骨环，吸出气管内分泌物和血液。

（4）插入气管导管：将口径恰当、带导芯的气管导管置入，迅速拔出导芯，插入内套管。

（5）固定：将套管的带子缚于颈后固定，用剪开的纱布夹于导管两侧，覆盖切口。

（6）气囊充气：使用气囊压力表向气管气囊内充气，充气至安全压力范围内，起到封闭气道的作用。

5. 护理要点

（1）体位：患者取半卧位，头颈不可过仰或过屈，以免套管角度变动太大压迫及损伤气管内壁，同时防止气管套管移位、贴壁、脱出，造成患者气道出血，引起窒息。

（2）保持呼吸道通畅：根据患者的实际情况按需吸痰，及时清理气道分泌物。

（3）气道湿化：呼吸道的充分湿化对气管、支气管黏膜具有保护作用，也能提高患者舒适度。

（4）每天检查气管切开套管固定带的松紧，以能容一小指为宜；如果过松，套管易脱出；如果过紧，易压伤皮肤。

（5）气管切开处伤口的护理：定时更换伤口敷料垫，首先用无菌生理盐水清洁伤口，并用消毒液消毒切口周围的皮肤，如被分泌物污染时应及时更换。

（6）保持安全的气囊内压力：定期进行放气和充气，防止气管黏膜损伤，防止气管套管意外脱出。

（7）严密观察病情变化：如患者发生烦躁不安、大汗、憋气、气急，甚至发绀，首先检查气管套管的位置有无移位、脱出、痰痂堵塞、贴壁等情况，并立即报告医生。

（8）防止误吸：气管切开，意识清醒的患者可适当进食。进食时，注意防止误吸。

（9）护患沟通：气管切开患者交流困难，给予患者手写板、呼叫拍，方便护患沟通。

6. 气管切开常见并发症及护理

（1）皮下、纵隔气肿：常因气管与所选择的气管套管不匹配、切口缝合太紧引起。一般不需特殊治疗，可在 1 周左右自行吸收。气肿严重者有纵隔压迫症状并影响呼吸循环时应实施减压术，将气体放出。

（2）气胸：若手术分离偏向右侧，位置较低，易伤及胸膜顶引起气胸。若双侧胸膜顶均受损伤形成双侧气胸，患者可立即死亡。轻度气胸可密切观察；若为张力性气胸立即用较粗的针头行胸腔穿刺，抽出空气或行胸腔闭式引流。

（3）支气管肺部感染：肺部感染是最常见的并发症。严格执行无菌操作，预防吸入性肺炎和胃内容物反流，及时吸净气囊以上的滞留物，避免口咽部分泌物进入下呼吸道，防止冷凝水倒流，加强口腔护理。

（4）气管狭窄：气囊压力过高会压迫气管黏膜上的毛细血管，致使此位置的循环中断，由此产生局部缺血、结痂和狭窄；不适当的导管移位、导管的每次细微的移动都会给气管造成微小的创伤，最终致气管狭窄，形成瘢痕。护理时掌握正确的气囊充气方法，告知患者正确的体位，当连接、脱离呼吸机时，必须固定好导管，套管与皮肤应该保持 90°角。

（5）气囊疝：气囊压力过高，可以在它所置处引起疝。护理中注意正确的气囊充气方法。

（6）气管食管瘘：这是较少见但很严重的并发症。对疑有气管食管瘘患者可行食管吞碘造影，明确后禁食。轻者可更换短的气管套管，留置鼻饲管，使糜烂处的刺激减少得以休息，加强营养，待其自愈。

（三）经皮穿刺气管套管置管术

1. 物品准备　经皮穿刺气管套管置换术器械包 1 套，包括手术刀、套管针、10 mL 注射器、导引钢丝、皮下软组织扩张器、扩张钳、气管套管、消毒用品、无菌手套、无菌手术巾、麻醉药品和用品、生理盐水等。

2. 患者准备　多为急危重症患者，心理负担很重。气管切开术又是创伤性手术，因此，术前、术后均要注意安慰和鼓励患者，给予足够的心理支持，使其配合手术。向家属说明手术的必要性，取得家属的理解和支持。

3. 术前准备　检查气管套管气囊是否漏气，将气囊充气后放在盛有灭菌蒸馏水的治疗碗内，无气泡逸出证明气囊完好。体位：仰卧位，肩背部垫一小枕，头颈后仰，下颌、喉结、胸骨切迹呈一直线。

4. 操作步骤　见图 1-4。

（1）穿刺点：颈部正中第 1、第 2 或第 2、第 3 气管软骨环。

（2）常规皮肤消毒、局部麻醉。手术刀横行或纵行切开穿刺点皮肤 1.5~2.0 cm，并作钝性分离。

（3）套管针接有生理盐水的注射器，在正中穿刺，针头向尾侧略倾斜。

（4）有突破感回抽，有气体入注射器，证实套管针已进入气管。

（5）固定外套管，退出注射器及穿刺针。

（6）插入导引钢丝 10 cm 左右并固定。

（7）用扩张器穿过导引钢丝尾端，扩张软组织及气管壁。

（8）退出扩张器，进一步用扩张钳扩张。

（9）气管套管穿过导引钢丝，放置气管套管并退出导引钢丝及内套管。及时清除气道内分泌物，保证气道通畅。

（10）气管套管气囊注气：使用气囊压力表向气管气囊内充气至安全压力范围内，起到封闭气道的作用。

5. 护理要点　参见"气管切开的护理要点"。

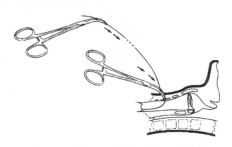

图1-4　经皮穿刺气管套管置管术

（单连美）

第五节　静脉输液通路的建立

一、静脉输液通路的概述

静脉输液通路的建立，在临床实际工作中广泛应用，是急诊患者，尤其是抢救危重患者的一条重要生命线。常用的经皮静脉通道建立有以下几种途径：周围静脉置管、中心静脉置管、经外周静脉中心静脉置管（peripherally inserted central catheter，PICC）、植入式静脉输液港（implantable venous port access，IVPA）等。

二、常见静脉输液通路的建立

（一）周围静脉通路建立

周围静脉输液法主要是指采用手背静脉网、尺静脉、桡静脉、贵要静脉、正中静脉以及足背静脉网、大隐静脉、小隐静脉等作为穿刺部位进行输液的方法（图1-5）。

周围静脉输液法又可分为密闭式输液法和开放式输液法，前者是指利用原装密封瓶或塑料袋（瓶）插管输液的方法，其操作简单、污染机会少，目前临床应用广泛。

选择血管和静脉穿刺的技巧：

（1）选择血管的技巧

1）尽量避免一个穿刺点多次重复穿刺；选择血管时应避开关节处及肢体内侧血管。

2）由于长期输液，血管破坏较多，常规选择部位难以穿刺成功者，可选择手足背下1/2至指趾处的静脉血管进行逆行穿刺。

（2）静脉穿刺的技巧

1）不同血管的穿刺技巧：对血管粗而明显易固定者，应以20°角正面或旁侧进针；对皮下脂肪少静脉易滑动者，要左手拉紧皮肤以固定血管，以30°角从血管右侧快速进皮刺入血管；糖尿病患者因血流处于高凝状态，如血管过细，可使针头阻塞，造成穿刺失败，应选粗直的血管；血管情况较差的，可采用局部湿热敷，局部涂擦阿托品或 1% 硝酸甘油，待血管扩张充盈时再行穿刺。

2）穿刺方法：穿刺时针头斜面可略偏向左，这样可以减少针尖对组织的切割和撕拉，达到减轻疼痛、减少组织损伤的目的。

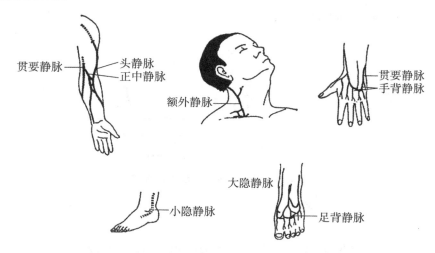

图 1-5　周围静脉

（二）中心静脉置管

急重症患者的长期液体治疗、血流动力学监测或肠外营养支持中，以及在需要外科手术的患者治疗中，中心静脉（图 1-6）穿刺置管的应用最为普遍，一般可通过锁骨下静脉、颈内静脉、股静脉置管等途径。

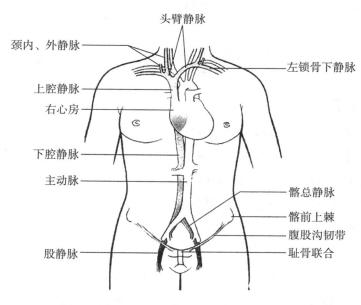

图 1-6　中心静脉解剖学示意图

1. 颈内静脉置管

（1）穿刺路径：①前路，常于胸锁乳突肌的中点前缘入颈内静脉。②中路，胸锁乳突肌的胸骨头、锁骨头与锁骨上缘构成颈动脉三角，在此三角形顶点穿刺。③后路，在胸锁乳突肌的外侧缘中下 1/3 交点，约锁骨上 5 cm 处进针。

（2）操作步骤：患者取仰卧头低位，头后仰并转向对侧，必要时将肩部垫高；常规消毒皮肤、铺巾、局部麻醉；常取中路进针，边进边回抽，并保持一定的负压，抽到静脉血时，固定穿刺针的位置；经穿刺针插入导引钢丝，插入至 30 cm 刻度处，退出穿刺针；从导引钢丝尾插入扩张管，按一个方向旋转，将扩张管旋入血管后，左手用无菌纱布按压穿刺点并拔出扩张管；将导管顺导引钢丝置入血管中，同时将导引钢丝自导管的尾端拉出，边插导管边退出导引钢丝；将装有生理盐水的注射器连接导管尾端，在抽吸回血后，向管内注入 2～3 mL 生理盐水，锁定卡板，换上肝素帽；将导管固定片缝针固定在接穿刺点处，用棉球擦干穿刺处及缝合处，透明胶膜固定；连接输液器。

2. 锁骨下静脉置管

（1）穿刺路径：①锁骨下：锁骨中、内 1/3 交界处的锁骨下 1 cm 处为穿刺点；②锁骨上：胸锁乳突肌锁骨头外侧缘的锁骨上约 1 cm 处为穿刺点。

（2）操作步骤：患者肩部垫高，头转向对侧，取头低位；消毒皮肤，铺巾，穿刺点局部麻醉，按锁骨下或锁骨上径路穿刺；其余同"颈内静脉置管"。

3. 股静脉置管

（1）穿刺路径：将腹股沟韧带中点的内下方 1.5～3.0 cm（即股动脉搏动之内侧约 0.5 cm）处定为穿刺点，顺血流方向进针。

（2）操作步骤：消毒，铺巾，戴无菌手套。患者取平卧位，穿刺侧下肢轻度外展、外旋，膝关节略屈曲，充分暴露腹股沟；使用淡肝素预冲穿刺针筒和套管针；右手持穿刺针管，向左手中、示指两指间股静脉穿刺点处刺入，进针方向为穿刺针与皮肤呈 30°～40°角，针尖指向患者脐部，边进针边抽吸，缓慢刺入；当穿刺针进入股静脉时，即有静脉血回流入注射针管内，从穿刺针中插入导丝，退出穿刺针，顺导丝用扩张器扩张皮肤和皮下组织，撤出扩张器，顺导丝置入深静脉套管针，插入股静脉 15～18 cm，拔出导丝，用淡肝素封管，上肝素锁，缝皮；消毒，穿刺点覆盖小方纱，贴 3M 透明敷贴。

4. 中心静脉置管的护理

（1）固定好静脉导管，各接头衔接牢固，防止移位或脱出而引起出血。

（2）保证静脉导管通畅，若发生输液管道不通畅时应查看导管有无堵塞、扭曲，各开关是否打开。

（3）使用各类药物应标明药物名称、配置的方法、剂量及浓度。

（4）保持穿刺部位干燥、清洁，每天用消毒液消毒局部，并用无菌敷料覆盖，如遇污染应及时更换。

（5）管道脱出，试行回抽无血或穿刺部位出现红、肿、疼痛等炎症反应时，应及时拔掉导管。

（6）每天补液结束使用淡肝素或生理盐水正压封管。

（7）拔管前应消毒局部皮肤，拔管后局部压迫 3～5 分钟，用无菌敷料覆盖 24～48 小时。

（三）经外周静脉中心静脉置管

经外周静脉中心静脉置管（PICC）是一种由肘正中静脉、贵要静脉、头静脉置管插入导管，尖端定位在中心静脉的静脉置管技术（图1-7）。PICC 留置时间>3 个月，甚至有报道最长达 1.5 年。PICC 专门用于长期补液、静脉营养、抗生素治疗、化疗、疼痛治疗等。操作步骤如下：

（1）选择合适的静脉，一般选择贵要静脉为最佳穿刺血管。

（2）定位测量置入长度，测量时手臂外展呈 90°角，应当注意外部测量不能精确地显示体内静脉的解剖。①上腔静脉测量法：从预穿刺点，沿静脉走向到右胸锁关节，再向下至第 3 肋间隙；②锁骨下静脉测量法：从预穿刺点，沿静脉走向到胸骨切迹进行测量，再减去 2 cm。

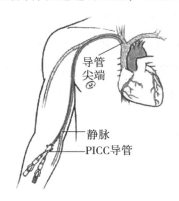

图 1-7　经外周静脉中心静脉置管（PICC）示意图

（3）穿刺置入导管：建立无菌区→穿刺点的消毒→预冲导管，按预计导管长度修剪导管→缚上止血带→去掉保护套→施行静脉穿→从导引套管内取出穿刺针→置入 PICC→退出导引套管→劈开并移去导引套管→置入导管→移去导引钢丝→抽吸与封管→清理穿刺点→固定导管，覆盖无菌敷料。

（4）进行 X 线检查和记录。

（5）PICC 常见并发症的预防和护理

1）穿刺部位出血及血肿：穿刺完毕嘱患者避免肢体过度外展及剧烈活动，局部加压包扎，注意观察有无渗血及血肿，置管术后 24 小时可适当握拳，做肢体屈伸活动。

2）机械性静脉炎：与操作中损伤血管内膜、手套上滑石粉未冲洗干净、患者血管条件差、PICC 置管后血流缓慢、导管在血管内异物刺激有关。已发生静脉炎者，抬高患肢，局部用 50%硫酸镁湿热敷，每天 3 次，每次 30 分钟，经上述处理 3~5 天后症状会得以改善。

3）导管堵塞：与导管的维护欠妥、输入药物种类及输注血制品有关。输液前后，必须用淡肝素液脉冲式冲管并正压封管，使用正压接头。注意药物之间的不相容性，合理安排输液顺序，注意药物间配伍禁忌，输血制品、高浓度药物尤其是脂肪乳、完全胃肠外营养液后应及时冲管。

4）导管移位或脱出：PICC 置管后应妥善固定，外露导管部分用绷带包裹，发现敷贴松动时应及时更换，换药时敷贴应朝向心方向撕开。当导管外移导致抽回血不利及输液不畅时，必须拔除导管，必要时重新置管。

5）导管相关的感染：外在因素包括护士操作不规范、消毒不严格、日常护理不到位等。护士在置管和日常维护中，应严格遵守操作要求，选择合适、有效的消毒剂和正确的皮肤消毒方法。内在因素包括患者年龄过大、体质差、凝血功能障碍、免疫力低下等。怀疑导管相关性败血症时，应对静脉血进行细菌培养，确认后应拔除导管，对导管进行细菌培养，全身应用抗生素。

（四）植入式静脉输液港

植入式静脉输液港（IVPA）又称植入式中央静脉导管系统（central venous port access system，CVPAS），是一种可以完全植入体内的闭合静脉输液系统，可为患者提供长期的静脉血管通道（图 1-8）。

植入式静脉输液港是指利用小手术方法将导管经皮下穿刺置于人体大静脉中，如锁骨下静脉、上腔静脉，部分导管埋藏在皮下组织，将另一端的穿刺座留置在胸壁皮下组织中并缝合固定。手术后皮肤外观只看到一个小的缝合伤口，愈合拆线后患者体表可触摸到一突出圆球。治疗时从此定位下针，将针经皮穿刺垂直进入到穿刺座的储液槽，既可以方便进行注射，又可以长时间连续输液和采血。IVPA 适用于输注高浓度的化疗药物、完全胃肠外营养、血液制品。因为导管末端在大静脉中，能够迅速稀释药物浓度，避免对血管壁造成刺激和损伤，IVPA 血管硬化的机会比一般静脉输液减少。使用 IVPA，患者的日常生活不受限制，接受药物治疗方便又轻松，大大提高生活质量，且该导管可在人体内存留使用 5 年甚至更长的时间。该技术在国外已有 20 多年的应用经验，在国内则刚开始应用于临床治疗和护理。

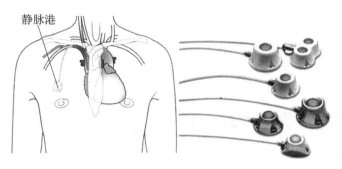

图 1-8　植入式静脉输液港示意图

（单连美）

第二章

心内科疾病护理

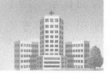

第一节　心肌炎

一、概述

心肌炎是指心肌实质或间质局限性或弥漫性病变，由多种病因所致。小儿时期心肌炎主要由病毒及细菌感染或急性风湿热引起。病情轻重不一，轻者可无症状，重者出现疲乏无力、恶心、呕吐、胸闷、呼吸困难等症状。可因心源性休克或严重心律失常而猝死。按发病原因可分为3种类型：

1. 感染性心肌炎　由细菌、病毒、真菌、螺旋体和原虫等感染所致。

2. 反应性心肌炎　为变态反应及某些全身性疾病在心肌的反应。

3. 中毒性心肌炎　由药物、毒物反应或中毒而引起的心肌炎性病变。

其中病毒性心肌炎最常见。病毒性心肌炎是指人体感染嗜心性病毒（肠道病毒、黏病毒、腺病毒、巨细胞病毒及麻疹、腮腺炎、乙型脑炎、肝炎病毒等），引起心肌非特异间质性炎症。该炎症可呈局限性或弥漫性，病程可以是急性、亚急性或慢性。急性病毒性心肌炎患者多数可完全恢复正常，很少发生猝死，一些慢性发展的病毒性心肌炎可以演变为心肌病。

目前，全球对病毒性心肌炎发病机制尚未完全明了，但是随着病毒性心肌炎实验动物模型和培养搏动心肌细胞感染柯萨奇B组病毒致心肌病变模型的建立，对病毒性心肌炎发生机制的阐明已起到了很大的推动作用。以往认为该病过程有两个阶段：①病毒复制期。②免疫变态反应期。但是后来研究结果表明，第一阶段除有病毒复制直接损伤心肌外，也存在有细胞免疫损伤过程。

第一阶段：病毒复制期，该阶段是病毒经血液直接侵犯心肌，病毒直接作用，产生心肌细胞溶解作用。第二阶段：免疫变态反应期，对于大多数病毒性心肌炎（尤其是慢性期者），病毒在该时期内可能已不存在，但心肌仍持续受损。目前认为该期发病机制是通过免疫变态反应，主要是T细胞免疫损伤致病。

二、临床表现

病毒性心肌炎的临床症状具有轻重程度差异大，症状表现常缺少特异典型性的特点。约有半数患者在发病前（1~3周）有上呼吸道感染和消化道感染史。但他们的原发病症状常轻重不同，有时症状轻，易被患者忽视，须仔细询问才能被注意到。

（一）症状

1. 心脏受累的症状　可表现为胸闷、心前区隐痛、心悸、气促等。

2. 有一些病毒性心肌炎是以一种与心脏有关或无关的症状为主要或首发症状就诊的。

（1）以心律失常为主诉和首发症状就诊者。

（2）少数以突然剧烈的胸痛为主诉者，而全身症状很轻。此类情况多见于病毒性心肌炎累及心包或胸膜者。

（3）少数以急性或严重心功能不全症状为主就诊。

（4）少数以身痛、发热、少尿、昏厥等严重全身症状为主，心脏症状不明显而就诊。

（二）体征

1. 心率改变　或心率增快，但与体温升高不相称；或为心率减缓。

2. 心律失常　节律常呈不整齐，期前收缩最为常见，表现为房性或为室性期前收缩。其他缓慢性心律失常如房室传导阻滞、病态窦房结综合征也可出现。

3. 心界扩大　病情轻者心脏无扩大，一般可有暂时性扩大，可以恢复。

4. 心音及心脏杂音　心尖区第一心音可有减低或分裂或呈胎心音样。发生心包炎时有心包摩擦音出现。心尖区可闻及收缩期吹风样杂音，系发热、心腔扩大所致；也可闻及心尖部舒张期杂音，也为心室腔扩大、相对二尖瓣狭窄所产生。

5. 心力衰竭体征　较重病例可出现左侧心力衰竭或右侧心力衰竭的体征，甚至极少数出现心源性休克的一系列体征。

（三）分期

病毒性心肌炎根据病情变化和病程长短可分为四期：

1. 急性期　新发病者临床症状和体征明显而多变，病程多在 6 个月以内。

2. 恢复期　临床症状和客观检查好转，但尚未痊愈，病程一般在 6 个月以上。

3. 慢性期　部分患者临床症状、客观检查呈反复变化或迁延不愈，病程多在 1 年以上。

4. 后遗症期　患心肌炎时间已久，临床已无明显症状，但遗留较稳定的心电图异常，如室性期前收缩、房室或束支传导阻滞、交界区性心律等。

三、诊断

1. 在上呼吸道感染、腹泻等病毒感染后 1~3 周或急性期中出现心脏表现（如舒张期奔马律、心包摩擦音、心脏扩大等）和（或）充血性心力衰竭或阿–斯综合征者。

2. 上述感染后 1~3 周或发病同时新出现的各种心律失常而在未服抗心律失常药物前出现下列心电图改变者。

（1）房室传导阻滞或窦房传导阻滞、束支传导阻滞。

（2）2 个以上导联 ST 段呈不平型或下斜型下移≥0.05 mV，或多个导联 ST 段异常抬高或有异常 Q 波者。

（3）频发多形、多源成对或并行性期前收缩；短阵室速、阵发性室上速或室速，扑动或颤动等。

（4）2 个以上以 R 波为主波的导联 T 波倒置、平坦或降低<R 波的 1/10。

（5）频发房性期前收缩或室性期前收缩。

注：具有（1）至（3）任何一项即可诊断。具有（4）或（5）或无明显病毒感染史者要补充下列指标以助诊断：①左室收缩功能（减弱经无创或有创检查证实）。②病程早期有肌酸磷酸激酶（CPK）、肌酸激酶同工酶（CPK-MB）、谷草转氨酶（GOT）、乳酸脱氢酶（LDH）增高。

3. 如有条件应进行以下病原学检查：

（1）粪便、咽拭子分离出柯萨奇病毒或其他病毒和（或）恢复期血清中同型病毒抗体滴度较第一份血清升高 4 倍（双份血清应相隔 2 周以上），或首次滴度>1：640 者为阳性，1：320 者为可疑。

（2）心包穿刺液分离出柯萨奇病毒或其他病毒等。

（3）心内膜、心肌或心包分离出病毒或特异性荧光素标记抗体检查阳性。

（4）对尚难明确诊断者可长期随访。在有条件时可做心肌活检以帮助诊断。

（5）在考虑病毒性心肌炎诊断时，应排除甲状腺功能亢进症、β-受体功能亢进症及影响心肌的其他疾患，如风湿性心肌炎、中毒性心肌炎、冠心病、结缔组织病及代谢性疾病等。

四、治疗

目前病毒性心肌炎尚无特效治疗方法。

（一）休息

休息对本病的治疗意义是减轻心脏负担，防止心脏扩大、发生心力衰竭和心律失常。即使是已有心脏扩大者，经严格休息一段相当长的时间后，大多数也可使心脏恢复正常。具体做法是：卧床休息，一般卧床休息需 3 个月左右，直至症状消失、心电图正常。如果心脏已扩大或有心功能不全者，卧床时间还应延长到半年，直至心脏不能继续缩小、心力衰竭症状消失。其后在严密观察下，逐渐增加活动量。在病毒性心肌炎的恢复期中，应适当限制活动 3~6 个月。

（二）治疗

1. 改善心肌营养和代谢　具有改善心肌营养和代谢作用的药物有维生素 C、维生素 B_6、维生素 B_{12}、辅酶 A、肌苷、细胞色素 C、三磷腺苷（ATP）、三磷胞苷（CTP）、辅酶 Q_{10} 等。

2. 调节细胞免疫功能　目前常用的有人白细胞干扰素、胸腺素、免疫核糖核酸等。目前由于各地在这类药物生产中质量、含量的不一致，在使用时需注意一些不良反应、变态反应。中药黄芪已在调节细胞免疫功能方面显示出良好作用。

3. 治疗心律失常和心力衰竭　需注意心肌炎患者对洋地黄类药物耐受性低，敏感性高，用药量需减至常规用药量的 1/2~2/3，以防止发生洋地黄类药物中毒。

4. 治疗重症病毒性心肌炎　重症病毒性心肌炎表现为短期内心脏急剧增大、高热不退、急性心力衰竭、休克，高度房室传导阻滞等。

（1）肾上腺皮质激素：肾上腺皮质激素可以抑制抗原抗体，减少变态反应，有利于保护心肌细胞、消除局部的炎症和水肿，有利于挽救生命，安度危险期。但是地塞米松等肾上腺皮质激素对于一般急性病毒感染性疾病属于禁用药。病毒性心肌炎是否可以应用此类激素治疗，现也意见不一。因为肾上腺皮质激素有抑制干扰素的合成、促进病毒繁殖和炎症扩散的作用，有加重病毒性心肌炎心肌损害的可能，所以现在一般认为病毒性心肌炎在急性期，尤其是前 2 周内，除重症病毒性心肌炎患者外，一般是禁用肾上腺皮质激素的。

（2）治疗重症病毒性心肌炎高度房室传导阻滞或窦房结损害，应首先及时应用人工心脏起搏器度过急性期。

（3）对于重症病毒性心肌炎患者，特别是并发心力衰竭或心源性休克者，近期有人提出应用1，6-二磷酸果糖（FDP）5 g静脉滴注。1，6-二磷酸果糖是糖代谢过程的底物，具有增加能量的作用，有利于心肌细胞能量的代谢。

五、护理

（一）活动无耐力

1. 相关因素　①头痛、不适。②虚弱、疲劳。③缺乏动机、沮丧。

2. 预期目标　①患者活动耐力增加。②患者进行活动时，虚弱、疲劳感减轻或消失。③患者能说出影响其活动耐力的因素。④患者能参与所要求的身体活动。

3. 措施

（1）心肌炎急性期，有并发症者，需卧床休息，待体温、心电图及X线检查恢复正常后逐渐增加活动量。

（2）进行必要的解释和鼓励，解除心理紧张和顾虑，使能积极配合治疗和得到充分休息。不要过度限制活动及延长患者卧床休息时间，鼓励患者白天坐在椅子上休息。下床活动前患者要做充分的活动准备，并为患者自理活动提供方便，如抬高床头，使患者便于起身下床。

（3）鼓励采取缓慢的重复性活动，保持肌肉的张力，如上下肢的循环运动等。为患者提供安全的活动场所，把障碍物移开。

（4）合理安排每日的活动计划，在2次活动之间给予休息时间，不要急于求成。若患者在活动后出现心悸、气促、呼吸困难、胸闷、胸痛、心律失常、血压升高、脉搏加快等反应，则应停止活动，并以此作为限制最大活动量的指征。

（二）舒适的改变：心悸、气促

1. 相关因素　①心肌损伤。②心律失常。③心功能不全。

2. 预期目标　①患者主诉不适感减轻。②患者能够运用有效的方法缓解不适。

3. 措施

（1）心肌炎并发心律失常或心功能不全时应增加卧床时间，协助生活护理，避免劳累。保持室内空气新鲜，呼吸困难者给予吸氧，半卧位。

（2）遵医嘱给药控制原发疾病，补充心肌营养。

（3）给予高蛋白、高维生素、易消化的低盐饮食；少量多餐。避免刺激性食物。高热者给予营养丰富的流质或半流质饮食。

（4）安慰患者，消除其紧张情绪，鼓励患者保持最佳的心理状态。指导患者使用放松技术，如：缓慢地深呼吸，全身肌肉放松等。

（5）戒烟、酒。

（三）心排血量减少

1. 相关因素　心肌收缩力减弱。

2. 预期目标　患者保持充足的心排血量，表现为生命体征正常。

3. 措施

（1）尽可能减少或排除增加心脏负荷的原因及诱发因素，如有计划地护理患者，减少不必要的干扰，以保证充足的休息及睡眠时间；嘱患者卧床休息，协助患者满足生活需要；减少用餐时的疲劳，给予易消化、易咀嚼的食物，嘱患者晚餐要少吃一点。

（2）为患者提供一个安静、舒适的环境，限制探视，保证患者充分休息。根据病情给予适当的体位。保持室内空气新鲜，定时翻身拍背，预防呼吸道感染。

（3）持续吸氧，流量根据病情调节。输液速度不超过 20～30 滴/分。准备好抢救用物品和药物。

（四）潜在并发症：心律失常

1. 评估

（1）加强床旁巡视，观察并询问患者有无不适。

（2）严密心电监护，记录心律失常的性质、每分钟次数等。

2. 措施

（1）心肌炎并发轻度心律失常者应适当增加休息，避免劳累及感染，心律失常如影响心肌排血功能或有可能导致心功能不全者，应卧床休息。

（2）给予易消化饮食，少量多餐，禁烟、酒，禁饮浓茶、咖啡。

（3）准备好抢救药品及物品。

（五）潜在并发症：充血性心力衰竭

1. 评估

（1）观察神志及末梢循环情况：意识状态、面色、唇色、甲床颜色等。

（2）测量生命体征变化。

（3）了解心力衰竭的体征变化，如水肿轻重、颈静脉怒张程度等。

（4）准确记录液体出入量，注意日夜尿量情况，夜尿量增多考虑有无早期心衰和隐性水肿的可能。病情允许可每周测量体重，如体重增加，一般情况较差，要警惕早期心力衰竭所致的水钠潴留。

（5）应用洋地黄类药物时，严密观察洋地黄的中毒表现。

2. 措施

（1）心肌炎并发心力衰竭者需绝对卧床休息，抬高床头使患者半卧位。待心力衰竭症状消除后可逐步增加活动量。

（2）合理使用利尿药，严格控制输液量及每分钟滴速。间断或持续给氧，氧流量 2～3 L/min，严重缺氧时 4～6 L/min 为宜。

（3）给患者高蛋白、高维生素、易消化的低盐饮食，少量多餐。避免刺激性食物。补充钾盐及含钾丰富的食物，如香蕉、橘子。

（4）做好基础护理：注意保暖，多汗者及时更衣，防止受凉，预防呼吸道感染；长期卧床，尤其是水肿患者，要定时协助翻身，预防压疮；做好口腔及皮肤护理。保持大便通畅，便秘时使用开塞露。习惯性便秘者，每日给通便药物。

（5）预防细菌、病毒感染：防止再次发生药物中毒及物理性作用对心肌的损害。

（六）潜在并发症：猝死

1. 评估

（1）密切观察病情变化，了解猝死征兆：心前区痛、胸闷、气急、心悸、乏力、室性期前收缩及心肌梗死症状。

（2）对心电图出现缺血性改变及双束支传导阻滞的患者应加强巡视，准备好抢救药品及物品。

2. 措施

（1）病情平稳时做好健康指导，使患者自觉避免危险因素，包括情绪激动、劳累、饱餐、寒冷、吸烟等。

（2）掌握猝死的临床表现：神志不清、抽搐、呼吸减慢或变浅甚至停滞、发绀、脉搏触不到、血压测不到、瞳孔散大、对光反射消失。

（3）一旦发生猝死立即进行心肺复苏、建立静脉通道，遵医嘱给药，必要时予以电除颤或心脏起搏。

（4）心跳恢复后，严密观察病情变化，包括神志、呼吸、心电图、血压、瞳孔等，并做详细记录。

六、健康教育

（一）预防感染

病毒性心肌炎是感染病毒引起的。防止病毒的侵入是十分重要的。尤其应预防呼吸道感染和肠道感染。对易感冒者平时应注意营养，避免过劳，选择适当的体育活动以增强体质。避免不必要的外出，必须外出时应注意防寒保暖，饮食卫生。感冒流行期间应戴口罩，避免去人口拥挤的公共场所活动。

1. 预防呼吸道和消化道感染　多数病毒性心肌炎患者在发病前 1~3 周内或发病同时有呼吸道或消化道感染的前驱表现，因此积极采取措施加以预防，可以减少病毒性心肌炎的发生。

2. 预防病毒性传染病　麻疹、脊髓灰质炎、肠道病毒感染、风疹、水痘、流行性腮腺炎等病毒性传染病均可累及心肌而形成病毒性心肌炎，因此积极有效地预防这些传染病，可以降低心肌炎的发病率。

3. 及时治疗各种病毒性疾病　及时治疗呼吸道感染、消化道感染及其他病毒性疾病。在病毒血症阶段即采用抗病毒药物治疗，便可直接杀灭病毒，减少病毒侵入心肌的机会或数量，降低心肌炎的发病率或减轻病情。

4. 避免条件致病因素的影响　在感染病毒之后机体是否发生心肌炎，除了与受感染者的性别、年龄、易感性以及所感染的病毒是否具有嗜心性、感染的数量等有关之外，还与受到细菌感染、发热、精神创伤、剧烈运动、过劳、缺氧、接受放射线或辐射、受冷、过热、使用激素、营养不良、接受外科手术、外伤、妊娠、心肌梗死等条件因子影响有关。这些条件因子不仅容易引起心肌炎发病，而且在病后易使病情反复、迁延或加重，因此必须积极防治。

（二）适当休息

急性发作期，一般应卧床休息 2~4 周，急性期后仍应休息 2~3 个月。严重心肌炎伴心界扩大者，应休息 6~12 个月，直到症状消失，心界恢复正常。如出现胸闷、胸痛、烦躁不安时，应在医生指导下用镇静、止痛药。心肌炎后遗症者，可尽量和正常人一样地生活工作，但不宜长时间看书、工作甚至熬夜。应避免情绪激动及过度体力活动而引起身体疲劳，使机体免疫、抗病能力降低。

（三）饮食调摄

饮食宜高蛋白、高热量、高维生素，尤其是含维生素 C 多的食物，如山楂、苹果、橘子、西红柿等。多食葡萄糖、蔬菜、水果。忌暴饮暴食，忌食辛辣、熏烤、煎炸之品。吸烟时烟草中的尼古丁可促进冠状动脉痉挛收缩，影响心肌供血，饮酒会造成血管功能失调，故应戒烟、忌酒。食疗上可服用菊花粥、人参粥等，可遵医嘱服用生晒参、西洋参等，有利于心肌炎的恢复。

（四）体育锻炼

在恢复期时，根据自己的体力参加适当的锻炼，如散步、保健操、气功等，可早日康复及避免后遗症。心肌炎后遗症只要没有严重心律失常，可参加一般性的体育锻炼，如慢跑、跳舞、气功、太极拳等，持之以恒，以利于疾病的康复。

（五）监测生命体征

每日注意测量体温、脉搏、呼吸等生命体征。高热的患者给予降温、口腔护理及皮肤护理。由于心肌收缩无力、心排血量急剧下降易导致心源性休克，应及时测血压、脉搏。如患者出现脉搏微弱、血压下降、烦躁不安、面色灰白等症状，应立即送往医院进行救治。

（六）不良反应

心肌炎反复发作的患者，长期服用激素，要注意观察不良反应和毒性反应，如高血压、胃肠道消化性溃疡及穿孔、出血等。心肌炎的患者对洋地黄制剂极为敏感，易出现中毒现象，应严格掌握用药剂量。急性患者应用大剂量维生素 C 及能量合剂，静脉滴注或静脉推注时要注意保护血管，控制速度，以防肺水肿。

（七）居室应保持空气新鲜、流通

定期通风换气，但要避免患者直接吹风，防止感冒加重病情。冬季注意保暖。平素应加强身体锻炼，运动量不宜过大，可由小量到大量，以患者能承受不感劳累为度，可做些气功、太极拳、散步等活动。

（孙莉莉）

第二节　心绞痛

心绞痛是冠状动脉供血不足，心肌急剧的、暂时的缺血与缺氧引起的综合征。其特点为阵发性的前胸压榨性疼痛感觉，主要位于胸骨后部，可放射至左上肢，常发生于劳累或情绪激动时，持续数分钟，休息或服用硝酸酯制剂后消失。本病多见于男性，多数患者在 40 岁以上，劳累、情绪激动、饱食、受寒、阴雨天气、急性循环衰竭等为常见的诱因。

一、病因

1. 基本病因　对心脏予以机械性刺激并不引起疼痛，但心肌缺血、缺氧则引起疼痛。当冠状动脉的"供血"与心肌的"需氧"出现矛盾，冠状动脉血流量不能满足心肌代谢需要时，引起心肌急剧的、暂时的缺血、缺氧时，即产生心绞痛。

2. 其他病因　除冠状动脉粥样硬化外，主动脉瓣狭窄或关闭不全、梅毒性主动脉炎、肥厚性心肌病、先天性冠状动脉畸形、风湿性冠状动脉炎，都可引起冠状动脉在心室舒张期充盈障碍，引发心绞痛。

二、临床表现与诊断

（一）临床表现

1. 症状和体征

（1）部位：典型心绞痛主要在胸骨体上段或中段之后，可波及心前区，有手掌大小范围，可放射至左肩、左上肢前内侧，达无名指和小指；不典型心绞痛疼痛可位于胸骨下段、左心前区或上腹部，放射至颈、下颌、左肩胛部或右前胸。

（2）性质：胸痛为压迫、发闷，或紧缩性，也可有烧灼感。发作时，患者往往不自觉地停止原来的活动，直至症状缓解。

（3）诱因：典型的心绞痛常在相似的条件下发生。以劳累为主，其次为情绪激动。登楼、平地快步走、饱餐后步行、逆风行走，甚至用力大便或将臂举过头部的轻微动作，暴露于寒冷环境、进冷饮、身体其他部位的疼痛，以及恐怖、紧张、发怒、烦恼等情绪变化，都可诱发。晨间痛阈低，轻微劳力如刷牙、剃须、步行即可引起发作；上午及下午痛阈提高，则较重的劳力亦可不诱发。

（4）时间：疼痛出现后常逐步加重，然后在 3~5 分钟内逐渐消失，一般在停止原活动后缓解。一般为 1~15 分钟，多数 3~5 分钟，偶可达 30 分钟的，可数天或数星期发作 1 次，亦可 1 日内发作多次。

（5）硝酸甘油的效应：舌下含有硝酸甘油片如有效，心绞痛应于 1~2 分钟内缓解，对卧位型心绞痛，硝酸甘油可能无效。在评定硝酸甘油的效应时，还要注意患者所用的药物是否已经失效或接近失效。

2. 体征平时无异常体征　心绞痛发作时常见心律增快、血压升高、表情焦虑、皮肤冷或出汗，有时出现第四或第三奔马律。可有暂时性心尖部收缩期杂音，是乳头肌缺血以致功能失调引起二尖瓣关闭不全所致。

（二）诊断

1. 心绞痛诊断

（1）据典型的发作特点和体征，含用硝酸甘油后缓解，结合年龄和存在冠心病易患因素，排除其他原因所致的心绞痛，一般即可确立诊断。

（2）心绞痛发作时心电图：绝大多数患者 ST 段压低 0.1 mV（1 mm）以上，T 波平坦或倒置（变异型心绞痛者则有关导联 ST 段抬高），发作过后数分钟内逐渐恢复。

（3）心电图无改变的患者可考虑做负荷试验。发作不典型者，诊断要依靠观察硝酸甘油的疗效和发作时心电图的改变；如仍不能确诊，可多次复查心电图、心电图负荷试验或 24 小时动态心电图连续监测，如心电图出现阳性变化或负荷试验诱发心绞痛发作亦可确诊。

（4）诊断有困难者可考虑行选择性冠状动脉造影或做冠状动脉 CT。考虑施行外科手术治疗者则必须行选择性冠状动脉造影。冠状动脉内超声检查可显示管壁的病变，对诊断可能更有帮助。

2. 分型诊断　根据世界卫生组织"缺血性心脏病的命名及诊断标准"，现将心绞痛做如下归类：

（1）劳累性心绞痛：是由运动或其他增加心肌需氧量的情况所诱发的心绞痛，包括 3 种类型。①稳定型劳累性心绞痛，简称稳定型心绞痛，亦称普通型心绞痛。是最常见的心绞痛，指由心肌缺血缺氧引起的典型心绞痛发作，其性质在 1~3 个月内并无改变。即每日和每周疼痛发作次数大致相同，诱发疼痛的劳累和情绪激动程度相同，每次发作疼痛的性质和疼痛部位无改变，用硝酸甘油后也在相同时间内发生疗效。②初发型劳累性心绞痛，简称初发型心绞痛。指患者过去未发生过心绞痛或心肌梗死，而现在发生由心肌缺血缺氧引起的心绞痛，时间尚在 1~2 个月内。有过稳定型心绞痛但已数月不发生心绞痛，再发生心绞痛未到 1 个月者也归入本型。③恶化型劳累性心绞痛，进行型心绞痛指原有稳定型心绞痛的患者，在 3 个月内疼痛的频率、程度、诱发因素经常变动，进行性恶化。此型可发展为心肌梗死与猝死。

（2）自发性心绞痛：心绞痛发作与心肌需氧量无明显关系，与劳累性心绞痛相比，疼痛持续时间一般较长，程度较重，且不易为硝酸甘油所缓解。包括四种类型：①卧位型心绞痛，在休息时或熟睡时发生的心绞痛，其发作时间较长，症状也较重，发作与体力活动或情绪激动无明显关系，常发生在半夜，偶尔在午睡或休息时发作。疼痛常剧烈难忍，患者烦躁不安、起床走动。硝酸甘油的疗效不明显或仅能暂时缓解。可能与夜梦、夜间血压降低或发生未被察觉的左心室衰竭，以致狭窄的冠状动脉远端心肌灌注不足；或平卧时静脉回流增加，心脏工作量增加，需氧增加等有关。②变异型心绞痛，本型患者心绞痛的性质与卧位型心绞痛相似，也常在夜间发作，但发作时心电图表现不同，显示有关导联的 ST 段抬高而与之相对应的导联中则 ST 段压低。本型心绞痛是由于在冠状动脉狭窄的基础上，该支血管发生痉挛，引起一片心肌缺血所致。③中间综合征：亦称冠状动脉功能不全。指心肌缺血引起的心绞痛发作历时较长，达 30 分钟或 1 小时以上，发作常在休息时或睡眠中发生，但心电图、放射性核素和血清学检查无心肌坏死的表现。本型疼痛其性质是介于心绞痛与心肌梗死之间，常是心肌梗死的前奏。④梗死后心绞痛，在急性心肌梗死后不久或数周后发生的心绞痛。由于供血的冠状动脉阻塞，发生心肌梗死，但心肌尚未完全坏死，一部分未坏死的心肌处于严重缺血状态下又发生疼痛，随时有再发生梗死的可能。

（3）混合性心绞痛：劳累性和自发性心绞痛混合出现，因冠状动脉的病变使冠状动脉血流储备固定地减少，同时又发生短暂的再减损所致，兼有劳累性和自发性心绞痛的临床表现。

（4）不稳定型心绞痛：在临床上被广泛应用并被认为是稳定型劳累性心绞痛和心肌梗死、猝死之间的中间状态。它包括了除稳定型劳累性心绞痛外的上述所有类型。其病理基础是在原有病变上发生冠状动脉内膜下出血、粥样硬化斑块破裂、血小板或纤维蛋白凝集、冠状动脉痉挛等除了没有诊断心肌梗死的明确的心电图和心肌酶谱变化外，目前应用的不稳定心绞痛的定义根据以下 3 个病史特征做出。①在相对稳定的劳累相关性心绞痛基础上出现逐渐增强的疼痛。②新出现的心绞痛（通常 1 个月内），由很轻度的劳力活动即可引起心绞痛。③在静息和很轻劳力时出现心绞痛。

三、治疗

治疗原则：改善冠状动脉的血供；减低心肌的耗氧；同时治疗动脉粥样硬化。

（一）发作时的治疗

1. 休息　发作时立刻休息，经休息后症状可缓解。
2. 药物治疗　应用作用较快的硝酸酯制剂。
3. 在应用上述药物的同时，可考虑用镇静药。

（二）缓解期的治疗

系统治疗，清除诱因、注意休息、使用作用持久的抗动脉粥样硬化药物，以防心绞痛发作，可单独、交替或联合应用。调节饮食,特别是一次进食不应过饱;禁绝烟酒。调整日常生活与工作量;减轻精神负担;保持适当的体力活动,但以不致发生疼痛症状为度;一般不需卧床休息。

(三) 其他治疗

低分子右旋糖酐或羟乙基淀粉注射液,作用为改善微循环的灌流,可用于心绞痛的频繁发作。抗凝药,如肝素;溶血栓药和抗血小板药可用于治疗不稳定型心绞痛。高压氧治疗增加全身的氧供应,可使顽固的心绞痛得到改善,但疗效不易巩固。体外反搏治疗可能增加冠状动脉的血供,也可考虑应用。兼有早期心力衰竭者,治疗心绞痛的同时宜用快速作用的洋地黄类制剂。

(四) 外科手术治疗

主动脉-冠状动脉旁路移植手术(CABG)方法:取患者自身的大隐静脉或内乳动脉作为旁路移植材料。一端吻合在主动脉,另一端吻合在有病变的冠状动脉段的远端,引主动脉的血液以改善该冠状动脉所供血的心肌血流量。

(五) 经皮腔内冠状动脉成形术

经皮腔内冠状动脉成形术(PTCA)方法:冠状动脉造影后,针对相应病变,应用带球囊的心导管经周围动脉送到冠状动脉,在导引钢丝的指引下进入狭窄部位;向球囊内加压注入稀释的造影剂使之扩张,解除狭窄。

(六) 其他冠状动脉介入性治疗

由于 PTCA 有较高的术后再狭窄发生率,近来采用一些其他成形方法如激光冠状动脉成形术(PTCLA)、冠状动脉斑块旋切术、冠状动脉斑块旋磨术、冠状动脉内支架安置等,期望降低再狭窄发生率。

(七) 运动锻炼疗法

谨慎安排进度适宜的运动锻炼有助于促进侧支循环,提高体力活动的耐受量,改善症状。

四、护理诊断

(一) 心绞痛

1. 相关因素 与心肌急剧、短暂地缺血、缺氧,冠状动脉痉挛有关。

2. 临床表现 阵发性胸骨后疼痛。

3. 护理措施

(1) 心绞痛发作时立即停止步行或工作,休息片刻即可缓解。根据疼痛发生的特点,评估心绞痛严重程度(表2-1),制定相应活动计划。频发者或严重心绞痛者,严格限制体力活动,并绝对卧床休息。

表 2-1 劳累性心绞痛分级

心绞痛分级	表现
Ⅰ级:日常活动时无症状	较日常活动重的体力活动,如平地小跑步、快速或持重物上三楼、上陡坡等时引起心绞痛
Ⅱ级:日常活动稍受限制	一般体力活动,如常速步行 1.5~2 km、上三楼、上坡等即引起心绞痛
Ⅲ级:日常活动明显受损	较日常活动轻的体力活动,如常速步行 0.5~1 km、上二楼、上小坡等即引起心绞痛
Ⅳ级:任何体力活动均引起心绞痛	轻微体力活动(如在室内缓行)即引起心绞痛,严重者休息时亦发生心绞痛

(2) 遵医嘱给予患者舌下含服硝酸甘油、吸氧,记录心电图,并通知医生。心绞痛频发或严重者

遵医嘱使用硝酸甘油静脉微泵推注。由于此类药物能扩张头面部血管，有些患者使用后会出现颜面潮红、头痛等症状，应向患者说明。

（3）用药后动态观察患者胸痛变化情况，同时监测心电图，必要时进行心电监测。

（4）告知患者在心绞痛发作时的应对技巧：一是立即停止活动；另一是立即含服硝酸甘油。向患者讲解含服硝酸甘油是因为舌下有丰富的静脉丛，吸收见效比口服硝酸甘油快。若疼痛持续 15 分钟以上不缓解，则有可能发生心肌梗死，需立即急诊就医。

（二）焦虑

1. 相关因素　与心绞痛反复频繁发作、疗效不理想有关。

2. 临床表现　睡眠不佳，缺乏自信心、思维混乱。

3. 护理措施

（1）向患者讲解心绞痛的治疗是一个长期过程，需要有毅力，鼓励其说出内心想法，针对其具体心理情况给予指导与帮助。

（2）心绞痛发作时，尽量陪伴患者，多与患者沟通，指导患者掌握心绞痛发作的有效应对措施。

（3）及时向患者分析讲解疾病好转信息，增强患者治疗信心。

（4）告知患者不良心理状况对疾病的负面影响，鼓励患者进行舒展身心的活动（如听音乐、看报纸）等，转移患者注意力。

（三）知识缺乏

1. 相关因素　与缺乏知识来源，认识能力有限有关。

2. 临床表现　患者不能说出心绞痛相关知识，不知如何避免相关因素。

3. 护理措施

（1）避免诱发心绞痛的相关因素：如情绪激动、饱食、焦虑不安等不良心理状态。

（2）告知患者心绞痛的症状为胸骨后疼痛，可放射至左臂、颈、胸，常为压迫或紧缩感。

（3）指导患者硝酸甘油使用注意事项。

（4）提供简单易懂的书面或影像资料，使患者了解自身疾病的相关知识。

五、健康教育

（一）心理指导

告知患者需保持良好心态，因精神紧张、情绪激动、饱食、焦虑不安等不良心理状态，可诱发和加重病情。患者常因不适而烦躁不安，且伴恐惧，此时鼓励患者表达感觉，告知尽量做深呼吸，放松情绪才能使疾病尽快消除。

（二）饮食指导

1. 减少饮食热能，控制体重少量多餐（每天 4~5 餐），晚餐尤应控制进食量，提倡饭后散步，切忌暴饮暴食，避免过饱；减少脂肪总量，限制饱和脂肪酸和胆固醇的摄入量，增加不饱和脂肪酸；限制单糖和双糖摄入量，供给适量的矿物质及维生素，戒烟、戒酒。

2. 在食物选择方面　应适当控制主食和含糖零食。多吃粗粮、杂粮，如玉米、小米、荞麦等；禽肉、鱼类，以及核桃仁、花生、葵花子等坚果类含不饱和脂肪酸较多，可多食用；多食蔬菜和水果，不限量，尤其是超体重者，更应多选用带色蔬菜，如菠菜、油菜、番茄、茄子和带酸味的新鲜水果，如苹果、橘子、山楂，提倡吃新鲜泡菜；多用豆油、花生油、菜油及香油等植物油；蛋白质按劳动强度供给。尽量多食用黄豆及其制品，如豆腐、豆干、百叶等，其他如绿豆、赤豆也很好。

3. 禁忌食物　忌烟、酒、咖啡以及辛辣的刺激性食品；少用猪油、黄油等动物油烹调；禁用动物脂肪高的食物，如猪肉、牛肉、羊肉及含胆固醇高的动物内脏、动物脂肪、脑髓、贝类、乌贼鱼、蛋黄等；食盐不宜多用，每天 2~4 g；含钠味精也应适量限用。

（三）作息指导

制定固定的日常活动计划，避免劳累。避免突发性的劳力动作，尤其在较长时间休息以后。如凌晨起来后活动动作宜慢。心绞痛发作时，应停止所有活动，卧床休息。频发或严重心绞痛患者，严格限制体力活动，应绝对卧床休息。

（四）用药指导

1. 硝酸酯类　硝酸甘油是缓解心绞痛的首选药。

（1）心绞痛发作时可用短效制剂 1 片舌下含化，1~2 分钟即开始起作用，持续半小时；勿吞服。如药物不易溶解，可轻轻嚼碎继续含化。

（2）应用硝酸酯类药物时可能出现头晕、头胀痛、头部跳动感、面红、心悸，继续用药数日后可自行消失。

（3）硝酸甘油应储存在棕褐色的密闭小玻璃瓶中，防止受热、受潮，使用时应注意有效期，每用 6 个月须更换药物。如果含服药物时无舌尖麻辣、烧灼感，说明药物已失效，不宜再使用。

（4）为避免直立性低血压所引起的晕厥，用药后患者应平卧片刻，必要时吸氧。长期反复应用会产生耐药性而效力降低，但停用 10 天以上，复用可恢复效力。

2. 长期服用 β-受体阻滞药者　如使用阿替洛尔（氨酰心安）、美托洛尔（倍他乐克）时，应指导患者用药。

（1）不能随意突然停药或漏服，否则会引起心绞痛加重或心肌梗死。

（2）应在饭前服用，因食物能延缓此类药物吸收。

（3）用药过程中注意监测心率、血压、心电图等。

3. 钙通道阻滞药　目前不主张使用短效制剂（如硝苯地平），以减少心肌耗氧量。

（五）特殊及行为指导

1. 寒冷刺激可诱发心绞痛发作，不宜用冷水洗脸，洗澡时注意水温及时间。外出应戴口罩或围巾。

2. 患者应随身携带心绞痛急救盒（内装硝酸甘油片）。心绞痛发作时，立即停止活动并休息，保持安静。及时使用硝酸甘油制剂，如片剂舌下含服，喷雾剂喷舌底 1~2 下，贴剂粘贴在心前区。如果自行用药后，心绞痛未缓解，应请求协助救护。

3. 有条件者可以氧气吸入，使用氧气时，避免明火。

4. 患者洗澡时应告诉家属，不宜在饱餐或饥饿时进行，水温勿过冷过热，时间不宜过长，门不要上锁，以防发生意外。

5. 与患者讨论引起心绞痛的发作诱因，确定需要的帮助，总结预防发作的方法。

（六）病情观察指导

注意观察胸痛的发作时间、部位、性质、有无放射性及伴随症状，定时监测心率、心律。若心绞痛发作次数增加，持续时间延长，疼痛程度加重，含服硝酸甘油无效者，有可能是心肌梗死先兆，应立即就诊。

（七）出院指导

1. 减轻体重，肥胖者需限制饮食热量及适当增加体力活动，避免采用剧烈运动防治各种可加重病情的疾病，如高血压、糖尿病、贫血、甲状腺亢进等。特别要控制血压，使血压维持在正常水平。

2. 慢性稳定型心绞痛患者大多数可有正常性生活，为预防心绞痛发作，可在 1 小时前含服硝酸甘油 1 片。

3. 患者应随身携带硝酸甘油片以备急用，患者及家属应熟知药物的放置地点，以备急需。

（莫满连）

第三节　心力衰竭

一、概述

心力衰竭是一种由于各种心脏疾病导致心功能不全的临床综合征。心力衰竭通常伴有肺循环和（或）体循环的充血，故又称之为充血性心力衰竭。

心功能不全分为无症状和有症状两个阶段，无症状阶段是有心室功能障碍的客观指标如射血分数降低，但无充血性心力衰竭的临床症状，如果不积极治疗，将会发展成有症状心功能不全。

（一）临床类型分类

1. 按发展速度分类　按其发展速度可分为急性和慢性两种，以慢性居多。急性心力衰竭常因急性的严重心肌损害或突然心脏负荷加重，使心排血量在短时间内急剧下降，甚至丧失排血功能。临床以急性左侧心力衰竭为常见，表现为急性肺水肿、心源性休克。

慢性心力衰竭病程中常有代偿性心脏扩大、心肌肥厚和其他代偿机制参与的缓慢的发展过程。

2. 按发生部位分类　按其发生的部位可分为左心、右心和全心衰竭。左侧心力衰竭临床上较常见，是指左心室代偿功能不全而发生的，以肺循环淤血为特征的心力衰竭。

右侧心力衰竭是以体循环淤血为主要特征的心力衰竭，临床上多见于肺源性心脏病、先天性心脏病、高血压、冠心病等。

全心衰竭常是左侧心力衰竭使肺动脉压力增高，加重右心负荷，长此以往，右心功能下降、衰竭，即表现出全心功能衰竭症状。

3. 按功能障碍分类　按有无舒缩功能障碍又可分为收缩性和舒张性心力衰竭。收缩性心力衰竭是指心肌收缩力下降，心排血量不能满足机体代谢的需要，器官、组织血液灌注不足，同时出现肺循环和（或）体循环淤血表现。

舒张性心力衰竭见于心肌收缩力没有明显降低，可使心排血量正常维持，心室舒张功能障碍以致左心室充盈压增高，使肺静脉回流受阻，而导致肺循环淤血。

（二）心力衰竭分期

心力衰竭的分期可以从临床上判断可分为四期。

A 期：心力衰竭高危期，无器质性心脏或心力衰竭症状，如患者有高血压、代谢综合征、心绞痛，服用心肌毒性药物等，均可发展为心力衰竭的高危因素。

B 期：有器质性心脏病如心脏扩大、心肌肥厚、射血分数降低，但无心力衰竭症状。

C 期：有器质性心脏，病程中有过心力衰竭的症状。

D 期：需要特殊干预治疗的难治性心力衰竭。

心力衰竭的分期在病程中是不能逆转的，只能停留在某一期或向前发展，只有在 A 期对高危因素进行有效治疗，才能减少发生心力衰竭，在 B 期进行有效干预，可以延缓发展到有临床症状的心力衰竭。

（三）心功能分级

1. 根据患者主观症状和活动能力，心功能分为 Ⅰ、Ⅱ、Ⅲ、Ⅳ级

Ⅰ级：患者表现为体力活动不受限制，一般活动不出现疲乏、心悸、心绞痛或呼吸困难等症状。

Ⅱ级：患者表现为体力活动轻度受限制，休息时无自觉症状，但日常活动可引起气急、心悸、心绞痛或呼吸困难等症状。

Ⅲ级：患者表现为体力活动明显受限制，稍事活动可有气急、心悸等症状，有脏器轻度淤血体征。

Ⅳ级：患者表现为体力活动重度受限制，休息状态也有气急、心悸等症状，体力活动后加重，有脏器重度淤血体征。

此分级方法多年来在临床应用中，优点是简便易行，缺点是仅凭患者主观感觉，常有患者症状与客观检查有差距，患者个体之间差异比较大。

2. 根据客观评价指标，心功能分为 A、B、C、D 级

A 级：无心血管疾病的客观依据。

B 级：有轻度心血管疾病的客观依据。

C 级：有中度心血管疾病的客观依据。

D 级：有重度心血管疾病的客观依据。

此分级方法对于轻、中、重度的标准没有具体的规定，需要临床医师主观判断。但结合第一个根据患者主观症状和活动能力进行分级的方案，是能弥补第一分级方案的主观症状与客观指标分离情况的。如患者心脏超声检查提示轻度主动脉瓣狭窄，但没有体力活动受限制的情况，联合分级定为Ⅰ级 B。又如患者体力活动时有心悸、气急症状，但休息症状缓解，心脏超声检查提示左心室射血分数（LVEF）为<35%，联合分级定为Ⅱ级 C。

3. 6 分钟步行试验　要求患者 6 分钟之内在平直走廊尽可能地快走，测定其所步行的距离，若 6 分钟步行距离<150 米，表明为重度心功能不全，150～425 米为中度，426～550 米为轻度心功能不全。

此试验简单易行、安全、方便，用于评定慢性心力衰竭患者的运动耐力，评价心脏储备能力，也常用于评价心力衰竭治疗的效果。

二、慢性心力衰竭

慢性心力衰竭是多数心血管疾病的终末阶段，也是主要的死亡原因。心力衰竭是一种复杂的临床综合征，特定的症状是呼吸困难和乏力，特定的体征是水肿，这些情况可造成器官功能障碍，影响生活质量。心脏收缩功能障碍的主要指标是左心室射血分数下降，一般<40%；而心脏舒张功能障碍的患者左心室射血分数相对正常，通常心脏无明显扩大，但有心室充盈指标受损。

我国引起慢性心力衰竭的基础心脏病的构成比与过去有所不同，过去我国以风湿性心脏病为主，近10 年来其所占比例趋于下降，而冠心病、高血压的所占比例明显上升。

（一）病因与发病机制

1. 病因　各种原因引起的心肌、心瓣膜、心包或冠状动脉、大血管的结构损害，导致心脏容量负荷或压力负荷过重均可造成慢性心力衰竭。

冠心病、高血压、瓣膜病和扩张性心肌病是主要的病因；心肌炎、肾炎、先天性心脏病是较常见的病因；而心包疾病、贫血、甲状腺功能亢进与减退症、脚气病、心房黏液瘤、动脉-静脉瘘、心脏肿瘤和结缔组织病、高原病及少见的内分泌病等，是比较少见、易被忽视的病因。

2. 诱因

（1）感染：感染是最主要的诱因，最常见的是呼吸道感染，其次是风湿热，在幼儿患者中风湿热则占首位。女性患者泌尿系统感染的诱发亦常见，感染性心内膜炎、全身感染均是诱发因素。

（2）心律失常：特别是快速心律失常，如房颤等。

（3）生理、心理压力过大：如劳累过度、情绪激动、精神紧张。

（4）血容量增加：液体摄入过多过快、高钠饮食。

（5）妊娠与分娩。

（6）其他：大量失血、贫血；各种原因引起的水、电解质、酸碱平衡紊乱；某些药物应用不当等。

3. 发病机制　慢性心力衰竭的发病机制是很复杂的过程，心脏功能大致经过代偿期和失代偿期。

（1）心力衰竭代偿期：心脏受损初始引起机体短期的适应性和代偿性反应，启动了 Frank-Starling 机制，增加心脏的前负荷，使心回血量增加，心室舒张末容积增加，心室扩大，心肌收缩力增强，而维持心排血量的基本正常或相对正常。

机体的适应性和代偿性反应，激活交感神经体液系统，交感神经兴奋性增强，增强心肌收缩力并提高心率，以增加心排血量，但同时机体周围血管收缩，增加了心脏后负荷，心肌增厚，心率加快，心肌耗氧量加大。

心脏功能下降，心排血量降低、肾素-血管紧张素-醛固酮系统也被激活，代偿性增加血管阻力和潴留水、钠，以维持灌注压；交感神经兴奋性增加，同时激活神经内分泌细胞因子如心钠素、血管升压素、缓激肽等，参与调节血管舒缩，排钠利尿，对抗由于交感神经兴奋和肾素-血管紧张素-醛固酮系统激活造成的水钠潴留效应。在多因素作用下共同维持机体血压稳定、保证了重要脏器的灌注。

（2）心力衰竭失代偿期：长期、持续的交感神经和肾素-血管紧张素-醛固酮系统高兴奋性，多种内源性的神经激素和细胞因子的激活与失衡，又造成继发心肌损害，持续性心脏扩大、心肌肥厚，使心肌耗氧量增加，加重心肌的损伤。神经内分泌系统活性增加不断，加重血流动力学紊乱，损伤心肌细胞，导致心排血量不足，出现心力衰竭症状。

（3）心室重构：所谓的心室重构，就是在心脏扩大、心肌肥厚的过程中，心肌细胞、胞外基质、胶原纤维网等均有相应变化，左心室结构、形态、容积和功能发生一系列变化。研究表明，心力衰竭的发生发展的基本机制就是心室重构。由于基础病的不同，进展情况不同和各种代偿机制的复杂作用，有些患者心脏扩大、肥厚已很明显，但临床可无心力衰竭表现。但如基础病病因不能除，随着时间的推移，心室重构的病理变化，可自身不断发展，心力衰竭必然会出现。

从代偿到失代偿，除了与代偿能力限度、代偿机制中的负面作用等因素有关外，心肌细胞的能量供应和利用障碍，导致了心肌细胞坏死、纤维化也是重要因素。

心肌细胞的减少使心肌收缩力下降，又因纤维化的增加使心室的顺应性下降，心室重构更趋明显，最终导致不可逆的心肌损害和心力衰竭。

（二）临床表现

慢性心力衰竭早期可以无症状或仅出现心动过速、面色苍白、出汗、疲乏和活动耐力减低症状等。

1. 左侧心力衰竭

（1）症状

1）呼吸困难：劳力性呼吸困难是最早出现的呼吸困难症状，因为体力活动会使回心血量增加，左心房压力升高，肺淤血加重。开始为仅剧烈活动或体力劳动后出现症状，休息后缓解，随肺淤血加重，逐渐发展到更轻活动后，甚至休息时，也出现呼吸困难。

夜间阵发性呼吸困难是左侧心力衰竭早期最典型的表现，又称为"心源性哮喘"。是由于平卧血液重新分布使肺血量增加，夜间迷走神经张力增加，小支气管收缩，膈肌位高，肺活量减少所致。典型表现是患者熟睡1~2小时后，突然憋气而惊醒，被迫坐起，同时伴有咳嗽、咳泡沫痰和（或）哮鸣性呼吸音。多数患者端坐休息后可自行缓解，次日白天无异常感觉。严重者可持续发作，甚至发生急性肺水肿。

端坐呼吸多在病程晚期出现，是肺淤血达到一定程度，平卧回心血量增多、膈肌上抬，呼吸更困难，必须采用高枕卧位、半卧位，甚至坐位，才可减轻呼吸困难。最严重的患者即使端坐床边，下肢下垂，上身前倾，仍不能缓解呼吸困难。

2）咳嗽、咳痰、咯血：咳嗽、咳痰早期即可出现，是肺泡和支气管黏膜淤血所致，多发生在夜间，直立或坐位症状减轻。咳白色浆液性泡沫样痰为其特点，偶见痰中带有血丝。如发生急性肺水肿，则咳大量粉红色泡沫痰。

3）其他症状：倦怠、乏力、心悸、头晕、失眠、嗜睡、烦躁等，重者可有少尿，是与心排血量低下，组织、器官灌注不足有关的表现。

（2）体征

1）慢性左侧心力衰竭可有心脏扩大，心尖冲动向左下移位。心率加快、第一心音减弱、心尖区舒张期奔马律，最有诊断价值。部分患者可出现交替脉，是左侧心力衰竭的特征性体征。

2）肺部可闻湿啰音，急性肺水肿时可出现哮鸣音。

2. 右侧心力衰竭

（1）症状：主要表现为体循环静脉淤血。消化道症状如食欲缺乏、恶心、呕吐、水肿、腹胀、肝区胀痛等为右侧心力衰竭的最常见症状。

劳力性呼吸困难也是右侧心力衰竭的常见症状。

（2）体征

1）水肿：早期在身体的下垂部位和组织疏松部位，出现凹陷性水肿，为对称性。重者可出现全身水肿，并伴有胸腔积液、腹水和阴囊水肿。胸腔积液是因体静脉压力增高所致，胸腔静脉有一部分回流到肺静脉，所以胸腔积液更多见于全心衰竭时，以双侧为多见。

2）颈静脉征：颈静脉怒张是右侧心力衰竭的主要体征，其程度与静脉压升高的程度正相关；压迫患者的腹部或肝，回心血量增加而使颈静脉怒张更明显，称为肝颈静脉回流征阳性，肝颈静脉回流征阳性则更是具有特征性。

3）肝大和压痛：可出现肝大和压痛；持续慢性右侧心力衰竭可发展为心源性肝硬化，晚期肝脏压痛不明显，但伴有黄疸、肝功能损害和腹水。

4）发绀：发绀是由于供血不足，组织摄取血氧相对增加，静脉血氧降低所致。表现为面部毛细血管扩张，发绀、色素沉着。

3. 全心衰竭 右侧心力衰竭继发于左侧心力衰竭而形成全心衰竭，但当右侧心力衰竭后，肺淤血的临床表现减轻。扩张型心肌病等表现为左、右心同时衰竭者，肺淤血症状都不严重，左侧心力衰竭的表现主要是与心排血量减少的相关症状和体征。

（三）辅助检查

1. X线检查

（1）心影的大小、形态可为病因诊断提供重要依据，根据心脏扩大的程度和动态改变，间接反映心功能状态。

（2）肺门血管影增强是早期肺静脉压增高的主要表现；肺动脉压力增高可见右下肺动脉增宽；肺间质水肿可使肺野模糊；Kerley B 线是在肺野外侧清晰可见的水平线状影，是肺小叶间隔内积液的表现，是慢性肺淤血的特征性表现。

2. 超声心动图 超声心动图比 X 线检查更能准确地提供各心腔大小变化及心瓣膜结构情况。左心室射血分数（LVEF 值）可反映心脏收缩功能，正常左心室射血分数值>50%，左心室射血分数值≤40%为收缩期心力衰竭诊断标准。

应用多普勒超声是临床上最实用的判断心室舒张功能的方法，E 峰是心动周期的心室舒张早期心室充盈速度的最大值，A 峰是心室舒张末期心室充盈的最大值，正常人 E/A 的比值不小于 1.2，中青年应更大。

3. 有创性血流动力学检查 此检查常用于重症心力衰竭患者，可直接反映左心功能。

4. 放射性核素检查 帮助判断心室腔大小，反映左心室射血分数值和左心室最大充盈速率。

（四）治疗

1. 病因治疗

（1）基本病因治疗：对有损心肌的疾病应早期进行有效治疗，如高血压、冠心病、糖尿病、代谢综合征等；心血管畸形、心瓣膜病力争在发生心脏衰竭之前进行介入或外科手术治疗；对于一些病因不明的疾病亦应早期干预如原发性扩张型心肌病，以延缓心室重构。

（2）诱因治疗：积极消除诱因，最常见的诱因是感染，特别是呼吸道感染，积极应用有针对性的抗生素控制感染。心律失常特别是房颤是引起心脏衰竭的常见诱因，对于快速房颤要积极控制心室率，及时复律。纠正贫血、控制高血压等均可防止心力衰竭发生和（或）加重。

2. 一般治疗 减轻心脏负担，限制体力活动，避免劳累和精神紧张。低钠饮食，少食多餐，限制饮水量。给予持续氧气吸入，流量 2~4 L/min。

3. 利尿药 利尿药是治疗心力衰竭的常用药物，通过排钠排水减轻水肿、减轻心脏负荷、缓解淤血症状。原则上应长期应用，但在水肿消失后应以最小剂量维持，如氢氯噻嗪 25 mg，隔日 1 次。常用利尿药有排钾利尿药如氢氯噻嗪等；襻利尿药如呋塞米、布美他尼（丁脲胺）等；保钾利尿药如螺内酯、氨苯蝶啶等。排钾利尿药主要不良反应是可引起低血钾，应补充氯化钾或与保钾利尿药同用。噻嗪类利尿药可抑制尿酸排泄，引起高尿酸血症，大剂量长期应用可影响胆固醇及糖的代谢，应严密监测。

4. 肾素-血管紧张素-醛固酮系统抑制药

（1）血管紧张素转化酶（ACE）抑制药的应用：ACE 抑制药扩张血管，改善淤血症状，更重要的是降低心力衰竭患者代偿性神经-体液的不利影响，限制心肌、血管重构，维护心肌功能，推迟心力衰竭的进展，降低远期病死率。

1）用法：常用 ACE 抑制药如卡托普利 12.5~25 mg，2 次/天，培哚普利 2~4 mg，1 次/天，贝那普利对有早期肾功能损害的患者较适用，使用量是 5~10 mg，1 次/天。临床应用一定要从小剂量开始，逐渐加量。

2）ACE 抑制药的不良反应：低血压、肾功能一过性恶化、高血钾、干咳等。

3）ACE 抑制药的禁忌证：无尿性肾衰竭、肾动脉狭窄、血肌酐升高≥225 μmol/L、高血压、低血压、妊娠、哺乳期妇女及对此药过敏者。

（2）血管紧张素受体阻滞药（ARBBs）的应用：ARBBs 在阻断肾素-血管紧张素系统作用与 ACE 抑制药作用相同，但缺少对缓激肽降解抑制作用。当患者应用 ACE 抑制药出现干咳不能耐受，可应用 ARBBs 类药，常用 ARBBs 如坎地沙坦、氯沙坦、缬沙坦等。

ARBBs 类药的用药注意事项、不良反应除干咳以外，其他均与 ACE 抑制药相同。

（3）醛固酮拮抗药的应用：研究证明螺内酯 20 mg，1~2 次/天小剂量应用，可以阻断醛固酮效应，延缓心肌、血管的重构，改善慢性心力衰竭的远期效果。

注意事项：中重度心力衰竭患者应用时，需注意血钾的监测；肾功能不全、血肌酐异常、高血钾及应用胰岛素的糖尿病患者不宜使用。

5. β 受体阻滞药 β 受体阻滞药可对抗交感神经激活，阻断交感神经激活后各种有害影响。临床应用其疗效常在用药后 2~3 个月才出现，但明显提高运动耐力，改善心力衰竭预后，降低病死率。

β 受体阻滞药具有负性肌力作用，临床中应慎重应用，应用药物应从小剂量开始，如美托洛尔 12.5 mg，1 次/天；比索洛尔 1.25 mg，1 次/天；卡维地洛 6.25 mg，1 次/天，逐渐加量，适量维持。

注意事项：用药应在心力衰竭稳定、无体液潴留情况下、小剂量开始应用。

患有支气管痉挛性疾病、心动过缓、二度以上包括二度的房室传导阻滞的患者禁用。

6. 正性肌力药物 是治疗心力衰竭的主要药物，适于治疗以收缩功能异常为特征的心力衰竭，尤其对心腔扩大引起的低心排血量心力衰竭，伴快速心律失常的患者作用最佳。

（1）洋地黄类药物：是临床最常用的强心药物，具有正性肌力和减慢心率作用，在增加心肌收缩力的同时，不增加心肌耗氧量。

1）适应证：充血性心力衰竭，尤其伴有心房颤动和心室率增快的心力衰竭是最好指征，对心房颤动、心房扑动和室上性心动过速均有效。

2）禁忌证：严重房室传导阻滞、肥厚性梗阻型心肌病、急性心肌梗死 24 小时内不宜使用。洋地黄中毒或过量者为绝对禁忌证。

3）用法：地高辛为口服制剂，维持量法，0.25 mg，1 次/天。此药口服后 2~3 小时血浓度达高峰，4~8 小时获最大效应，半衰期为 1.6 天，连续口服 7 天后血浆浓度可达稳态。适用于中度心力衰竭的维持治疗。

毛花苷 C 为静脉注射制剂，注射后 10 分钟起效，1~2 小时达高峰，每次 0.2~0.4 mg，稀释后静脉注射，24 小时总量 0.8~1.2 mg。适用于急性心力衰竭或慢性心力衰竭加重时，尤其适用于心力衰竭伴快速心房颤动者。

4）毒性反应：药物的治疗剂量和中毒剂量接近，易发生中毒。易导致洋地黄中毒的情况主要有：急性心肌梗死、急性心肌炎引起的心肌损害、低血钾、严重缺氧、肾衰竭等情况。

常见毒性反应有：胃肠道表现如恶心、呕吐；神经系统表现如视物模糊、黄视、绿视；心血管系统表现多为各种心律失常，也是洋地黄中毒最重要的表现，最常见的心律失常是室性期前收缩，多呈二联律。快速房性心律失常伴有传导阻滞是洋地黄中毒特征性的表现。

（2）β受体兴奋药：临床通常短期应用治疗重症心力衰竭，常用静脉滴注多巴酚丁胺、多巴胺。适用于急性心肌梗死伴心力衰竭的患者；小剂量多巴胺 $2 \sim 5$ μg／（kg·min）能扩张肾动脉，增加肾血流量和排钠利尿，从而用于充血性心力衰竭的治疗。

（五）护理

1. 环境与心理护理　保持环境安静、舒适，空气流通；限制探视，减少精神刺激；注意患者情绪变化，做好心理护理，要求患者家属要积极给予患者心理支持和治疗的协助，使患者心情放松情绪稳定，减少机体耗氧量。

2. 休息与活动　一般心功能Ⅰ级：不限制一般的体力活动，但避免剧烈运动和重体力劳动。心功能Ⅱ级：可适当进行轻体力工作和家务劳动，强调下午多休息。心功能Ⅲ级：日常生活可以自理或在他人协助下自理，严格限制一般的体力活动。心功能Ⅳ级：绝对卧床休息，生活需要他人照顾，可在床上做肢体被动运动和翻身，逐步过渡到坐床边或下床活动。当病情好转后，鼓励患者尽早做适量的活动，防止因长期卧床导致的静脉血栓、肺栓塞、便秘和压疮的发生。在活动中要监测有无呼吸困难、胸痛、心悸、疲劳等症状，如有不适应停止活动，并以此作为限制最大活动量的指征。

3. 病情观察

（1）观察水肿情况：注意观察水肿的消长情况，每日测量并记录体重，准确记录液体出入量。

（2）保持呼吸道通畅：监测患者呼吸困难的程度、发绀情况、肺部啰音的变化以及血气分析和血氧饱和度等变化，根据缺氧的轻重程度调节氧流量和吸氧方式。

（3）注意水、电解质变化及酸碱平衡情况：低钾血症可出现乏力、腹胀、心悸、心电图出现 u 波增高及心律失常，并可诱发洋地黄中毒。少数因肾功能减退，补钾过多而致高血钾，严重者可引起心搏骤停。低钠血症表现为乏力、食欲缺乏、恶心、呕吐、嗜睡等症状。如出现上述症状，要及时通报医师及时给予检查、纠正。

4. 保持排便通畅　患者常因精神因素使规律性排便活动受抑制，排便习惯改变，加之胃肠道淤血、进食减少、卧床过久影响肠蠕动，易致便秘。应帮助患者训练床上排便习惯，同时饮食中增加膳食纤维，如发生便秘，应用小剂量缓泻药和润肠药，病情许可时扶患者坐起使用便器，并注意观察患者的心率、反应，以防发生意外。

5. 输液的护理　根据患者液体出入情况及用药要求，控制输液量和速度，以防诱发急性肺水肿。

6. 饮食护理　给予高蛋白、高维生素的易消化清淡饮食，注意补充营养。少量多餐，避免过饱；限制水、钠摄入，每日食盐摄入量少于 5 g，服利尿药者可适当放宽。

7. 用药护理

（1）使用利尿药的护理：遵医嘱正确使用利尿药，并注意有关不良反应的观察和预防。监测血钾及有无乏力、腹胀、肠鸣音减弱等低钾血症的表现，同时多补充含钾丰富的食物，必要时遵医嘱补充钾盐。口服补钾宜在饭后或将水剂与果汁同饮；静脉补钾时每 500 mL 液体中氯化钾含量不宜超过 1.5 g。

应用保钾利尿药需注意有无胃肠道反应、嗜睡、乏力、皮疹，高血钾等不良反应。

利尿药的应用时间选择早晨或日间为宜，避免夜间排尿过频而影响患者的休息。

（2）使用洋地黄的护理

1）给药要求：严格遵医嘱给药，发药前要测量患者脉搏 1 分钟，当脉搏<60 次/分或节律不规则时，应暂停服药并通知医生。静脉给药时务必稀释后缓慢静脉注射，并同时监测心率、心律及心电图变化。

2）遵守禁忌：注意不与奎尼丁、普罗帕酮（心律平）、维拉帕米（异搏定）、钙剂、胺碘酮等药物合用，以免降低洋地黄类药物肾排泄率，增加药物毒性。

3）用药后观察：应严密观察患者用药后毒性反应，监测血清地高辛浓度。

4）毒性反应的处理：立即停用洋地黄类药；停用排钾利尿药；积极补充钾盐；快速纠正心律失常，血钾低者快速补钾，不低的可应用力多卡因等治疗，但一般禁用电复律，防止发生室颤；对缓慢心律失常，可使用阿托品 0.5～1 mg 皮下注射或静脉注射治疗，一般不用安置临时起搏器。

（3）肾素-血管紧张素-醛固酮系统抑制药使用的护理：应用 ACE 抑制药时需预防直立性低血压、皮炎、蛋白尿、咳嗽、间质性肺炎等不良反应的发生。应用 ACE 抑制药和（或）ARBBs 期间要注意观察血压、血钾的变化，同时注意要小剂量开始，逐渐加量。

8. 并发症的预防与护理

（1）感染：室内空气流通，每日开窗通风 2 次，寒冷天气注意保暖，长期卧床者鼓励翻身，协助拍背，以防发生呼吸道感染和坠积性肺炎；加强口腔护理，以防发生由于药物治疗引起菌群失调导致的口腔黏膜感染。

（2）血栓形成：长期卧床和使用利尿药引起的血流动力学改变，下肢静脉易形成血栓。应鼓励患者在床上活动下肢和做下肢肌肉收缩运动，协助患者做下肢肌肉按摩。每天用温水浸泡足以加速血液循环，减少静脉血栓形成。当患者肢体远端出现局部肿胀时，提示有发生静脉血栓可能，应及早与医师联系。

（3）皮肤损伤：应保持床褥柔软、清洁、干燥，患者衣服柔软、宽松。对于长期卧床患者应加强皮肤护理，保持皮肤清洁、干燥，定时协助患者更换体位，按摩骨突出处，防止推、拉、扯强硬动作，以免皮肤完整性受损。如需使用热水袋取暖，水温不宜过高，40～50 ℃为宜，以免烫伤。

对于有阴囊水肿的男患者可用托带支托阴囊，保持会阴部皮肤清洁、干燥；水肿局部有液体外渗情况，要防止继发感染；注意观察皮肤有无发红、破溃等压疮发生，一旦发生压疮要积极给予减少受压、预防感染、促进愈合的护理措施。

9. 健康教育

（1）治疗病因、预防诱因：指导患者积极治疗原发心血管疾病，注意避免各种诱发心力衰竭的因素，如呼吸道感染、过度劳累和情绪激动、钠盐摄入过多、输液过多过快等。育龄妇女注意避孕，要在医师的指导下妊娠和分娩。

（2）饮食要求：饮食要清淡、易消化、富营养，避免饮食过饱，少食多餐。戒烟、酒，多食蔬菜、水果，防止便秘。

（3）合理安排活动与休息：根据心功能的情况，安排适当体力活动，以利于提高心脏储备力，提高活动耐力，同时也帮助改善心理状态和生活质量。但避免重体力劳动，建议患者进行散步、练气功、打太极拳等运动，掌握活动量，以不出现心悸、气促为度，保证充分睡眠。

（4）服药要求：指导患者遵照医嘱按时服药，不要随意增减药物，帮助患者认识所服药物的注意事项，如出现不良反应及时就医。

（5）坚持诊治：慢性心力衰竭治疗过程是终身治疗，应嘱患者定期门诊复诊，防止病情发展。

（6）家属教育：帮助家属认识疾病和目前治疗方法、帮助患者的护理措施和心理支持的技巧，教育其要给予患者积极心理支持和生活帮助，使患者树立战胜疾病信心，保持情绪稳定。

三、急性心力衰竭

急性心力衰竭是指心肌遭受急性损害或心脏负荷突然增加，使心排血量急剧下降，导致组织灌注不足和急性淤血的综合征。以急性左侧心力衰竭最常见，多表现为急性肺水肿或心源性休克。

（一）病因与发病机制

急性广泛心肌梗死、高血压急症、严重心律失常、输液过多过快等原因。使心脏收缩力突然严重减弱，心排血量急剧减少或左心室瓣膜性急性反流，左心室舒张末压迅速升高，肺静脉回流不畅，导致肺静脉压快速升高，肺毛细血管压随之升高，使血管内液体渗入到肺间质和肺泡内，形成急性肺水肿。

（二）临床表现

突发严重呼吸困难为特征性表现，呼吸频率达 30~40 次/分，患者被迫采取坐位，两腿下垂，双臂支撑以助呼吸，极度烦躁不安、大汗淋漓、口唇发绀、面色苍白。同时频繁咳嗽、咳大量粉红色泡沫痰。病情极重者可以出现意识模糊。

早期血压可以升高，随病情不缓解血压可降低直至休克；听诊可见心音较弱，心率增快，心尖部可闻及舒张期奔马律；两肺满布湿啰音和哮鸣音。

（三）治疗

1. 体位　置患者于两腿下垂坐位或半卧位。

2. 吸氧　吸入高流量（6~8 L/min）氧气，加入 30%~50% 乙醇湿化。对病情严重患者可采用呼吸机持续加压面罩吸氧或双水平气道加压吸氧，以增加肺泡内的压力，促进气体交换，对抗组织液向肺泡内渗透。

3. 镇静　吗啡 3~10 mg 皮下注射或静脉注射，必要时每 15 分钟重复 1 次，可重复 2~3 次。老年患者须酌情减量或肌内注射。伴颅内出血、神志障碍、慢性肺部疾病时禁用。

4. 快速利尿　呋塞米 20~40 mg 静脉注射，在 2 分钟内推注完，每 4 小时可重复 1 次。呋塞米不仅有利尿作用，还有静脉扩张作用，利于肺水肿的缓解。

5. 血管扩张药　血管扩张药应用过程中，要严密监测血压，用量要根据血压进行调整，收缩压一般维持在 100 mmHg 左右，对原有高血压的患者血压降低幅度不超过 80 mmHg 为度。

（1）硝普钠应用：硝普钠缓慢静脉滴注，扩张小动脉和小静脉，初始用药剂量为 0.3 μg/（kg·min），根据血压变化逐渐调整剂量，最大剂量为 5 μg/（kg·min），一般维持量 50~100 μg/min。因本药含有氰化物，用药时间不宜连续超过 24 小时。

（2）硝酸甘油应用：硝酸甘油扩张小静脉，降低回心血量。初始用药剂量为 10 μg/min，然后每 10 分钟调整 1 次，每次增加初始用药剂量为 5~10 μg。

（3）酚妥拉明应用：酚妥拉明可扩张小动脉及毛细血管。静脉用药以 0.1 mg/min 开始，每 5~10 分钟调整 1 次，增至最大用药剂量为 1.5~2.0 mg/min。

6. 洋地黄类药物　可应用毛花苷 C 0.4~0.8 mg 缓慢静脉注射，2 小时后可酌情再给 0.2~0.4 mg。近期使用过洋地黄药物的患者，应注意洋地黄中毒。对于急性心肌梗死在 24 小时内不宜使用，重度二尖瓣狭窄患者禁用。

7. 平喘　氨茶碱可以解除支气管痉挛，并有一定的正性肌力及扩血管利尿作用。氨茶碱 0.25 mg 加入 100 mL 液体内静脉滴注，但应警惕氨茶碱过量，肝肾功能减退患者、老年人应减量。

（四）护理

1. **保证休息**　立即协助患者取半卧位或坐位休息，双腿下垂，以减少回心血量，减轻心脏前负荷。注意加强皮肤护理，防止因被迫体位而发生的皮肤损伤。

2. **吸氧**　一般吸氧流量为 6～8 L/min，加入 30%～50% 乙醇湿化，使肺泡内的泡沫表面张力降低破裂，增加气体交换的面积，改善通气。要观察呼吸情况，随时评估呼吸困难改善的程度。

3. **饮食**　给予高营养、高热量、少盐、易消化清淡饮食，少量多餐，避免食用产气食物。

4. **病情观察**

（1）病情早期观察：注意早期心力衰竭表现，一旦出现劳力性呼吸困难或夜间阵发性呼吸困难、心率增快、失眠、烦躁、尿量减少等症状，应及时与医师联系，并加强观察。如迅速发生极度烦躁不安、大汗淋漓、口唇发绀等表现，同时胸闷、咳嗽、呼吸困难、发绀、咳大量白色或粉红色泡沫痰，应警惕急性肺水肿发生，立即配合抢救。

（2）保持呼吸道通畅：严密观察患者呼吸频率、深度，观察患者的咳嗽情况、痰液的性质和量，协助患者咳嗽、排痰，保持呼吸道通畅。

（3）防止心源性休克：观察患者意识、精神状态，观察患者血压、心率的变化及皮肤颜色、温度变化。

（4）防止病情发展：观察肺部啰音的变化，监测血气分析结果。控制静脉输液速度，一般为每分钟 20～30 滴。准确记录液体出入量。

（5）心理护理：患者常伴有濒死感、焦虑和恐惧，应加强床旁监护，给予安慰及心理支持，以增加战胜疾病信心。医护人员抢救时要保持镇静，表现出忙而不乱，操作熟练，以增加患者的信任和安全感。避免在患者面前议论病情，以免引起误会，加剧患者的恐惧。必要时可留亲属陪伴患者。

（6）用药护理：应用吗啡时注意有无呼吸抑制、心动过缓；用利尿药要准确记录尿量，注意水、电解质和酸碱平衡情况；用血管扩张药要注意输液速度、监测血压变化；用硝普钠应现用现配，避光滴注，有条件者可用输液泵控制滴速；洋地黄制剂静脉使用时要稀释，推注速度宜缓慢，同时观察心电图变化。

（白丽平）

第四节　原发性高血压

原发性高血压是以血压升高为主要临床表现伴或不伴有多种血管危险因素的综合征，通常简称为高血压病。原发性高血压是临床最常见的心血管疾病之一，也是多种心、脑血管疾病的重要危险因素，长期高血压状态可影响重要脏器如心、脑、肾的结构与功能，最终导致这些器官的功能衰竭。原发性高血压应与继发性高血压相区别，后者约占 5%，其血压升高只是某些疾病的临床表现之一，如能及时治疗原发病，血压可恢复正常。

一、流行病学

高血压患病率有地域、年龄、种族的差别，总体上发达国家高于发展中国家。我国流行病学调查显示，高血压患病率呈明显上升趋势，估计我国每年新增高血压病患者 1 000 万。城市高于农村，北方高于南方。男、女患病率差别不大，女性更年期以前略低于男性，更年期以后高于男性，两性原发性高血压患病率均与年龄呈正比。近年来，我国高血压人群的知晓率、治疗率、控制率虽略有提高，但仍处于较低水平，尤其是城市与农村存在较大差别。

二、病因与发病机制

原发性高血压为多因素疾病，是在一定的遗传易感性基础上，多种后天环境因素综合作用的结果。一般认为遗传因素占 40%，环境因素约占 60%。

（一）病因

1. 遗传因素　本病有较明显的家族聚集性，约 60% 高血压患者可询问到有高血压家族史。双亲均有高血压的正常血压子女，成年后发生高血压的比例增高。这些均提示本病是一种多基因遗传病，有遗传学基础或伴有遗传生化异常。

2. 环境因素

（1）饮食：人群中钠盐（氯化钠）摄入量与血压水平和高血压患病率呈正相关，而钾盐摄入量与血压水平呈负相关。高钠、低钾膳食是我国大多数高血压患者发病的主要危险因素。但改变钠盐摄入并不能影响所有患者的血压水平，摄盐过多导致血压升高主要见于对盐敏感的人群中。低钙、高蛋白质摄入、饮食中饱和脂肪酸或饱和脂肪酸与不饱和脂肪酸比值较高也属于升压饮食。吸烟、过量饮酒或长期少量饮酒也与血压水平线性相关。

（2）超重与肥胖：超重与肥胖是血压升高的另一重要危险因素。身体脂肪含量、体重指数（BMI）与血压水平呈正相关。BMI≥24 kg/m² 者发生高血压的风险是正常体重指数者的 3～4 倍。身体脂肪的分布与高血压发生也相关，腹部脂肪聚集越多，血压水平就越高。男性腰围≥90 cm，女性腰围≥85 cm，发生高血压的危险比正常腰围者大 4 倍以上。

（3）精神应激：人在长期精神紧张、压力、焦虑或长期环境噪声、视觉刺激下也可引起高血压，因此，城市脑力劳动者高血压患病率超过体力劳动者，从事精神紧张度高的职业和长期噪声环境中工作者患高血压较多。

3. 其他因素　服用避孕药、阻塞性睡眠呼吸暂停综合征（SAHS）也与高血压的发生有关。口服避孕药引起的高血压一般为轻度，并且停药后可逆转。50% 的 SAHS 患者有高血压。

（二）发病机制

高血压的发病机制，即遗传与环境通过什么途径和环节升高血压，至今还没有一个完整统一的认识。高血压的血流动力学特征主要是总外周阻力相对或绝对增高。从总外周血管阻力增高出发，目前高血压的发病机制较集中在以下几个环节。

1. 交感神经系统亢进　长期反复的精神应激使大脑皮质兴奋、抑制平衡的功能失调，导致交感神经系统活性亢进，血浆儿茶酚胺浓度升高，从而使小动脉收缩，周围血管阻力增强，血压上升。

2. 肾性水钠潴留　各种原因引起肾性水钠潴留，机体为避免心排血量增高使器官组织过度灌注，则通过血流自身调节机制使全身阻力小动脉收缩增强，而致总外周血管阻力和血压升高。也可能通过排钠激素分泌释放增加，例如内源性类洋地黄物质，在排泄水钠同时使外周血管阻力增高。

3. 肾素-血管紧张素-醛固酮系统（RAAS）激活　肾脏球旁细胞分泌的肾素可激活肝脏合成的血管紧张素原（AGT）转变为血管紧张素Ⅰ（ATⅠ），后者经过肺、肾等组织时在血管紧张素转换酶（ACE，又称激肽酶Ⅱ）的活化作用下转化成血管紧张素Ⅱ（ATⅡ）。后者还可在酶的作用下转化成 ATⅢ。此外，脑、心脏、肾、肾上腺、动脉等多种器官组织可局部合成 ATⅡ、醛固酮，成为组织

RAAS 系统。AT Ⅱ 是 RAAS 的主要效应物质，它作用于血管紧张素 Ⅱ 受体，使小动脉平滑肌收缩；可刺激肾上腺皮质球状带分泌醛固酮，引起水钠潴留；通过交感神经末梢突触前膜的正反馈使去甲肾上腺素分泌增加而升高血压。总之，RAAS 过度激活将导致高血压的产生。

4. 细胞膜离子转运异常　血管平滑肌细胞有许多特异性的离子通道、载体和酶，组成细胞膜离子转运系统，维持细胞内外钠、钾、钙离子浓度的动态平衡。遗传性或获得性细胞离子转运异常，可导致细胞内钠、钙离子浓度升高，膜电位降低，激活平滑肌细胞兴奋-收缩偶联，使血管收缩反应性增强和平滑肌细胞增生与肥大，血管阻力增高。

5. 胰岛素抵抗　大多数高血压患者空腹胰岛素水平增高，而糖耐量有不同程度降低，提示有胰岛素抵抗现象。胰岛素抵抗致血压升高的机制可能是胰岛素水平增高使：①肾小管对钠的重吸收增加。②增强交感神经活动。③使细胞内钠、钙浓度增加。④刺激血管壁增生肥厚。

三、病理

小动脉病变是本病最重要的病理改变，早期是全身小动脉痉挛，长期反复的痉挛最终导致血管壁的重构，即管壁纤维化、变硬，管腔狭窄，导致重要靶器官如心、脑、肾、视网膜组织缺血损伤。高血压后期可促进动脉粥样硬化的形成及发展，该病变主要累及体循环大、中动脉而致主动脉夹层或冠心病。全身小动脉管腔狭窄导致外周血管阻力持续上升引起的心脏结构改变主要是左心室肥厚和扩大。

四、临床表现

根据起病和病情进展的缓急及病程的长短，原发性高血压可分为两型：缓进型和急进型。前者又称良性高血压，绝大部分患者属于此型，后者又称恶性高血压，仅占 1%～5%。

（一）缓进型高血压

1. 临床特点　缓进型高血压多在中年以后起病，有家族史者发病可较早。起病多数隐匿，病情发展慢，病程长。早期患者血压波动，血压时高时正常，在劳累、精神紧张、情绪波动时易有血压升高。去除上述因素后，血压常可降至正常。随着病情的发展，血压可趋向持续性升高或波动幅度变小。患者的主观症状和血压升高的程度可不一致，约半数患者无明显症状，只是在体检或因其他疾病就医时才发现有高血压，少数患者则在发生心、脑、肾等器官的并发症时才明确高血压的诊断。

2. 症状　早期患者由于血压波动幅度大，可有较多症状。而在长期高血压后即使在血压水平较高时也可无明显症状。因此，无论有无症状，都应定期检测患者的血压。

（1）神经精神系统表现：头痛、头晕和头胀是高血压常见的神经系统症状，也可有头枕部或颈项扳紧感，高血压直接引起的头痛多发生在早晨，位于前额、枕部或颞部。经降压药物治疗后头痛可减轻。高血压引起的头晕可为暂时性或持续性，伴有眩晕者较少，与内耳迷路血管障碍有关，经降压药物治疗后症状可减轻。但要注意有时血压下降得过快过多也可引起头晕。部分患者有乏力、失眠、工作能力下降等。

（2）靶器官受损的并发症

1）脑血管病：包括缺血性脑梗死、脑出血。

2）心脏：出现高血压性心脏病（左心室肥厚、扩张）、冠心病、心力衰竭。

3）肾脏：长期高血压致肾小动脉硬化，肾功能减退，称为高血压肾病，晚期出现肾功能衰竭。

4）其他：主动脉夹层、眼底损害。

3. 体征　听诊可闻及主动脉瓣区第二心音亢进、主动脉瓣区收缩期杂音（主动脉扩张致相对主动脉瓣狭窄）。长期高血压可有左心室肥厚，体检心界向左下扩大。左心室扩大致相对二尖瓣关闭不全时心尖区可闻及杂音及第四心音。

（二）急进型高血压

此型多见于年轻人，起病急骤，进展迅速，典型表现为血压显著升高，舒张压持续≥130 mmHg。头痛且较剧烈、头晕、视力模糊、心悸、气促等。肾损害最为突出，有持续蛋白尿、血尿与管型尿。眼底检查有出血、渗出和乳头水肿。如不及时有效降压治疗，预后很差，常死于肾衰竭，少数因脑卒中或心力衰竭死亡。

（三）高血压危象

在紧张、疲劳、寒冷、嗜铬细胞瘤发作、突然停服降压药等诱因下，全身小动脉发生暂时性强烈痉挛，周围血管阻力明显增加，血压急剧上升，累及靶器官缺血而产生一系列急诊临床症状，称为高血压危象。在高血压早期与晚期均可发生。临床表现血压显著升高，以收缩压突然升高为主，舒张压也可升高。心率增快，可大于110次/分。患者出现头痛、烦躁、多汗、尿频、眩晕、耳鸣、恶心、呕吐、心悸、气急及视力模糊等症状。每次发作历时短暂，持续几分钟至数小时，偶可达数日，祛除诱因或及时降压，症状可逆转，但易复发。

（四）高血压脑病

产生的机制可能是由于过高的血压突破了脑血流自动调节范围，导致脑部小动脉由收缩转为被动性扩张，脑组织血流灌注过多引起脑水肿。临床表现除血压升高外，有脑水肿和颅内高压表现，表现为弥漫性剧烈头痛、呕吐、继而烦躁不安、视力模糊、黑矇、心动过缓、嗜睡甚至昏迷。如发生局限性脑实质损害，可出现定位体征，如失语、偏瘫和病理反射等。眼底检查有视神经盘水肿、渗出和出血。颅部CT检查无出血灶或梗死灶。经积极降压治疗后临床症状和体征消失，一般不会遗留脑损害的后遗症。

五、辅助检查

1. 实验室检查　检查血常规、尿常规、肾功能、血糖、血脂分析、血尿酸等，可发现高血压对靶器官损害情况。

2. 心电图　可见左心室肥大、劳损。

3. X线检查　可见主动脉弓迂曲延长，左室增大，出现心力衰竭时肺野可有相应的变化。

4. 超声心动图　了解心室壁厚度、心腔大小、心脏收缩和舒张功能、瓣膜情况等。

5. 眼底检查　有助于对高血压严重程度的了解，目前采用 Keith-Wagener 分级法，其分级标准如下。Ⅰ级：视网膜动脉变细，反光增强；Ⅱ级：视网膜动脉狭窄，动静脉交叉压迫；Ⅲ级：眼底出血或棉絮状渗出；Ⅳ级：视神经盘水肿。

6. 24 小时动态血压监测　有助于判断高血压的严重程度，了解其血压变异性和血压昼夜节律；指导降压治疗和评价降压药物疗效。

六、诊断

1. 高血压诊断　主要依据诊室血压，采用经核准的水银柱或电子血压计，测量安静休息坐位时上臂肱动脉部位血压。在未使用降压药的情况下，非同日（一般间隔2周）3次测量血压，收缩压≥140 mmHg和（或）舒张压≥90 mmHg即诊断为高血压。收缩压≥140 mmHg和舒张压<90 mmHg为单纯收缩期高血压。若患者既往有高血压病史，目前正在使用降压药，血压即使低于140/90 mmHg，也应诊断为高血压。

根据血压升高的水平，可进一步分为高血压1、2、3级（表2-2）。

表2-2　血压水平的定义和分类

类别	收缩压（mmHg）	关系	舒张压（mmHg）
正常血压	<120	和	<80
正常高值	120~139	和（或）	80~89
高血压	≥140	和（或）	≥90
1级高血压（轻度）	140~159	和（或）	90~99
2级高血压（中度）	160~179	和（或）	100~109
3级高血压（重度）	≥180	和（或）	≥110
单纯收缩期高血压	≥140	和	<90

注：以上分类适用于18岁以上的成人。当收缩压与舒张压分属于不同级别时，则以较高的作为定级标准。单纯收缩期高血压也可按照收缩压水平分为1、2、3级。

2. 高血压的危险分层　高血压病的严重程度并不单纯与血压的高度成正比，必须结合患者所具有的心血管疾病危险因素、靶器官的损害及并存的临床情况作出全面的评价（表2-3）。

表2-3　中国高血压防治指南对高血压患者的危险分层

其他危险因素和病史	血压（mmHg）		
	1级（收缩压140~159 或舒张压90~99）	2级（收缩压160~179 或舒张压100~109）	3级（收缩压≥180 或舒张压≥110）
Ⅰ．无其他危险因素	低危	中危	高危
Ⅱ．1~2个其他危险因素	中危	中危	极高危
Ⅲ．≥3个危险因素或靶器官损害	高危	高危	极高危
Ⅳ．并存临床情况	极高危	极高危	极高危

（1）心血管疾病危险因素。①高血压1~3级。②吸烟。③男性>55岁，女性>65岁。④糖耐量异常和（或）空腹血糖升高。⑤血脂异常。⑥早发心血管疾病家族史（一级亲属发病年龄<50岁）。⑦腹型肥胖（腰围：男性≥90 cm，女性≥85 cm）或肥胖（BMI≥28 kg/m²）。

（2）靶器官损害。①左心室肥厚（心电图或超声心动图）。②蛋白尿和（或）血肌酐轻度升高（106~177 μmol/L）。③超声或X线证实有动脉粥样硬化斑块（颈、髂、股或主动脉）。④视网膜动脉局灶或广泛狭窄。⑤颈、股动脉脉搏波速度>12 m/s（选择使用）。⑥踝/臂血压指数<0.9（选择使用）。

（3）并存临床情况。①心脏疾病：心肌梗死、心绞痛、冠状动脉血运重建术后、心力衰竭。②脑血管疾病：脑出血、缺血性脑卒中、短暂性脑缺血发作。③肾脏疾病：糖尿病肾病、肾功能受损（血肌酐，男性>133 μmol/L，女性>124 μmol/L；蛋白尿>300 mg/24 h）。④血管疾病：主动脉夹层、外周血管病。⑤视网膜病变：出血或渗出、视神经盘水肿。⑥糖尿病：空腹血糖≥7.0 mmol/L；餐后血糖≥11.1 mmol/L。

七、治疗

1. 治疗目的　高血压治疗的最终目的是降低高血压水平，减少高血压患者心、脑血管病的发病率和死亡率。

2. 血压控制目标　采取综合治疗措施（干预患者存在的危险因素或并存的临床情况），将血压降到患者能耐受的水平，目前主张一般高血压患者血压控制目标值至 140/90 mmHg 以下，血压达标时间 4~12 周。65 岁或以上的老年人单纯收缩期高血压的降压目标水平是收缩压（SBP）为 140~150 mmHg，舒张压（DBP）<90 mmHg 但不低于 65~70 mmHg。老年人对药物耐受性差，血压达标时间可适当延长。伴有糖尿病、慢性肾脏病、病情稳定的冠心病或脑血管疾病的高血压患者，治疗更应个体化，一般血压控制目标值<130/80 mmHg。

3. 治疗内容　包括非药物治疗和药物治疗两大类。

（1）非药物治疗：即改变不良的生活方式，是治疗高血压的首要和基本措施，对全部高血压病患者均适用。

（2）药物治疗：凡高血压 2 级或以上患者；高血压合并糖尿病，或者已有心、脑、肾靶器官损害和并发症的患者；血压持续升高 6 个月以上，非药物治疗手段仍不能有效控制血压者，必须使用降压药物治疗。

1）常用降压药：目前常用降压药物可归纳为 5 类，即利尿剂、β 受体阻滞剂、钙通道阻滞剂、血管紧张素转换酶抑制剂及血管紧张素 II 受体拮抗剂。α 受体阻滞剂或其他中枢性降压药有时亦可用于某些高血压患者。

2）用药原则：概括为"小剂量开始，联合用药，优先选用长效降压药，个体化降压，降压达标，长期维持"。

小剂量：选用的降压药应从小剂量开始，逐步递增剂量，达到满意血压水平所需药物的种类与剂量后进行长期维持降压治疗。

推荐应用长效制剂：可以有效控制夜间血压和晨峰血压，减少血压的波动，降低主要心血管事件的发生危险和防治靶器官损害，并提高用药的依从性。

联合用药：既增强降压疗效又减少不良反应，在低剂量单药降压效果不理想时，可以采用两种或多种药物联合治疗。

个体化：根据患者具体情况和耐受性及个人意愿或长期经济承受能力，选择适合患者的降压药。

3）常见药物组合：目前优先推荐的 2 种降压药物联合治疗方案是二氢吡啶类钙通道阻滞剂（D-CCB）与 ARB/ACEI；ARB/ACEI/D-CCB 与噻嗪类利尿剂；D-CCB 与 β 受体阻滞剂。合理的 3 种降压药物联合治疗方案除有禁忌证外必须包含利尿剂。

4）有合并症和并发症的降压治疗（表 2-4）。

（3）高血压急症的治疗：高血压急症是指短时期内（数小时或数天）血压急骤升高，收缩压>200 mmHg 和（或）舒张压>130 mmHg，同时伴有心、脑、肾、视网膜等重要的靶器官功能损害的一种严重危及生命的临床综合征，其发生率为 5%左右。

1）一般处理：见高血压急症的护理措施内容。

2）迅速降压：静脉给予适宜有效的降压药物，并加强血压监测。

3）控制性降压：短时间血压骤降，可能造成重要器官的血流灌注明显减少，应采取逐步控制性降压的方式，即开始的 24 小时内血压降低 20%~25%，再将血压逐步降到适宜水平，48 小时内血压不低于 160/100 mmHg。

4）降压药物选择。①硝普钠：首选药物，适用于大多数高血压急症。为动脉和静脉扩张剂，可即刻起效，静滴停止后作用持续时间 1~2 分钟。剂量 0.25~10 μg/（kg·min）。②其他：硝酸甘油、尼卡地平、地尔硫草、拉贝洛尔、乌拉地尔、肼屈嗪、酚妥拉明可根据病情选择使用。

5）降低颅内压：有高血压脑病时宜给予脱水剂，如甘露醇；或选择快速利尿剂如呋塞米静注。

6）镇静止痉：伴烦躁、抽搐者应用地西泮、巴比妥类药物肌内注射或水合氯醛灌肠。

表 2-4 有合并症和并发症的高血压降压治疗

合并症、并发症	降压药物
合并脑血管病	ARB、长效钙通道阻滞剂、ACEI 或利尿剂
合并心肌梗死	β 受体阻滞剂和 ACEI
合并稳定型心绞痛	β 受体阻滞剂和钙通道阻滞剂
并发心力衰竭	ACEI 或 ARB、β 受体阻滞剂和利尿剂
并发慢性肾衰竭	3 种或 3 种以上降压药
合并糖尿病	ACEI 或用 ARB，必要时用钙通道阻滞剂和小剂量利尿剂

八、主要护理诊断/问题

1. 疼痛：头痛 与血压升高有关。

2. 有受伤的危险 与头晕、视力模糊、意识改变或发生直立性低血压有关。

3. 潜在并发症 高血压急症。

4. 营养失调：高于机体需要量 与摄入过多、缺少运动有关。

5. 焦虑 与血压控制不满意、已发生并发症有关。

6. 知识缺乏 缺乏疾病预防、保健知识和高血压用药知识。

九、护理措施

1. 休息与活动 高血压初期可不限制一般的体力活动，但应避免重体力劳动，保证充足的睡眠。血压较高、症状频繁或有并发症的患者应多卧床休息，避免体力或脑力过度兴奋。

2. 病情观察 观察患者头痛情况，如疼痛程度、持续时间，是否伴有头晕、耳鸣、恶心、呕吐等症状。一旦发现血压急剧升高、剧烈头痛、呕吐、大汗、视力模糊、面色及神志改变、肢体运动障碍等症状，立即通知医生。

3. 对症护理

（1）头痛：及时进行头痛原因解释，指导使用放松方法，如听柔和音乐法、缓慢呼吸等。协助患者卧床休息，抬高床头，改变体位的动作应缓慢。保持病室安静，减少声光刺激，限制探视人员。遵医嘱使用降压药，并半小时后监测血压。症状缓解后告知患者平时避免劳累、情绪激动、精神紧张、环境嘈杂等不良因素；教会患者及家属采取肩颈部按摩及放松等技巧，以改善头痛。

（2）视力模糊：保证患者安全，应清除活动范围内的障碍物，保持地面干燥、室内光线良好。外出时有人陪伴。

（3）直立性低血压：又称直立性低血压，是由于体位的改变，如从平卧位突然转为直立，或长时间站立发生的脑供血不足引起的低血压。通常认为，在改变体位为直立位的 3 分钟内，收缩压下降>20 mmHg 或舒张压下降>10 mmHg，同时伴有肢软乏力、头晕目眩、站立不稳、视物模糊、心悸、出汗、恶心、呕吐等，即为直立性低血压。措施：①告知患者直立性低血压的表现。应特别注意在联合用药、服首剂药物或加量时容易发生直立性低血压，服药后不要突然站起，最好静卧 1~2 小时再缓慢起床活动。②指导患者预防直立性低血压的方法。避免长时间站立，尤其在服药后最初几个小时；改变姿势，特别是从卧、坐位起立时，动作宜缓慢；服药时间可选在平静休息时，服药后继续休息片刻再活动；如有睡前服药，夜间起床排尿时应注意直立性低血压的发生；大量出汗、热水浴或蒸汽浴、饮酒等都是发生直立性低血压的诱因，应该注意避免。③发生直立性低血压时可平卧并抬高下肢，以促进下肢血液回流。

（4）高血压急症：①患者绝对卧床休息，抬高床头，避免一切不良刺激和不必要的活动，协助生活护理。②保持呼吸道通畅。有抽搐者用牙垫置于上下磨牙间防止舌咬伤；呕吐时头偏向一侧，以防止误吸；呼吸道分泌物较多但患者无法自行排出时，应及时用吸引器吸出。③吸氧 4~5 L/min，连接床边心电监护仪，实时监测心电、血压、呼吸。④安定患者情绪，必要时用镇静剂。⑤迅速建立静脉通路，遵医嘱应用降压药物，尽早将血压降至安全范围。⑥严密观察病情。定时观察并记录生命体征、神志、瞳孔、尿量，特别注意避免出现血压骤降；观察患者头痛、烦躁等症状有无减轻，有无肢体麻木、活动不灵、语言不清、嗜睡等情况。⑦硝普钠使用注意事项。本药对光敏感，溶液稳定性较差，滴注溶液应现配现用并注意避光。新配溶液为淡棕色，如变为暗棕色、橙色或蓝色应弃去重新配制。溶液内不宜加入其他药品，应单独使用一条静脉通路，以微量泵控制注入滴速，若静脉滴注已达 10 μg/（kg·min），经 10 分钟降压仍不满意，应通知医生考虑停用本药，更换降压药。持续静脉滴注一般不超过 72 小时，以免发生氰化物中毒。

4. 用药护理　遵医嘱应用降压药物，测量血压的变化以判断疗效，观察药物不良反应。

十、健康教育

高血压病病程很长，发展也不平衡，为了使患者血压控制在适当水平，应教育患者严格遵循自我护理计划，从而延缓或逆转高血压所造成的靶器官损害。

1. 改变生活方式　合理膳食、限盐少脂、戒烟限酒；适量运动、控制体重；心理平衡（表 2-5）。

表 2-5　高血压治疗中生活方式的改善措施及成效

措施	推荐方法	相当的收缩压降低范围
减轻体重	保持正常体重	5~10 mmHg/减轻 10 kg 体重
采用 DASH 饮食计划	选用富含水果、蔬菜、低脂肪（低饱和脂肪酸和总脂肪含量）饮食	8~14 mmHg
低钠饮食	减少每日钠摄入量不超过 2.4 g 钠或 6 g 氯化钠水平	2~8 mmHg
体育锻炼	规律的有氧体育运动，如慢跑（每天至少 30 分钟，每周不少于 3 次）	4~9 mmHg
限酒	男性每日饮酒不超过 2 杯（白酒小于 1 两、葡萄酒小于 2 两、啤酒小于 5 两），女性和体重较轻者每日饮酒不超过 1 杯	2~4 mmHg

（1）食物的选择建议：以控制总热量为原则。①主食：提倡三餐中有两餐吃未精制的全谷类，如糙米饭、全麦面包、全麦馒头等。豆类和根茎淀粉类食物可搭配食用，如红豆粥、绿豆粥、地瓜、马铃薯等。少吃葡萄糖、果糖及蔗糖，这类糖属于单糖，易引起血脂升高。②钠盐：尽量减少烹调用盐，建议使用可定量的盐勺，每日食盐量以不超过 6 g 为宜。减少味精、酱油等含钠盐的调味品。少食或不食含钠盐较高的加工食品，如各种腌制品或各类炒货。肾功能良好者可使用含钾的烹饪盐。③蔬菜水果、

奶类：可保证充足的钾、钙摄入。每天吃新鲜蔬菜、水果可预防便秘，以免用力排便使血压上升，诱发脑血管破裂。奶类以低脂或脱脂奶及乳制品为好，可单独饮用或搭配其他食物，如蔬菜、果汁食用。油菜、芹菜、蘑菇、木耳、虾皮、紫菜等食物含钙量较高，可适度选食。④脂肪：烹调时选用植物油，如橄榄油、麻油、花生油、茶油等，动物油、奶油尽量不用。尽量不吃油炸食物，有条件者可吃深海鱼油，其含有较多的亚油酸，对增加微血管的弹性，防止血管破裂，防止高血压并发症的发生有一定的作用。⑤蛋白质：以豆制品、鱼、不带皮的家禽为主，少吃红肉（即家畜类）。鱼以外的海产品、动物内脏、蛋类胆固醇含量高，尽量避免食用或少食。

（2）控制体重：适当降低升高的体重，减少体内脂肪含量，可显著降低血压。最有效的减重措施是控制能量摄入和增加体力活动。减重的速度因人而异，体重以每周减重 0.5～1.0 kg 为宜。重度肥胖者还可在医生指导下选用减肥药降低体重。

（3）合理运动：根据年龄和血压水平选择适宜的运动方式，对于中老年人应包括有氧、伸展及增强肌力3 类运动，具体项目可选择步行、慢跑、太极拳、气功等。运动强度因人而异，常用的运动强度指标为运动时最大心率＝170－年龄，如 50 岁的人运动心率为 120 次/分钟，运动频率一般每周 3～5 次，每次持续 30～60分钟。注意劳逸结合，运动强度、时间和频度以不出现不适反应为度，避免竞技性和力量型运动。

（4）心理平衡：情绪激动、精神紧张、精神创伤等可使交感神经兴奋，血压上升，故应指导患者减轻精神压力，保持心态平和。工作时保持轻松愉快的情绪，避免过度紧张，在工作 1 小时后最好能休息 5～10 分钟，可做操、散步等调节自己的神经。心情郁怒时，要学会转移注意力，通过轻松愉快的方式来松弛自己的情绪。忌情绪激动、暴怒，防止发生脑出血。生活环境应安静，避免噪音刺激和引起精神过度兴奋的活动。

2. 自我病情监测

（1）定时测量血压：家庭测量血压多用上臂式全自动或半自动电子血压计，应指导患者和家属正确的测量血压方法及测压时注意事项。家庭血压值一般低于诊室血压值，高血压的诊断标准为≥135/85 mmHg，与诊室血压的 140/90 mmHg 相对应。建议每天早晨和晚上测量血压，每次测量 2～3 遍，取平均值。血压控制平稳者，可每周测量 1 次。详细记录每次测量的日期、时间及血压读数，每次就诊携带记录，作为医生调整药量或选择用药的依据。对于精神高度焦虑的患者，不建议自测血压。

（2）测量血压时的注意事项：①血压计要定期检查，以保持其准确性，并应放置平稳，切勿倒置或震荡。②应尽量做到四定，定时间、定部位、定体位、定血压计。③对偏瘫患者，应在健侧手臂上测量。④选择合适的测压环境，应在安静、温度适当的环境里休息 5～10 分钟后进行血压测量，避免在应激状态下如膀胱充盈或吸烟、受寒、喝咖啡后测压。

3. 用药指导　①合理降压：尽量将血压降至目标血压水平，但应注意温和降压，而非越快越好。②坚持服药：强调长期药物治疗的重要性，用降压药物使血压降至理想水平后，应继续服用维持量，以保持血压相对稳定，对无症状者更应强调。告知有关降压药物的名称、剂量、用法、作用及不良反应，并提供书面材料。③遵医嘱服药：指导患者必须遵医嘱按时按量服药，不要随意增减药物、漏服或频繁更换降压药，更不能擅自突然停药，以免引起血压波动，诱发高血压危象。高血压伴有冠心病的患者若突然停用 β 受体阻滞剂还可诱发心绞痛、心肌梗死。④长期用药要注意药物不良反应的观察。

4. 定期复诊　根据患者的总危险分层及血压水平决定复诊时间。危险分层属低危或中危者，可安排患者每 1～3 个月随诊 1 次；若为高危者，则应至少每个月随诊 1 次。

（臧建君）

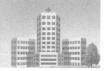

第三章

呼吸科疾病护理

第一节　急性呼吸道感染

一、急性上呼吸道感染

急性上呼吸道感染简称上感，为外鼻孔至环状软骨下缘包括鼻腔、咽或喉部急性炎症的概称。其特点是起病急、病情轻、病程短、可自愈、预后好，但发病率高，并具有一定的传染性。本病是呼吸道最常见的一种感染性疾病，发病不分年龄、性别、职业和地区，免疫功能低下者易感。全年皆可发病，以冬春季节多见，多为散发，但在气候突变时可小规模流行。

主要病原体是病毒，少数是细菌。人体对病毒感染后产生的免疫力较弱、短暂，病毒间也无交叉免疫，故可反复发病。

（一）病因与发病机制

1. 病因　常见病因为病毒，少数由细菌引起，可单纯发生或继发于病毒感染之后发生。病毒包括鼻病毒、冠状病毒、腺病毒、流感和副流感病毒以及呼吸道合胞病毒、埃可病毒和柯萨奇病毒等。细菌以口腔定植菌溶血性链球菌为多见，其次为流感嗜血杆菌、肺炎链球菌和葡萄球菌等，偶见革兰阴性杆菌。

2. 发病机制　正常情况下健康人的鼻咽部有病毒、细菌存在，一般不会发病。接触病原体后是否发病，取决于传播途径和人群易感性。淋雨、受凉、气候突变、过度劳累等可降低呼吸道局部防御功能，致使原存的病毒或细菌迅速繁殖引起发病。老幼体弱，免疫功能低下或有慢性呼吸道疾病如鼻窦炎、扁桃体炎者更易发病。病原体主要通过飞沫传播，也可由于接触病人污染的手和用具而传染。

（二）临床表现

1. 临床类型

（1）普通感冒：俗称"伤风"，又称急性鼻炎或上呼吸道卡他。以冠状病毒和鼻病毒为主要致病病毒。起病较急，主要表现为鼻部症状，如打喷嚏、鼻塞、流清水样鼻涕，早期有咽部干痒或烧灼感。2~3天后鼻涕变稠，可伴咽痛、流泪、味觉迟钝、呼吸不畅、声嘶、咳嗽等，有时由于咽鼓管炎致听力减退。严重者有发热、轻度畏寒和头痛等。体检可见鼻腔黏膜充血、水肿、有分泌物，咽部可轻度充血。若无并发症，一般经5~7天痊愈。

（2）急性病毒性咽炎和喉炎：急性病毒性咽炎常由鼻病毒、腺病毒、流感病毒、副流感病毒以及肠病毒、呼吸道合胞病毒等引起。临床表现为咽痒和灼热感，咽痛不明显，但合并链球菌感染时常有咽痛。体检可见咽部明显充血、水肿。急性喉炎多为流感病毒、副流感病毒及腺病毒等引起，临床表现为明显声嘶、讲话困难、可有发热、咽痛或咳嗽，咳嗽时咽喉疼痛加重。体检可见喉部充血、水肿，颌下淋巴结轻度肿大和触痛，有时可闻及喉部的喘息声。

（3）急性疱疹性咽峡炎：多由柯萨奇病毒A引起，表现为明显的咽痛、发热，病程约为一周。查体可见咽部充血，软腭、腭垂、咽及扁桃体表面有灰白色疱疹及浅表溃疡，周围伴红晕。多发于夏季，儿童多见，成人偶见。

（4）急性咽结膜炎：主要由腺病毒、柯萨奇病毒等引起。表现为发热、咽痛、畏光、流泪、咽及结膜明显充血。病程4~6天，多发于夏季，由游泳传播，儿童多见。

（5）急性咽扁桃体炎：病原体多为溶血性链球菌，其次为流感嗜血杆菌、肺炎链球菌、葡萄球菌等。起病急，以咽、扁桃体炎症为主，咽痛明显、伴发热、畏寒，体温可达39 ℃以上。查体可发现咽部明显充血，扁桃体肿大、充血，表面有黄色脓性分泌物。有时伴有颌下淋巴结肿大、压痛，而肺部查体无异常体征。

2. 并发症　一般预后良好，病程常在1周左右。少数患者可并发急性鼻窦炎、中耳炎、气管-支气管炎。以咽炎为表现的上呼吸道感染，部分患者可继发溶血性链球菌引起的风湿热、肾小球肾炎等，少数患者可并发病毒性心肌炎。

（三）辅助检查

1. 血液检查　病毒感染者，白细胞计数常正常或偏低，伴淋巴细胞比例升高。细菌感染者可有白细胞计数与中性粒细胞增多和核左移现象。

2. 病原学检查　因病毒类型繁多，一般无须进行此检查。需要时可用免疫荧光法、酶联免疫吸附法、血清学诊断或病毒分离鉴定等方法确定病毒的类型。细菌培养可判断细菌类型并做药物敏感试验以指导临床用药。

（四）诊断

根据鼻咽部的症状和体征，结合周围血象和阴性胸部X线检查可做出临床诊断。一般无须病因诊断，特殊情况下可进行细菌培养和病毒分离，或病毒血清学检查等确定病原体。但须与初期表现为感冒样症状的其他疾病鉴别，如过敏性鼻炎、流行性感冒、急性气管-支气管炎、急性传染病前驱症状等。

（五）治疗

治疗原则以对症处理为主，以减轻症状、缩短病程和预防并发症。

1. 对症治疗　病情较重或发热者或年老体弱者应卧床休息，忌烟，多饮水，室内保持空气流通。如有发热、头痛，可选用解热镇痛药如复方阿司匹林、索米痛片等口服。咽痛可用消炎喉片含服，局部雾化治疗。鼻塞、流鼻涕可用1%麻黄素滴鼻。

2. 抗菌药物治疗　一般不需用抗生素，除非有白细胞升高、咽部脓苔、咯黄痰和流鼻涕等细菌感染证据，可根据当地流行病学史和经验用药，可选口服青霉素、第一代头孢菌素、大环内酯类或喹诺酮类。

3. 抗病毒药物治疗　如无发热，免疫功能正常，发病超过2天一般无须应用。对于免疫缺陷患者，可早期常规使用广谱的抗病毒药，如利巴韦林和奥司他韦，可缩短病程。具有清热解毒和抗病毒作用的中药亦可选用，有助于改善症状，缩短病程。如板蓝根冲剂、银翘解毒片等。

（六）护理措施

1. 生活护理　症状轻者适当休息，避免过度疲劳；高热病人或年老体弱者应卧床休息。保持室内空气流通，温湿度适宜，定时空气消毒，进行呼吸道隔离，病人咳嗽或打喷嚏时应避免对着他人，防止交叉感染。饮食应给予高热量、高维生素的流质或半流质，鼓励病人多饮水及漱口，保持口腔湿润和舒适。病人使用的餐具、毛巾等可进行煮沸消毒。

2. 对症护理　高热者遵医嘱物理降温，如头部冷敷，冰袋置于大血管部位，温水或乙醇擦浴，4 ℃冷盐水灌肠等。注意30分钟后测量体温并记录。必要时遵医嘱药物降温。咽痛者可用淡盐水漱咽部或含服消炎喉片，声嘶者可行雾化疗法。

3. 病情观察　注意观察生命体征，尤其是体温变化及咽痛、咳嗽等症状的变化。警惕并发症，如中耳炎病人可有耳痛、耳鸣、听力减退、外耳道流脓；并发鼻窦炎者会出现发热、头痛加重、伴脓涕，鼻窦有压痛。

4. 用药护理　遵医嘱用药，注意观察药物不良反应。

5. 健康教育　积极体育锻炼，增强机体免疫力。生活饮食规律、改善营养。避免受凉、淋雨、过度疲劳等诱发因素，流行季节避免到公共场所。注意居住、工作环境的通风换气。年老体弱易感者应注意防护，上呼吸道感染流行时应戴口罩。

二、急性气管-支气管炎

急性气管-支气管炎是由生物、物理、化学刺激或过敏等因素引起的气管-支气管黏膜的急性炎症。临床症状主要为咳嗽和咳痰。常发生于寒冷季节或气候突变时，也可继发于上呼吸道感染，或为一些急性呼吸道传染病（麻疹、百日咳等）的一种临床表现。

（一）病因与发病机制

1. 感染　病毒或细菌是本病最常见的病因。常见的病毒有呼吸道合胞病毒、副流感病毒、腺病毒等。细菌以肺炎球菌、流感嗜血杆菌、链球菌和葡萄球菌较常见。

2. 理化因素　冷空气、粉尘、刺激性气体或烟雾对气管-支气管黏膜的急性刺激。

3. 过敏反应　花粉、有机粉尘、真菌孢子、动物毛皮及排泄物等的吸入，钩虫、蛔虫的幼虫在肺移行，或对细菌蛋白质的过敏均可引起本病。

感染是最主要的病因，过度劳累、受凉是常见诱因。

（二）临床表现

1. 症状　起病较急，通常全身症状较轻，可有发热，体温多于3~5天内恢复正常。大多先有上呼吸道感染症状，以咳嗽为主，初为干咳，以后有痰，黏液或黏液脓性痰，偶伴血痰。气管受累时在深呼吸和咳嗽时感胸骨后疼痛；伴支气管痉挛，可有气急和喘鸣。咳嗽、咳痰可延续2~3周才消失，如迁延不愈，可演变成慢性支气管炎。

2. 体征　体检肺部呼吸音粗，可闻及不固定的散在干、湿啰音，咳嗽后可减少或消失。

（三）辅助检查

病毒感染者白细胞正常或偏低，细菌感染者可有白细胞总数和中性粒细胞增高。胸部X线检查多无异常改变或仅有肺纹理增粗。痰涂片或培养可发现致病菌。

（四）诊断

1. 肺部可闻及散在干、湿性啰音，咳嗽后可减轻。

2. 胸部 X 线检查无异常改变或仅有肺纹理增粗。

3. 排除流行性感冒及某些传染病早期呼吸道症状，即可做出临床诊断。

4. 痰涂片或培养有助于病因诊断。

（五）治疗

1. 病因治疗　有细菌感染证据时应及时应用抗生素。可首选青霉素、大环内酯类，亦可选用头孢菌素类或喹诺酮类等药物或根据细菌培养和药敏实验结果选择药物。多数口服抗菌药物即可，症状较重者可肌内注射或静脉滴注给药。

2. 对症治疗　咳嗽剧烈而无痰或少痰可用右美沙芬、喷托维林镇咳。咳嗽痰黏而不易咳出，可口服祛痰剂如复方甘草合剂、盐酸氨溴索或溴己新等，也可行超声雾化吸入。支气管痉挛时可用平喘药，如茶碱类等。

（六）护理措施

1. 保持呼吸道通畅

（1）保持室内空气清新，温度、湿度适宜，减少对支气管黏膜的刺激，以利于排痰。

（2）注意休息，经常变换体位，叩击背部，指导并鼓励患者有效咳嗽，必要时行超声雾化吸入，以湿化呼吸道，利于排痰，促进炎症消散。

（3）遵医嘱使用抗生素、止咳祛痰剂、平喘剂，密切观察用药后的反应。

（4）哮喘性支气管炎的患者，注意观察有无缺氧症状，必要时给予吸氧。

2. 发热的护理

（1）密切观察体温变化，体温超过 39 ℃时采取物理降温或遵医嘱给予药物降温。

（2）保证充足的水分及营养的供给：多饮水，给营养丰富、易于消化的饮食。保持口腔清洁。

3. 健康教育

（1）增强体质，避免劳累，防治感冒。

（2）改善生活卫生环境，防止有害气体污染，避免烟雾刺激。

（3）清除鼻、咽、喉等部位的病灶。

（高丽英）

第二节　慢性阻塞性肺疾病

慢性阻塞性肺疾病（COPD）是一组以气流受限为特征的肺部疾病，气流受限不完全可逆，呈进行性发展。COPD 是一种慢性气道阻塞性疾病的统称，主要指具有不可逆性气道阻塞的慢性支气管炎和肺气肿两种疾病。患者在急性发作期过后，临床症状虽有所缓解，但其肺功能仍在继续恶化，并且由于自身防御和免疫功能的降低以及外界各种有害因素的影响，经常反复发作，而逐渐产生各种心肺并发症。

COPD 是呼吸系统疾病中的常见病和多发病，患病率和病死率均居高不下。因肺功能进行性减退，严重影响患者的劳动力和生活质量，给家庭和社会造成巨大的负担，根据世界银行/世界卫生组织发表的研究，至 2020 年 COPD 将成为世界疾病经济负担的第五位。

一、病因与发病机制

确切的病因不清楚，但认为与肺部对香烟烟雾等有害气体或有害颗粒的异常炎症反应有关。这些反应存在个体易感因素和环境因素的互相作用。

1. 吸烟　吸烟为重要的发病因素，吸烟者慢性支气管炎的患病率比不吸烟者高 2~8 倍，烟龄越长，吸烟量越大，COPD 患病率越高。烟草中含焦油、尼古丁和氢氰酸等化学物质，可损伤气道上皮细胞和纤毛运动，促使支气管黏液腺和杯状细胞增生肥大，黏液分泌增多，气道净化能力下降。还可使氧自由基产生增多，诱导中性粒细胞释放蛋白酶，破坏肺弹力纤维，诱发肺气肿形成。

2. 职业粉尘和化学物质　接触职业粉尘及化学物质，如烟雾、变应原、工业废气及室内空气污染等，浓度过高或时间过长时，均可能产生与吸烟类似的 COPD。

3. 空气污染　大气中的有害气体如二氧化硫、二氧化氮、氯气等可损伤气道黏膜上皮，使纤毛清除功能下降，黏液分泌增加，为细菌感染增加条件。

4. 感染因素　感染亦是 COPD 发生、发展的重要因素之一。病毒感染以流感病毒、鼻病毒、腺病毒和呼吸道合胞病毒为常见。细菌感染常继发于病毒感染，常见病原体为肺炎链球菌、流感嗜血杆菌、卡他莫拉菌和葡萄球菌等。这些感染因素造成气管、支气管黏膜的损伤和慢性炎症。

5. 蛋白酶-抗蛋白酶失衡　蛋白水解酶对组织有损伤、破坏作用；抗蛋白酶对弹性蛋白酶等多种蛋白酶具有抑制功能，其中 α-抗胰蛋白酶是活性最强的一种。蛋白酶增多或抗蛋白酶不足均可导致组织结构破坏并产生肺气肿。吸入有害气体、有害物质可以导致蛋白酶产生增多或活性增强，而抗蛋白酶产生减少或灭活加快；同时氧化应激、吸烟等危险因素也可以降低抗蛋白酶的活性。先天性 α-抗胰蛋白酶缺乏，多见北欧血统的个体。

6. 氧化应激　有许多研究表明 COPD 患者的氧化应激增加。氧化物主要有超氧阴离子（具有很强的氧化性和还原性，过量生成可致组织损伤，在体内主要通过超氧歧化酶清除）、氢氧根（OH⁻）、次氯酸（HClO）和一氧化氮（NO）等。氧化物可直接作用并破坏许多生化大分子如蛋白质、脂质和核酸等，导致细胞功能障碍或细胞死亡，还可以破坏细胞外基质；引起蛋白酶-抗蛋白酶失衡；促进炎症反应，如激活转录因子，参与多种炎症因子的转录，如 IL-8、TNF-α、NO 诱导合成酶和环氧化物诱导酶等。

7. 炎症机制　气道、肺实质及肺血管的慢性炎症是 COPD 的特征性改变，中性粒细胞、巨噬细胞、T 淋巴细胞等炎症细胞均参与了 COPD 发病过程。中性粒细胞的活化和聚集是 COPD 炎症过程的一个重要环节，通过释放中性粒细胞弹性蛋白酶、中性粒细胞组织蛋白酶 G、中性粒细胞蛋白酶 3 和基质金属蛋白酶引起慢性黏液高分泌状态并破坏肺实质。

8. 其他　如自主神经功能失调、营养不良、气温变化等都有可能参与 COPD 的发生、发展。

二、临床表现

（一）症状

起病缓慢、病程较长。主要症状如下：

1. 慢性咳嗽　咳嗽时间持续在 3 周以上，随病程发展可终身不愈。常晨间咳嗽明显，夜间有阵咳或排痰。

2. 咳痰　一般为白色黏液或浆液性泡沫性痰，偶可带血丝，清晨排痰较多。急性发作期痰量增多，可有脓性痰。

3. 气短或呼吸困难　早期在劳动时出现，后逐渐加重，以致在日常活动甚至休息时也感到气短，是 COPD 的标志性症状。

4. 喘息和胸闷　部分患者特别是重度患者或急性加重时支气管痉挛而出现喘息。

5. 其他　晚期患者有体重下降、食欲减退等。

（二）体征

早期体征可无异常，随疾病进展出现以下体征：

1. 视诊　胸廓前后径增大，肋间隙增宽，剑突下胸骨下角增宽，称为桶状胸。部分患者呼吸变浅，频率增快，严重者可有缩唇呼吸等。

2. 触诊　双侧语颤减弱。

3. 叩诊　肺部过清音，心浊音界缩小，肺下界和肝浊音界下降。

4. 听诊　两肺呼吸音减弱，呼气延长，部分患者可闻及湿性啰音和（或）干性啰音。

（三）并发症

1. 慢性呼吸衰竭　常在 COPD 急性加重时发生，其症状明显加重，发生低氧血症和（或）高碳酸血症，可具有缺氧和二氧化碳潴留的临床表现。

2. 自发性气胸　如有突然加重的呼吸困难，并伴有明显的发绀，患侧肺部叩诊为鼓音，听诊呼吸音减弱或消失，应考虑并发自发性气胸，通过 X 线检查可以确诊。

3. 慢性肺源性心脏病　由于 COPD 肺病变引起肺血管床减少及缺氧致肺动脉痉挛、血管重塑，导致肺动脉高压、右心室肥厚扩大，最终发生右心功能不全。

三、辅助检查

1. 肺功能检查　这是判断气流受限的主要客观指标，对 COPD 诊断、严重程度评价、疾病进展、预后及治疗反应等有重要意义。吸入支气管舒张药后第一秒用力呼气容积占用力肺活量百分比（FEV_1/FVC）<70% 及 FEV_1<80% 预计值者，可确定为不能完全可逆的气流受限。肺总量（TLC）、功能残气量（FRC）和残气量（RV）增高，肺活量（VC）减低，表明肺过度充气，有参考价值。由于 TLC 增加不及 RV 增高程度明显，故 RV/TLC 增高大于 40% 有临床意义。

2. 胸部影像学检查　X 线胸片改变对 COPD 诊断特异性不高，早期可无变化，以后可出现肺纹理增粗、紊乱等非特异性改变，也可出现肺气肿改变。高分辨胸部 CT 检查对有疑问病例的鉴别诊断有一定意义。

3. 血气检查　对确定发生低氧血症、高碳酸血症、酸碱平衡失调以及判断呼吸衰竭的类型有重要价值。

4. 其他　COPD 合并细菌感染时，外周血白细胞增高，核左移。痰培养可能查出病原菌，常见病原菌为肺炎链球菌、流感嗜血杆菌、卡他莫拉菌、肺炎克雷伯杆菌等。

四、诊断

1. 诊断依据　主要根据吸烟等高危因素史、临床症状、体征及肺功能检查等综合分析确定诊断。

不完全可逆的气流受限是 COPD 诊断的必备条件。

2. 临床分级 根据 FEV_1/FVC、FEV_1 预计值和症状可对 COPD 的严重程度做出分级（表 3-1）。

表 3-1 COPD 的临床严重程度分级

分级	临床特征
Ⅰ 级（轻度）	$FEV_1/FVC<70\%$
	$FEV_1 \geqslant 80\%$ 预计值
	伴或不伴有慢性症状（咳嗽，咳痰）
Ⅱ 级（中度）	$FEV_1/FVC<70\%$
	$50\% \leqslant FEV_1 <80\%$ 预计值
	常伴有慢性症状（咳嗽，咳痰，活动后呼吸困难）
Ⅲ 级（重度）	$FEV_1/FVC<70\%$
	$30\% \leqslant FEV_1 <50\%$ 预计值
	多伴有慢性症状（咳嗽，咳痰，呼吸困难），反复出现急性加重
Ⅳ 级（极重度）	$FEV_1/FVC<70\%$
	$FEV_1 <30\%$ 预计值或 $FEV_1 <50\%$ 预计值
	伴慢性呼吸衰竭，可合并肺心病及右心功能不全或衰竭

3. COPD 病程分期 ①急性加重期：指在慢性阻塞性肺疾病过程中，短期内咳嗽、咳痰、气短和（或）喘息加重，痰量增多，呈脓性或黏液脓性，可伴发热等症状。②稳定期：指患者咳嗽、咳痰、气短等症状稳定或症状较轻。

五、治疗

（一）稳定期治疗

1. 祛除病因 教育和劝导患者戒烟；因职业或环境粉尘、刺激性气体所致者，应脱离污染环境。接种流感疫苗和肺炎疫苗可预防流感和呼吸道细菌感染，避免它们引发的急性加重。

2. 药物治疗 主要是支气管舒张药，如 β_2 肾上腺素受体激动剂、抗胆碱能药、茶碱类和祛痰药、糖皮质激素，以平喘、祛痰，改善呼吸困难症状，促进痰液排泄。某些中药具有调理机体状况的作用，可予辨证施治。

3. 非药物治疗

（1）长期家庭氧疗（LTOT）：长期氧疗对 COPD 合并慢性呼吸衰竭患者的血流动力学、呼吸生理、运动耐力和精神状态产生有益影响，可改善患者生活质量，提高生存率。

1）氧疗指征（具有以下任何一项）：①静息时，$PaO_2 \leqslant 55$ mmHg 或 $SaO_2 <88\%$，有或无高碳酸血症。②$56$ mmHg $\leqslant PaO_2 <60$ mmHg，$SaO_2 <89\%$ 伴下述之一：继发红细胞增多（血细胞比容$>55\%$）；肺动脉高压（平均肺动脉压$\geqslant 25$ mmHg）；右心功能不全导致水肿。

2）氧疗方法。一般采用鼻导管吸氧，氧流量为 $1.0\sim2.0$ L/min，吸氧时间>15 小时/天，使患者在静息状态下，达到 $PaO_2 \geqslant 60$ mmHg 和（或）使 SaO_2 升至90%以上。

（2）康复治疗：康复治疗适用于中度以上 COPD 患者。其中呼吸生理治疗包括正确咳嗽、排痰方法和缩唇呼吸等；肌肉训练包括全身性运动及呼吸肌锻炼，如步行、踏车、腹式呼吸锻炼等；科学的营养支持与加强健康教育亦为康复治疗的重要方面。

（二）急性加重期治疗

最多见的急性加重原因是细菌或病毒感染。根据病情严重程度决定门诊或住院治疗。治疗原则为抗感染、平喘、祛痰、低流量持续吸氧。

六、主要护理诊断

1. 气体交换受损　与呼吸道阻塞、呼吸面积减少引起通气和换气功能受损有关。

2. 清理呼吸道无效　与呼吸道炎症、阻塞、痰液过多有关。

3. 营养失调：低于机体需要量　与长期咳痰、呼吸困难致食欲下降或感染机体代谢加快有关。

4. 焦虑　与日常活动时供氧不足、疲乏有关、经济支持不足有关。

5. 活动无耐力　与疲劳、呼吸困难有关。

七、护理措施

1. 气体交换受损　与呼吸道阻塞、呼吸面积减少引起通气和换气功能受损有关。

（1）休息与体位：保持病室内环境安静、舒适，温度 20～22 ℃，湿度 50%～60%。卧床休息，协助病人生活需要以减少病人氧耗。明显呼吸困难者摇高床头，协助身体前倾位，以利于辅助呼吸肌参与呼吸。

（2）病情观察：监测病人的血压、呼吸、脉搏、意识状态、血氧饱和度，观察病人咳嗽、咳痰情况，痰液的量、颜色及形状，呼吸困难有无进行性加重等。

（3）有效氧疗：COPD 氧疗一般主张低流量低浓度持续吸氧。对患者加强正确的氧疗指导，避免出现氧浓度过高或过低而影响氧疗效果。氧疗装置定期更换、清洁、消毒。急性加重期发生低氧血症者可鼻导管吸氧，或通过文丘里面罩吸氧。鼻导管给氧时，吸入的氧浓度与给氧流量有关，估算公式为吸入氧浓度（%）= 21+4×氧流量（L/min）。一般吸入氧浓度为 28%～30%，应避免吸入氧浓度过高引起二氧化碳潴留。

（4）呼吸功能锻炼：在病情允许的情况下指导病人进行，以加强胸、膈呼吸肌肌力和耐力，改善呼吸功能。

1）缩唇呼吸：目的是增加气道阻力，防止细支气管由于失去放射牵引和胸内高压引起的塌陷，以利于肺泡通气。方法：患者取端坐位，双手扶膝，舌尖放在下颌牙齿内底部，舌体略弓起靠近上颌硬腭、软腭交界处，以增加呼气时气流阻力，口唇缩成"吹口哨"的嘴形。吸气时闭嘴用鼻吸气，呼气时缩唇，慢慢轻轻呼出气体，吸气与呼气之比为 1：2，慢慢呼气达到 1：4。吸气时默数 1、2，呼气时默数 1、2、3、4。缩唇口型大小以能使距嘴唇 15～20 cm 处蜡烛火焰随气流倾斜但不熄灭为度。呼气是腹式呼吸组成部分，应配合腹式呼吸锻炼。每天 3～4 次，每次 15～30 分钟。

2）腹式呼吸：目的为锻炼膈肌，增加肺活量，提高呼吸耐力。方法：根据病情采取合适体位，初学者以半卧位为宜。

仰卧位的腹式呼吸。让患者髋关节、膝关节轻度屈曲，全身处于舒适的体位。患者一手放在腹部上，另一只手放在上胸部，此时治疗师的手与患者的手重叠放置，进行缩唇呼吸。精神集中，让患者在吸气和呼气时感觉手的变化，吸气时治疗师发出指令让患者放置于腹部的手轻轻上抬，治疗师在呼气的结束时，快速地徒手震动并对横膈膜进行伸张，以促进呼吸肌的收缩，此训练是呼吸系统物理治疗的基础，要对患者进行充分的指导，训练的时间每次 5～10 分钟，训练的效果随次数增加显现。训练时注意：a. 把握患者的呼吸节律。顺应患者的呼吸节律进行呼吸指导可避免加重患者呼吸困难程度。b. 开始时不要进行深呼吸。腹式呼吸不是腹式深呼吸，在开始时期指导患者进行集中精力的深呼吸，可加重患者的呼吸困难。腹式呼吸的指导应在肺活量 1/3～2/3 通气量的程度上进行练习。应理解腹式深呼吸是充分的腹式呼吸。c. 应了解横膈的活动。横膈在吸气时向下方运动，腹部上升，了解横膈的运动，易理解腹式呼吸。

坐位的腹式呼吸。坐位的腹式呼吸的基础是仰卧位的腹式呼吸。患者采用的体位是坐在床上或椅子上足跟着地，让患者的脊柱伸展并保持尽量前倾坐位。患者一手放在膝外侧支撑体重，另一手放在腹部。治疗师一手放在患者的颈部，触及斜角肌的收缩。另一手放在患者的腹部，感受横膈的收缩。这样能够发现患者突然出现的意外和不应出现的胸式呼吸。正确的腹式呼吸是吸气时横膈膜开始收缩，然后斜角肌等呼吸辅助肌使收缩扩大，呼气时吸气肌放松处于迟缓状态。

立位的腹式呼吸。手法：患者用单手扶床栏或扶手支撑体重。上半身取前倾位。治疗师按照坐位的腹式呼吸指导法指导患者训练。

（5）用药护理：按医嘱给予支气管舒张气雾剂、抗生素等药物，并注意用药后的反应。应用氨茶碱后，患者在 21 日后出现心率增快的症状，停用氨茶碱，加用倍他乐克减慢心率治疗后好转。

2. 清理呼吸道无效　与呼吸道炎症、阻塞、痰液过多有关。

（1）减少尘埃与烟雾刺激，避免诱因，注意保暖。

（2）补充水分：饮水（保持每天饮水 1.5～2 L 以上）、雾化吸入（每日 2 次，每次 20 分钟）及静脉输液，有利于痰液的稀释便于咳出。

（3）遵医嘱用药，口服及静滴沐舒坦祛痰，静滴氨茶碱扩张支气管。

（4）注意无菌操作，加强口腔护理。

（5）定时巡视病房，加强翻身、叩背、吸痰。指导患者进行深呼吸和有效的咳嗽咳痰，定期（每 2 小时）进行数次随意的深呼吸（腹式呼吸），吸气末屏气片刻，然后进行咳嗽；嘱患者经常变换体位以利于痰液咳出，保证呼吸道的通畅，防止肺不张等并发症。

3. 焦虑　与日常活动时供氧不足、疲乏、经济支持不足有关。

（1）入院时给予热情接待，注意保持病室的整洁、安静，为患者创造一个舒适的周围环境。

（2）鼓励家属陪伴，给患者心理上带来慰藉和亲切感，消除患者的焦虑。

（3）随时了解患者的心理状况，多与其沟通，讲解本病有关知识及预后情况，使患者对疾病有一定的了解，说明不良情绪对病情有害无利，积极配合会取得良好的效果。

（4）加强巡视病房，在患者夜间无法入睡时适当给予镇静治疗。

4. 营养失调：营养低于机体需要量　与长期咳痰、呼吸困难致食欲下降或感染机体代谢加快有关。

（1）评估营养状况并了解营养失调原因，宣传饮食治疗的意义和原则。

（2）制定适宜的饮食计划，呼吸困难可使热量和蛋白质消耗增加，因此应制定高热量、高蛋白、高维生素的饮食计划，不能进食或输注过多的糖类，以免产生大量 CO_2，加重通气负担。改善病人进食环境，鼓励病人进食。少量多餐，进软食，细嚼慢咽，避免进食易产气食物。

（3）便秘者给予高纤维素食物和水果，有心衰或水肿者应限制水钠的摄入。

（4）必要时静脉补充营养。

5. 健康教育

（1）COPD 的预防主要是避免发病的高危因素、急性加重的诱发因素以及增强机体免疫力。戒烟是预防 COPD 的重要措施，也是最简单易行的措施，在疾病的任何阶段戒烟都有益于防止 COPD 的发生和发展。

（2）控制职业和环境污染，减少有害气体或有害颗粒的吸入，可减轻气道和肺的异常炎症反应。

（3）积极防治婴幼儿和儿童期的呼吸系统感染，可能有助于减少以后 COPD 的发生。流感疫苗、肺炎链球菌疫苗、细菌溶解物、卡介菌多糖核酸等对防止 COPD 患者反复感染可能有益。

（4）指导病人呼吸功能锻炼，防寒保暖，锻炼身体，增强体质，提高机体免疫力。

（5）对于有 COPD 高危因素的人群，应定期进行肺功能监测，以尽可能早期发现 COPD 并及时予以干预。

（沙丽霞）

第三节　支气管扩张

支气管扩张是指直径大于 2 mm 的支气管由于管壁的肌肉和弹性组织破坏引起的慢性异常扩张。主要由于支气管及其周围组织的慢性炎症和支气管阻塞，引起支气管管壁肌肉和弹性组织的破坏，导致支气管管腔扩张和变形。临床上主要表现为慢性咳嗽伴大量脓痰和（或）反复咯血。

婴幼儿麻疹、百日咳、支气管肺炎等感染，是支气管-肺组织感染和阻塞所致的支气管扩张最常见的原因。随着人民生活水平的提高，麻疹、百日咳疫苗的预防接种，以及抗生素的临床应用，使本病的发病率大为降低。

一、护理评估

1. 健康史　详细询问患者既往是否有麻疹、百日咳、支气管肺炎迁延不愈；有无反复发作的呼吸道感染病史。

2. 身体状况　评估内容如下。

（1）主要症状

1）慢性咳嗽、大量脓痰：咳嗽、咳痰与体位改变有关，晨起及晚间卧床改变体位时咳嗽明显、痰量增多。感染急性发作时，黄绿色脓痰明显增加，一日可达数百毫升；如有厌氧菌混合感染时，痰有恶臭味，呼吸有臭味。痰液收集于玻璃瓶中静置后分为四层：上层为泡沫，下悬脓性成分，中层为浑浊黏液，下层为坏死组织沉淀物。

2）反复咯血：50%~70% 的患者反复咯血，量不等，从痰中带血至大咯血，咯血量与病情程度、病变范围不一致。部分患者仅有反复咯血，临床上称为"干性支气管扩张"，常见于结核性支气管扩张，病变多发生在引流良好的上叶支气管，且不易感染。

3）反复肺部感染：其特征是同一肺段反复发生肺炎并迁延不愈。这是由于扩张的支气管清除分泌物的功能丧失，引流差，易于反复发生感染。

4）全身中毒症状：反复的肺部感染引起全身中毒症状，出现间歇发热或高热、乏力、食欲减退、盗汗、消瘦、贫血等，严重者出现气促或发绀。

（2）体征：早期或干性支气管扩张无异常肺部体征。典型体征是在两肺下方持续存在粗、中湿啰音，咳嗽、咳痰后啰音可暂时消失，以后又出现。结核引起的支气管扩张，湿啰音多位于肩胛间区；有时可伴哮鸣音。部分慢性患者可出现杵状指（趾）、贫血，肺功能严重下降的患者活动后可出现发绀等。

3. 心理-社会状况　支气管扩张是长期反复感染的慢性疾病，病程长，发病年龄较轻，给患者的学习、工作、甚至婚姻问题带来影响，尤其病情迁延反复，检查治疗收效不显著，患者出现悲观、焦虑情绪；痰多、有口臭的患者，在心理上产生极大压力，表现出自卑、孤独、回避。若突然大咯血时，又可出现精神紧张、恐惧等表现。

4. 辅助检查

（1）胸部X线检查：早期轻者一侧或双侧肺纹理增多、增粗现象；典型X线表现为粗乱肺纹理中有多个不规则的蜂窝状透亮阴影，或沿支气管的卷发状阴影，感染时阴影内出现液平面。

（2）胸部CT检查：显示管壁增厚的柱状扩张，或成串成簇的囊样改变。

（3）支气管造影：是诊断支气管扩张的主要依据，可确诊本病，可确定病变部位、性质、范围、严重程度，为治疗或手术切除提供重要参考依据。

（4）纤维支气管镜检查：可明确出血、扩张或阻塞部位，还可进行活检、局部灌洗、局部止血，取冲洗液做微生物检查。

（5）实验室检查：继发肺部感染时白细胞总数和中性粒细胞增多。痰涂片或培养发现致病菌。

二、治疗

其原则是控制呼吸道感染，保持呼吸道引流通畅，处理咯血，必要时手术治疗。

1. 控制感染　是急性感染期的主要治疗措施。急性感染时根据病情、痰培养及药物敏感实验选用合适抗生素控制感染。

2. 加强痰液引流　痰液引流和抗生素治疗同样重要，可保持气道通畅，减少继发感染和减轻全身中毒症状。主要治疗方法有物理治疗法、药物祛痰法、纤维支气管镜吸痰法等。

3. 手术治疗　适用于病灶范围较局限，全身情况较好，经药物治疗仍有反复大咯血或感染者。根据病变范围行肺段或肺叶切除术；病变范围广泛或伴有严重心、肺功能障碍者不宜手术治疗。

4. 咯血处理　少量咯血给予药物止血；大量咯血时常用垂体后叶素缓慢静脉注射，经药物治疗无效者，行支气管动脉造影，根据出血小动脉的定位，注入可吸收明胶海绵或聚乙烯醇栓，或行栓塞止血。

三、护理措施

1. 一般护理

（1）急性感染或病情严重者卧床休息；保持室内空气流通，维持适宜的温度、湿度，注意保暖；使用防臭、除臭剂，消除室内异味。避免到空气污染的公共场所，戒烟，避免接触呼吸道感染患者。

（2）加强营养，摄入总热量以不低于3 000 kcal/d为宜，指导患者多进食肉类、蛋类、豆类及新鲜蔬菜、水果等高蛋白、高热量及富含维生素和矿物质的饮食，增强机体抵抗力；高热者给予物理降温，鼓励患者多饮水，保证摄入足够的水分，饮水量在1.5~2 L/d，利于痰液稀释，易于咳出。大咯血时应暂禁食。

2. 病情观察　观察患者咳嗽、咳痰的量、颜色、黏稠度及痰液的气味，咳嗽、咳痰与体位的关系；有无咯血，以及咯血的量、性质；有无胸闷、气急、烦躁不安、面色苍白、神色紧张、出冷汗等异常表现，并密切观察患者体温、心率、呼吸、血压的变化，警惕窒息的发生。

3. 体位引流护理　体位引流是利用重力作用促使呼吸道分泌物流入支气管、气管排出体外。有助于排除积痰，减少继发感染和全身中毒症状。对痰多、黏稠而不易排除者，其作用有时不亚于抗生素，具体措施如下。

（1）引流前向患者说明体位引流的目的及操作过程，消除顾虑，取得患者的合作。

（2）根据病变部位及患者自身体验，采取相应体位。原则上抬高患肺位置，使引流支气管开口向下，同时辅以拍背，以借重力作用使痰液流出。

（3）引流宜在饭前进行，以免饭后引流导致呕吐。引流 1～3 次/天，15～20 分钟/次，时间安排在早晨起床时、晚餐前及睡前。

（4）引流过程中鼓励患者做深呼吸及有效咳嗽，以利于痰液排出；同时注意观察患者反应，如出现咯血、头晕、发绀、呼吸困难、出汗、疲劳等症状，及时停止。

（5）对痰液黏稠者，先用生理盐水超声雾化吸入或服用祛痰药（氯化铵、溴己新等），以稀释痰液，提高引流效果。

（6）引流完毕，给予清水漱口，去除痰液气味，保持口腔清洁，记录排出的痰量和性质，必要时送检。引流过程中应有护士或家人的协助。

4. 预防咯血窒息的护理　具体措施如下。

（1）嘱少量咯血患者卧床休息，大咯血者绝对卧床休息，取侧卧位或头侧平卧位，避免窒息。

（2）准备好抢救物品（如吸引器、氧气、气管插管、气管切开包、鼻导管、喉镜、止血药、呼吸兴奋剂、升压药及备血等）。

（3）如果发现患者咯血时突然出现胸闷、气急、发绀、烦躁、神色紧张、面色苍白、冷汗、突然坐起等，应怀疑患者发生了窒息，立即通知医师；同时让患者侧卧取头低脚高位，轻拍背部，协助将血咯出；无效时可直接用鼻导管抽吸，必要时行气管插管或气管切开，以解除呼吸道梗阻。

（4）发生大咯血时，安慰患者，嘱其保持镇静，不能屏气，将血轻轻咯出。

5. 心理护理　以尊重、亲切的态度，多与患者交谈，给予心理支持，帮助患者树立治疗信心，消除紧张、焦虑情绪；发生大咯血时，守护在患者身边，安慰患者，轻声、简要解释病情，减轻患者的紧张情绪，消除恐惧感，告知患者心情放松有利止血，并配合治疗。

四、健康教育

1. 做好麻疹、百日咳等呼吸道传染性疾病的预防接种工作，积极防治支气管肺炎、肺结核等呼吸道感染；治疗上呼吸道的慢性病灶，如扁桃体炎、鼻窦炎、龋齿等，减少呼吸道反复感染的机会。急性感染期，选用有效的抗生素，防止病情加重。注意口腔清洁卫生，用复方硼酸溶液漱口，一日数次。痰液经灭菌处理或焚烧。

2. 锻炼身体，避免受凉，减少刺激性气体吸入，务必戒烟。

3. 教会患者体位引流的方法和选择体位的原则，如为两上肺叶的病变，选择坐位或头高脚低的卧位；中、下肺叶的病变，选择头低脚高的健侧卧位。体位的选择不宜刻板，患者还可根据自身体验（有利于痰液排除的体位）选择最佳的引流体位。指导患者和家属掌握有效咳嗽、雾化吸入的方法，观

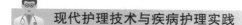

察感染、咯血等症状，以及引流过程中不良反应的处理，一旦症状加重，及时就诊。

4. 向患者说明咯血量的多少与病情程度不一定成正比，咯血时不要惊慌，及时就诊。

5. 对合并肺气肿者应进行呼吸功能锻炼。

（王晓娟）

第四节　原发性支气管肺癌

原发性支气管肺癌简称肺癌，是最常见的肺部原发性恶性肿瘤，肿瘤细胞源于支气管黏膜或腺体，常伴有区域性淋巴结和血行转移，早期常有刺激性干咳和痰中带血等呼吸道症状，病情进展速度与细胞的生物特性有关。

肺癌为当前世界各地最常见的恶性肿瘤之一，是一种严重威胁人民健康和生命的疾病，是一种典型的与环境因素及生活方式有关的疾病。半个世纪以来，世界各国肺癌的发病率和死亡率有逐年上升趋势。

一、病因和发病机制

肺癌的病因及发病机制尚未明确。一般认为其发病与下列因素有关。

1. 吸烟　已经公认是肺癌的重要危险因素。纸烟中含有各种致癌物质，其中苯并芘为致癌的主要物质。国内的调查显示 80%～90% 的男性患肺癌与吸烟有关，女性中约 19.3%～40% 与吸烟有关。吸烟者肺癌死亡率比不吸烟者高 10～13 倍。另外，被动吸烟也容易引起肺癌。吸烟量越多，吸烟年限越长，开始吸烟年龄越早，肺癌的发生率和死亡率越高。戒烟使患肺癌的危险性随戒烟年份的延长而逐渐降低，戒烟持续 15 年才与不吸烟者相近。

2. 职业致癌因子　已被确认的职业致癌因子有石棉、无机砷化合物、二氯甲醚、铬、镍、氡及氡子体、芥子体、氯乙烯、煤烟、焦油和石油中的多环芳烃、烟草的加热产物等。研究表明，在美国，约 15% 的男性患肺癌和 5% 的女性患肺癌与职业因素有关；石棉吸入与吸烟有协同致癌作用。

3. 空气污染　空气污染包括室内小环境和室外大环境污染。如室内被动吸烟、烧煤烹调或取暖中可能产生的致癌物是女性患肺癌的高危因素。城市中汽车废气、工业废气、公路及房屋建筑中的沥青等都使大气受到污染。肺癌发病或死亡率在许多国家城乡有显著差别。有资料统计，城市肺癌发病率明显高于农村，大城市高于中、小城市。

4. 电离辐射　肺是对放射线敏感的器官之一。大剂量电离辐射可引起肺癌，辐射的不同射线产生的效应也不同。

5. 饮食与营养　营养与肺癌的关系已引起广泛的重视。动物实验证明，维生素 A 及其衍生物 β 胡萝卜素能够抑制化学致癌物诱发的肿瘤。食物中天然维生素 A 类、β 胡萝卜素的摄入量与十几年后癌症的发生呈负相关，其中最突出的是肺癌。

6. 其他　结核被美国癌症学会列为肺癌的发病因素之一。有结核病者患肺癌的危险性是正常人群的 10 倍，其组织学类型主要是腺癌。此外，病毒感染、真菌毒素（黄曲霉）、机体免疫功能低下、内分泌失调以及家庭遗传等因素，对肺癌的发生可能也起一定的综合作用。

二、病理分类

1. **按解剖学部位分类** 分为中央型肺癌：指发生在段支气管至主支气管的癌肿称为中央型肺癌；周围型肺癌：发生在段支气管以下的癌肿称为周围型肺癌。

2. **按组织病理学分类** 分为非小组胞肺癌和小细胞肺癌两大类。其中非小细胞肺癌包括鳞状上皮细胞癌（简称鳞癌）、腺癌、大细胞癌、腺鳞癌、支气管腺体癌等；小细胞肺癌分为燕麦细胞型、中间细胞型、复合燕麦细胞型。小细胞肺癌细胞浆内可含有神经内分泌颗粒，具有内分泌和化学受体功能，能分泌 5-羟色胺、儿茶酚胺等肽类物质，可引起类癌综合征。

三、临床表现

肺癌的临床表现与肿瘤发生部位、大小、类型、发展阶段、有无并发症或转移有密切关系。有 5%~15% 的患者于发现肺癌时无症状。主要症状包括以下几项。

（一）由原发肿瘤引起的症状和体征

1. **咳嗽** 为最常见的早期症状，可表现为刺激性干咳或少量黏液痰。有时咳嗽时可闻及高调金属音，提示肿瘤已引起支气管狭窄。当继发感染时，痰量增多，呈黏液脓性。

2. **咯血** 多见于中央型肺癌，早期多为痰中带血或间断血痰，大血管受侵犯时，可引起大咯血。部分患者以咯血为首发症状。

3. **喘鸣** 因肿瘤引起支气管部分阻塞，可出现局限性喘鸣音。

4. **胸闷、气短** 肿瘤导致支气管狭窄；发生肺门淋巴结转移，肿大的淋巴结压迫主支气管或隆突；转移至胸膜及心包，引起大量胸腔积液和心包积液，发生上腔静脉阻塞、膈肌麻痹及肺部广泛受累时，均可引起胸闷、气短。

5. **体重下降** 消瘦为恶性肿瘤的常见症状之一。肿瘤发展到晚期，由于肿瘤毒素、长期消耗、感染及疼痛等原因，患者表现为恶病质，消瘦明显。

6. **发热** 肿瘤坏死引起发热，更多见的是因继发性肺炎所致，抗生素治疗效果差。

（二）肿瘤局部扩展引起的症状和体征

1. **胸痛** 因肿瘤直接侵犯胸膜、肋骨和胸壁，引起不同程度的胸痛。若肿瘤位于胸膜附近，可产生不规则的钝痛或隐痛，于呼吸或咳嗽时加重。如发生肋骨、胸椎、胸壁的转移，则有与呼吸及咳嗽无关的对应部位的压痛。

2. **呼吸困难** 因肿瘤压迫大气道引起呼吸困难。

3. **咽下困难** 因肿瘤侵犯或压迫食管可引起咽下困难，亦可引起支气管-食管瘘，继发肺部感染。

4. **声音嘶哑** 因肿瘤直接压迫或转移致纵隔淋巴结压迫喉返神经（多见左侧）可引起声音嘶哑。

5. **上腔静脉阻塞综合征** 因肿瘤侵犯纵隔压迫上腔静脉，使上腔静脉回流受阻，产生头面部、颈部、上肢水肿以及胸前部瘀血和静脉曲张，称上腔静脉阻塞综合征，可引起头痛、头昏或眩晕。

6. **Horner 综合征** 位于肺尖部的肺癌称肺上沟癌（Pancoast 癌）。若压迫颈部交感神经，引起病侧眼睑下垂、瞳孔缩小、眼球内陷、同侧额部与胸壁无汗或少汗，称 Horner 综合征；若压迫臂丛神经，可出现以腋下为主、向上肢内侧放射的火灼样疼痛，在夜间尤甚。

（三）肺外转移引起的症状和体征

1. 中枢神经系统转移　表现为颅内高压的症状及局限性症状和体征，如头痛、呕吐、眩晕、复视、共济失调、脑神经麻痹、一侧肢体无力甚至偏瘫等。

2. 骨转移　特别是转移至肋骨、脊椎、骨盆时，可有局部疼痛和压痛。

3. 肝转移　表现为厌食、肝区疼痛、肝大、黄疸和腹水等。

4. 淋巴结转移　锁骨上淋巴结是肺癌转移的常见部位，可以无明显症状。典型的淋巴结转移多位于前斜角肌区，固定而坚硬，逐渐增大、增多，可以融合，多无痛感。淋巴结大小不一定反映病程的早晚。

（四）癌作用于其他系统引起的肺外表现

此类肺外表现包括内分泌、神经肌肉、结缔组织、血液系统和血管的异常改变，又称副癌综合征。可表现为以下几项。

1. 肥大性肺性骨关节病　多侵犯上、下肢长骨远端，发生杵状指（趾）和肥大性骨关节病。切除肺癌后症状可减轻或消失，肿瘤复发又可出现。

2. 异位内分泌　如分泌促肾上腺皮质激素样物，引起 Cushing 综合征；分泌促性腺激素引起男性乳房发育；分泌抗利尿激素引起稀释性低钠血症，出现食欲下降、恶心、呕吐等水中毒症状；肺癌骨转移致骨骼破坏或分泌异生性甲状旁腺样激素，导致高钙血症。

3. 神经肌肉综合征　包括小脑皮质变性、脊髓小脑变性、周围神经病变、重症肌无力和肌病等。这些症状与肿瘤的部位和有无转移无关，与是否手术无关，可以与肿瘤同时发生，也可发生于肿瘤出现前数年。

4. 类癌综合征　是由燕麦细胞癌和腺癌分泌 5-羟色胺过多引起。表现为喘鸣或类似哮喘样呼吸困难、阵发性心动过速、水样腹泻、皮肤潮红等。

5. 其他　如黑色棘皮症、皮肌炎、硬皮症、栓塞性静脉炎、非细菌性栓塞性心内膜炎、血小板减少性紫癜等。

四、治疗

肺癌的治疗方案是根据患者的机体状况，肿瘤的病理类型、侵犯的范围和发展趋向而制定的，合理地、有计划地应用现有的治疗手段，以期较大幅度地提高治愈率和患者的生活质量。

肺癌综合治疗的原则如下：①小细胞肺癌。以化疗为主，辅以手术和（或）放疗。②非小细胞肺癌。早期患者以手术治疗为主，可切除的局部晚期患者采取新辅助化疗+手术治疗+放疗；不可切除的局部晚期患者采取化疗与放疗联合治疗；远处转移的晚期患者以姑息治疗为主。

1. 手术治疗　肺功能是评估患者能否耐受手术治疗的重要因素。若用力肺活量超过 2 L，且第 1 秒用力呼气容积（FEV_1）占用力肺活量的 50% 以上，可考虑手术治疗。当今手术治疗的新进展是扩大手术治疗适应证、缩小手术切除范围以及气管隆嵴成形术。

2. 化学药物治疗　对小细胞肺癌治疗的效果显著，是其主要治疗方法。常用的化疗药物有：依托泊苷（VP-16，足叶乙甙）、顺铂（DDP）、卡铂（CBP）、环磷酰胺（CTX）、阿霉素（ADM）、长春新碱（VCR）、异环磷酰胺（IFO）、去甲长春碱（NVB）、吉西他滨（GEM）、紫杉醇（TXL）、丝裂霉素（MMC）、长春地辛（VDS）。

3. 放射治疗（简称放疗） 放射线对癌细胞有杀伤作用，癌细胞受照射后，射线可以直接作用于 DNA 分子引起断裂；射线引起的电离物质又可使癌细胞发生变性，被吞噬细胞吞噬，最后被成纤维细胞代替。放疗可分为根治性和姑息性治疗两种。放疗对小细胞肺癌效果较好，其次为鳞癌和腺癌。放疗对控制骨转移性疼痛、脊髓压迫、上腔静脉阻塞综合征、支气管阻塞及脑转移引起的症状有较好的疗效。对全身情况太差，有严重心、肺、肝、肾功能不全者应列为禁忌。

4. 生物反应调节剂（BRM） 作为辅助治疗，借助其刺激机体产生抵抗力以减缓癌细胞的扩散，增加机体对化疗、放疗的耐受性，提高疗效。如小剂量干扰素间歇疗法治疗小细胞肺癌。其他如转移因子、左旋咪唑、集落刺激因子（CSF）等均有一定疗效。

5. 其他疗法 如中医治疗、冷冻治疗、支气管动脉灌注及栓塞治疗、经纤支镜电刀切割癌体或行激光治疗，以及经纤支镜引导腔内置入放疗源作近距离照射等，对缓解患者的症状和控制肿瘤的发展均有较好效果。

五、护理措施

（一）一般护理

1. 休息和体位 保持环境安静，采取舒适的体位，保证患者充分的休息，避免病情加重。根据病情采取适当的体位，如疼痛明显则告知患者尽量不要突然扭曲或转动身体。小心搬动患者，滚动式平缓地给患者变换体位，避免拖、拉动作。必要时，寻求协助，支撑患者各肢体，防止用力不当引起病变部位疼痛。胸痛而影响呼吸者，可用绷带或宽胶布于患者呼气末紧贴在患侧胸部，限制胸廓活动度。指导并协助胸痛患者用手或枕头保护胸部，以减轻深呼吸、咳嗽、或变换体位所引起的胸痛。

2. 营养护理

（1）评估：评估患者的饮食习惯、营养状态和饮食摄入情况等，以制定合理的饮食计划。

（2）饮食护理：①制订饮食计划，向患者及家属宣传补充营养与疾病康复及保持健康的关系，与患者和家属共同制订既适合患者饮食习惯，又有利于疾病康复的饮食计划。一般给予高蛋白、高热量、高维生素、易消化的食物。②食物准备，尽量选用患者喜欢吃的食物，动、植物蛋白应合理搭配，如蛋、鸡肉、大豆等，也可多加些甜食。避免产气食物，如地瓜、韭菜等。并注意调配好食物的色、香、味，以增加食欲。③增进食欲，可采用的措施有，餐前休息片刻；做好口腔护理；创造清洁、舒适、愉快的进餐环境；尽可能安排患者与他人共同进餐；少量多餐；避开煮食所产生的气味等以调整患者心情，增加食欲。④帮助进餐，有吞咽困难者应给予流质饮食，进食宜慢，取半卧位以免发生吸入性肺炎或呛咳，甚至窒息。因化疗引起严重胃肠道反应而影响进食者，应根据情况做相应处理。病情危重者应采取喂食、鼻饲或静脉输入脂肪乳剂、复方氨基酸和含电解质的液体等方式。

（3）其他支持疗法：必要时酌情输血、血浆或白蛋白等，以减少胸腔积液的产生，纠正机体低蛋白血症，增强机体抗病能力。

（二）病情观察

监测患者体温、脉搏、呼吸、血压等生命体征的变化。注意观察患者常见症状，如胸痛、呼吸困难、咽下困难、声音嘶哑等的动态变化。注意是否有肿瘤转移症状，如头痛、呕吐、眩晕、颅内高压等中枢神经系统症状和骨骼局部疼痛、压痛。监测体重、尿量、血白蛋白及血红蛋白等。严密观察是否有化疗、放疗的副反应，如恶心、呕吐、脱发、口腔溃疡、皮肤干燥等。同时注意手术患者的观察和护理。

（三）疼痛护理

1. 评估疼痛 评估疼痛时应注意：①胸痛的部位、性质和程度等，以及各种止痛方法的效果。评估疼痛可用各种量表，如可用 0~10 数字评估量表来描述疼痛，0 代表无疼痛，1~4 级为轻微疼痛（如不适、重物压迫感、钝性疼痛、炎性痛）；5~6 级为中度疼痛（如跳痛和痉挛、烧灼感、挤压感和刺痛、触痛和压痛）；7~9 级严重疼痛（如妨碍正常活动的疼痛）；10 级为剧烈疼痛（无法控制的疼痛）。②注意观察引起疼痛加重或减轻的因素；疼痛持续、缓解或再发的时间。③影响患者表达疼痛的因素，如性别、年龄、文化背景、教育程度、性格等。

2. 避免加重疼痛因素 预防上呼吸道感染，尽量避免咳嗽，必要时给止咳剂。保持大便通畅，2 天以上未解大便应采取有效措施。指导患者采用有效的呼吸方法，如腹式呼吸，缩唇呼吸等，以减少呼吸时给患者带来的疼痛。

3. 控制疼痛

（1）药物止痛：使用止痛药物一定要在明确医疗诊断后，遵医嘱给药，以免因止痛影响病情观察和诊断而延误治疗。癌痛的处理原则为：①尽量口服给药。②按时给药：即 3~6 小时给药一次，而不是只在疼痛时给药。③按阶梯给药。④用药应个体化：止痛药剂量应当根据患者的需要由小到大直至患者疼痛消失为止。而不应对药量限制过严，导致用药不足。主要药物有：①非麻醉性镇痛药（阿司匹林、吲哚美辛、对乙酰氨基酚等）。②弱麻醉性镇痛药（可待因、布桂嗪等）。③强麻醉性镇痛药（吗啡、哌替啶等）。④辅助性镇痛药（地西泮、异丙嗪、氯丙嗪等）。

给药时应遵循 WHO 推荐原则，即选用镇痛药必须从弱到强，先以非麻醉药为主，当其不能控制疼痛时依次加用弱麻醉性及强麻醉性镇痛药，并配以辅助用药，采取复合用药的方式达到镇痛效果。

（2）患者自控镇痛（PCA）：该方法是用计算机化的注射泵，经由静脉、皮下或椎管内连续性输注止痛药，并且患者可自行间歇性给药。

不能口服或口含用药的患者，最合适的给药途径是皮下或静脉连续给药。现有多种超小型药泵，将其蝴蝶针置于皮下或中心静脉管内以保证持续不断地给药。这种给药方法需要 2~7 天更换一次针头。

（四）皮肤护理

1. 皮肤评估 评估化疗、放疗后皮肤及身体受压部位皮肤的变化，如化疗后是否有皮肤干燥、色素沉着、脱发和甲床变形；放疗照射部位是否出现红斑、表皮脱屑、瘙痒感等；骨突处有无红、肿、破损等，同时应注意动态监测。

2. 化疗后皮肤的护理 由于化疗药物的毒性作用使皮肤干燥、色素沉着、脱发和甲床变形者，应做好解释和安慰工作，向患者说明停药后毛发可再生，以消除其思想顾虑。

3. 放疗照射部位皮肤的护理 放疗时协助患者取舒适体位，嘱其不要随便移动，以免损伤其他部位皮肤。放疗后照射部位皮肤应注意：①保持照射部位的干燥，切勿擦去照射部位的标记。②照射部位只能用清水洗，不可用肥皂等刺激性洗液，而且要轻轻拍干，不要用力擦干。③在治疗过程中或治疗后，照射部位不可热敷，避免直接阳光照射或吹冷风。④除非是放射科医师的医嘱，否则不可在放射部位擦任何药粉、乳液、油膏。同时局部禁涂凡士林等难以清洗的软膏、红汞、乙醇或碘酊等，忌贴胶布。⑤患者宜穿宽松柔软的衣服，避免摩擦或擦伤皮肤。

4. 受压部位皮肤的护理 长期卧床者采取有效措施，防止压疮形成。

（五）用药护理

1. 化疗药物护理　应用化疗后，应评估机体对化疗药物是否产生毒性反应，做好动态观察并采取有效保护措施。除注意骨髓抑制反应和消化道反应的护理外，化疗时还要注意保护和合理使用静脉血管，同时做好口腔护理。

2. 止痛药物护理　按医嘱用药，用药期间取得患者及家属的配合，以确定维持有效止痛作用的药物和最佳剂量。应用止痛药物后要注意观察用药的效果，有无药物不良反应等。一般非肠道用药者应在用药后15～30分钟，口服给药1小时后开始评估，了解疼痛缓解程度和镇痛作用持续时间。当所制定的用药方案已不能有效止痛时，应及时通知医师并重新调整止痛方案。阿片类药物有便秘、恶心、呕吐、镇静和精神错乱等不良反应，应嘱患者多进富含纤维素的蔬菜和水果，或饮服番泻叶冲剂等措施，缓解和预防便秘。

（六）放疗护理

除前述保护照射部位皮肤外，放疗时还应注意放射性食管炎和肺炎的护理。

1. 放射性食管炎的护理　有吞咽疼痛的患者，可给予氢氧化铝凝胶口服，必要时应用利多卡因胶浆，注意采用流食或半流食，避免刺激性饮食。

2. 放射性肺炎的护理　协助患者进行有效的排痰，可给予适当镇咳药，早期给予抗生素、糖皮质激素治疗。

（七）心理护理

护理人员应在了解患者性格、家庭背景、住院体会、对疾病的了解程度及所获得的心理疏导等前提下，再给予适当的安慰与协助。

1. 评估　评估患者有无高血压、失眠、紧张、烦躁不安、心悸等恐惧表现。是否因对疾病治疗丧失信心而出现预感性悲哀，如表现为沉默寡言，不吃不喝，伤心哭泣，或有自杀念头，拒绝与人交谈和交往，或不能配合治疗和护理计划。

2. 病情告知　确诊后根据患者的心理承受能力和家属的意见，决定是否告知患者病情真实情况。可在恰当的时候用恰当的语言将诊断告知患者，以缩短患者期待诊断的焦虑期。有手术适应证者鼓励患者尽早手术。对于不愿或害怕知道诊断的患者，应协同家属采取保护性措施，合理隐瞒，以防患者精神崩溃，妨碍治疗。

3. 增强战胜疾病的信念　唤起患者的希望和求生的信念。护理过程中要用坚定的表情、不容置疑的语言取得患者的信赖。再以患者微小的病情改善事实，来帮助患者排除不良的心理状态。当患者萌发希望之后，要进一步鼓励患者承担力所能及的生活事项。适当的活动不仅能使身体受到直接锻炼，而且能帮助患者从压抑、焦虑、烦恼、苦闷中解脱出来，达到移情益志，对心理起到积极的调控作用。

4. 病情变化时的心理护理　当患者出现全身衰竭、失眠、疼痛、不能进食等多种症状时，护理人员应密切观察病情变化，给予必要的支持疗法，除力求改善全身状况外，更应注意给予患者良好的心理支持，鼓励激发患者的求生欲望。

5. 治疗过程中的心理护理　在患者进行手术时、放疗或化疗前，不仅要向患者宣传进行这种治疗的必要性，也向患者讲清治疗期间可能出现的不良反应，使患者有足够的心理准备，主动克服困难，积极配合治疗。

6. 疼痛患者的心理护理　倾听患者的诉说，教会患者正确描述疼痛的程度及转移疼痛的注意力和技巧，帮助患者找出适宜的减轻疼痛方法。疼痛剧烈者可引起患者烦躁不安、恐惧，而不良情绪反应又加重疼痛，因而护理人员应及时干预与安慰患者，为患者提供一个舒适、安静的环境，避免精神紧张和消除恐惧，与患者家属配合做好患者的心理护理，分散注意力，调整好患者的情绪和行为。

六、健康教育

1. 疾病知识宣教　对肺癌高危人群定期进行体检，早期发现肿瘤，早期治疗。目前对肺癌的癌前病变认识尚不一致，对40岁以上长期重度吸烟有下列情况者应怀疑肺癌，并进行有关排癌检查：无明显诱因的刺激性干咳持续2~3周，治疗无效；或原有慢性肺部疾病，咳嗽性质改变者；持续或反复无其他原因可解释的短期内痰中带血者；反复发作的同一部位的肺炎，特别是段性肺炎；原因不明的肺脓肿，无明显症状，无异物吸入史，抗炎治疗效果不佳者；原因不明的四肢关节疼痛及杵状指（趾）；X线示局限性肺气肿或段、叶性肺不张；孤立性圆形病灶和单侧性肺门阴影增大者；原有肺结核的病灶已稳定，而形态或性质发生改变者；无中毒症状的胸腔积液，尤其是血性，进行性增加者。

2. 生活指导　提倡健康的生活方式，宣传吸烟对健康的危害，提倡戒烟，并注意避免被动吸烟。改善工作和生活环境，减少或避免吸入含有致癌物质污染的空气和粉尘。指导患者加强营养支持，多食高蛋白、高热量、高维生素、高纤维、易消化的饮食，尽一切可能来提高患者的食欲。合理安排休息和活动，保持良好精神状态，避免呼吸道感染以调整机体免疫力，增强抗病能力。

3. 心理指导　做好患者及家属的心理护理，使患者尽快从痛苦中解脱出来，保持良好的精神状态，增强治疗疾病的信心，战胜癌症。向患者解释治疗中可能出现的反应，消除患者的恐惧心理，使患者做好必要的准备，完成治疗方案。指导患者充分休息，适当活动，可采取分散注意力的方式，如看书、听音乐等，以减轻痛苦。

4. 出院指导　督促患者坚持化疗或放射治疗，并告诉患者出现呼吸困难、疼痛等症状加重或不缓解时应及时随访。对晚期癌肿转移患者，要指导家属对患者进行临终前的护理，告之患者及家属对症处理的措施，使患者平静地走完人生的最后旅途。

（崔娟娟）

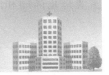

第四章　内分泌科疾病护理

第一节　垂体瘤

一、概述

垂体位于颅内蝶鞍内，呈卵圆形，约 1.2 cm×1.0 cm×0.5 cm 大小，平均重量为 700 mg。女性妊娠时呈生理性肥大。垂体具有复杂而重要的内分泌功能，分为腺垂体（垂体前叶）和神经垂体（垂体后叶）。

垂体瘤是一组从腺垂体和神经垂体及颅咽管上残余细胞发生的肿瘤（表 4-1）。临床上有明显症状者约占颅内肿瘤的 10%。本病患者男性略多于女性，发病年龄大多在 31~40 岁。

表 4-1　垂体瘤的分类

1. 内分泌功能亢进

（1）肢端肥大症/巨人症，生长激素浓度增高

（2）高泌乳素血症

（3）库欣病，促肾上腺皮质激素和皮质醇血浓度增高

（4）甲状腺功能亢进，伴不适当促甲状腺素分泌过多

（5）尿促卵泡激素、黄体生成素增高

2. 临床无功能

3. 功能状态不确定

4. 异位性功能状态亢进

由于垂体是一个较小的内分泌腺体，且邻近有多条血管、神经，因此，肿瘤压迫周围血管、神经的患者可有一系列症状，如头痛、视野缺损、骨质破坏等。

二、护理评估

（一）健康评估

由于垂体功能亢进症的发病原因不同，临床表现因分泌的激素不同而有很大区别。因此，护士在对患者进行病史评估时应包括年龄、性别、家族史等方面，另外应询问患者有无帽子越来越大，鞋码逐渐变大，有无易疲乏、头晕、视野缺损等。对于考虑泌乳素瘤的患者还应注意评估患者性功能，女性患者

月经情况，如闭经、不孕等。

根据垂体瘤发生的部位不同，可分为生长激素瘤、泌乳素瘤、促肾上腺皮质激素（ACTH）瘤（库欣病）和促甲状腺激素（TSH）瘤、促黄体生成素（LH）和促卵泡激素（FSH）瘤，但是最为常见的主要是垂体瘤和泌乳素瘤，见表4-2。

表4-2　垂体瘤的发生率

种类	发病率	种类	发病率
生长激素瘤	17%	库欣病	14%
泌乳素瘤	30%	促性腺激素瘤	2%
生长激素瘤合并泌乳素瘤	10%	其他（无功能、癌细胞未分类）	2%

（二）临床表现观察与评估

1. 压迫症状

（1）头痛：早期肿瘤压及鞍隔、硬脑膜或附近的大血管而致眼后部、额部或颞部头痛。晚期影响脑脊液循环而致颅压升高，可有头痛，并伴有恶心、呕吐、视盘水肿。

（2）视功能障碍：视物模糊，视野缺损，眼外肌麻痹，复视。

（3）压迫下丘脑：食欲亢进，肥胖，睡眠障碍，体温调节异常及尿崩症。

2. 腺垂体功能减退　垂体大腺瘤压迫正常垂体组织所致。性腺：成年女性有闭经，男性性功能减退（阳痿），青少年不发育。

3. 生长激素（GH）过度分泌

（1）骨骼的改变：头围增大，下颌增大，前突齿距增宽，咬合困难，手脚粗大、肥厚，手指变粗，不能做精细动作，鞋帽手套嫌小，关节僵硬，脊柱后突并有桶状胸。

（2）皮肤软组织的改变：皮肤粗厚，皮脂腺分泌过多，患者大量出汗成为病情活动的重要指征。头面部突出，唇肥厚，鼻唇沟皮褶隆起，头颅皮肤明显增厚，鼻宽，舌大。女性患者表现有多毛。

（3）糖代谢紊乱：GH分泌过多，表现为胰岛素抵抗，糖耐量降低乃至糖尿病。

（4）心血管系统病变：高血压、心脏肥大及左心室功能不全、冠心病。

（5）呼吸系统：有睡眠呼吸暂停综合征。

（6）神经肌肉系统：耐力减退，40%有明显肌病，表现为轻度近端肌萎缩无力。

（7）并发恶性肿瘤：在肢端肥大症中，肿瘤发生危险性增加，结肠息肉以及腺癌与肢端肥大症的关系最为密切。

（8）垂体卒中：垂体GH分泌瘤多为大腺瘤，生长迅速，较多发生垂体瘤的出血、梗死及坏死。

（9）死亡：存活较正常人为短，其中死于心脏病、脑血管病及糖尿病并发症者各占20%，死于垂体功能衰竭者占12.5%。

4. 催乳素（PRL）过度分泌　女性表现为溢乳、闭经（血PRL>5.0 μg/L、特发性高催乳素血症者月经正常）、不育与性功能减退、青少年发病者发育延迟，还可有多毛和痤疮、骨质疏松、肥胖、水潴留。男性症状少，主要是阳痿、不育，少数有溢乳、乳房发育、毛发稀，多因垂体腺瘤出现压迫症状而就医。

5. ACTH过度分泌　患者可表现为库欣病体征。

（三）辅助检查及评估

1. 实验室检查　垂体功能亢进症的患者由于分泌激素过多，因此可测定血中 PRL、ACTH、GH，如高于正常值，可做进一步功能试验。

2. 放射性诊断　X 线、CT、MRI 可做定位性诊断。

3. 内分泌功能试验　用以查明病因、定性诊断。

（1）小剂量地塞米松抑制试验：每 8 小时口服 0.75 mg 地塞米松，连续 2 日，于服药前和服药第二日分别留取 24 小时尿游离皮质醇。本试验可用以区别单纯性肥胖症及皮质醇增多症，正常人或肥胖者尿游离皮质醇排出常被明显抑制到基础值 50% 以下，但皮质醇增多症患者多不受抑制或轻度抑制。

（2）大剂量地塞米松抑制试验：大剂量抑制法每 8 小时口服 1.5 mg 地塞米松，连续 2 日，分别留取服药前和服药第二日尿游离皮质醇。本试验用以鉴别肾上腺皮质增生及肿瘤。由下丘脑-垂体引起的增生者可抑制 50%~70%，但肿瘤引起者不受抑制，尤其是以皮质癌肿或异位 ACTH 癌肿引起者，异源促肾上腺皮质激素释放激素（CRH）者有时有抑制；个别腺瘤（ACTH 束被完全抑制者）有时可轻度抑制。

（3）生长激素抑制试验：隔夜晚餐后禁食，试验日晨口服葡萄糖粉 110 g，于 0、30、60、120、180 和 240 分钟分别采血，测血糖与 GH。在口服葡萄糖 1~2 小时内血 GH 被抑制到 3 μg/L。肢端肥大症患者则不被抑制。

（四）心理-社会评估

患者由于身高超常、泌乳、库欣病体征导致身体外形改变，最多见的是由心理自卑而产生的焦虑、抑郁，对未来失去信心。库欣病患者由于皮质醇分泌增多可出现精神兴奋、失眠，甚至出现精神症状。

三、常见护理问题

1. 疼痛　与肿瘤分泌过多激素及压迫周围组织有关。
2. 自我形象紊乱　与疾病所致身体病理性改变有关。
3. 焦虑　与健康状况改变有关。
4. 活动无耐力　与疾病所致乏力有关。
5. 有受伤的危险　与肿瘤压迫视神经导致视力下降有关。
6. 有感染的危险　与激素分泌过多导致血糖升高、易发生感染有关。

四、护理目标

1. 患者住院期间机体舒适感增加，疼痛有所缓解，患者能够主诉疼痛的原因及影响因素，并能够运用放松技巧缓解疼痛。

2. 住院期间患者能够采取有效的应对方式。患者表示能够接受身体外形的改变，保持与周围人的正常交往，能够与医护人员交流自身感受和关心的问题。

3. 住院期间患者能够认定产生焦虑的原因，愿意与医护人员和家属进行讨论，制定出出院后的计划，保持积极的态度。

4. 住院期间患者能够理解产生乏力的原因，配合医护人员进行循序渐进的锻炼，参与制定合理的运动计划，活动后无不适主诉。

5. 患者住院期间不发生外伤。

6. 住院期间患者生命体征平稳，无院内感染发生。出现院内感染后应及时发现并治疗。

五、护理措施

（一）疼痛的护理

1. 评估患者疼痛的诱发因素、疼痛部位、性质、频率。评估患者对于使用过的控制疼痛方法的有效性。

2. 与患者共同讨论能够缓解疼痛的方法，如放松、深呼吸、转移注意力等。

3. 遵医嘱予患者止痛药，并向患者讲解药物的作用、不良反应以及如何尽量减少不良反应的发生，用药后评价效果。

（二）饮食护理

库欣病患者由于皮质醇分泌增多，可发生继发性糖尿病，因此对于血糖异常的患者应给予糖尿病饮食，限制每日总热量，鼓励患者饥饿时可进食含糖量少的蔬菜，如黄瓜、番茄等。

（三）自我形象紊乱的护理

1. 鼓励患者说出对疾病导致的身体外形改变的感受以及患者预期希望的改变，如体重、胸围、腰围等。

2. 通过健康指导，使患者理解身体外形改变的原因，并逐步让患者接受目前的外形改变。

3. 指导患者在能够耐受的条件下进行正确的运动。

（四）活动和安全护理

1. 评估患者活动能力。与患者共同讨论能够采取的活动，并共同制定合理的活动计划及目标，避免因活动出现不适。

2. 库欣病患者由于骨质疏松，可发生病理性骨折。为患者提供一个安全的活动环境，并指导患者在一个安全的环境内进行活动，以防受伤。

（五）预防感染

为患者提供清洁的病史环境，勤通风，指导患者注意个人卫生，预防感染。

（六）焦虑的护理

1. 评估患者的应对方式、压力来源和适应技巧。

2. 与患者及其家庭成员共同探讨患病过程中的心理状况，提高家庭支持度。

3. 指导患者家属避免对患者使用批评性语言，多给予鼓励和称赞。

（七）健康教育

1. 护士应与患者一起讨论改善疼痛的方法，以及出院后患者如何进行有效的缓解，为患者提供缓解疼痛的方法，如如何进行放松、保证身体的舒适、合理使用止痛药物等。

2. 护士应与患者交流感受，鼓励患者说出感受，教患者应对不良心理状况的方法，如倾诉、转移注意力、听音乐等。

3. 保证患者能够了解并说出使用的药物的作用和不良反应。

4. 对于出院的患者做好出院前的指导，包括饮食、活动、用药、随诊等。

（蒋　丹）

第二节 尿崩症

一、概述

尿崩症是肾不能保留水分，临床上表现为烦渴、多饮和排出大量低渗透、低比重的尿。基本缺陷是由于不同原因使抗利尿激素（antidiuretic hormone，ADH）调节机体水平衡作用发生障碍，尿液不能被浓缩。临床多数是抗利尿激素缺乏引起的中枢性尿崩症，一部分是肾小管对抗利尿激素不起反应的肾性尿崩症，也有一些是各种原因致过量饮水引起多尿。

尿崩症按发病机制主要可分为三种类型（表4-3）。第一类是ADH分泌不足，称为神经性或中枢性尿崩症；第二类是肾脏对ADH缺乏反应，通常被叫作肾性尿崩症，或多种后天原因使肾小管不能浓缩尿液；第三类是水摄入过度引起。

表4-3　尿崩症的分类及病因

类型	病因
中枢性尿崩症	头部手术后、脑外伤、中枢神经系统感染、脑部肿瘤等引起ADH合成和分泌减少
肾性尿崩症状	肾脏对ADH反应缺陷
精神性多饮	口渴中枢受损或精神失常导致口渴过多饮水

二、护理评估

（一）健康评估

中枢性尿崩症的发病是由于ADH分泌不足，它可以是原发的ADH分泌缺乏，常常是因发育上和其他原因造成的产生ADH的神经元细胞缺失；也可是后天继发于涉及下丘脑-神经垂体部位的各种肿瘤、浸润性炎症、缺血性病变或手术与创伤等任何一种病变，使ADH产生减少。①下丘脑-垂体区的占位病变或浸润性病变：各种良性或恶性肿瘤病变，原发性的如颅咽管瘤、生殖细胞瘤、脑膜瘤、垂体腺瘤、胶质瘤；继发性的如源自肺或乳腺的转移癌，也可为淋巴瘤、白血病等。②头部外伤。③医源性：垂体瘤术后引起。④家族性：为常染色体显性遗传。

护士在评估尿崩症患者时，应注意关键评估患者的典型症状如烦渴、大量饮水程度。既往有无本病的诱发因素，如手术治疗、头部受伤以及服用过的药物（如锂盐）等。另外，还应注意患者有无脱水症状，如皮肤弹性、口干、出入量等。

（二）临床表现观察与评估

尿崩症的特征性临床表现是多尿、烦渴、多饮，每昼夜尿量可达16~24 L以上，尿色清水样无色，日夜尿量相仿，不论白天与晚上，每30~60分钟需排尿和饮水。中枢性尿崩症患者症状的出现常常是突然的，许多患者可诉述烦渴、多尿始自某天，一些患者口渴、多饮起始时可能正值感冒发热或炎热夏季而"主动多饮水"。尿崩症最常见还是每天尿量5~10 L。患者喜欢凉的饮料，有疲乏、烦躁、头晕、食欲缺乏、体重下降及工作学习效率降低。

一些因垂体、下丘脑区肿瘤或浸润性病变而发生尿崩症的患者，病变可能同时引起下丘脑口渴中枢的损害，由于渴感缺乏，患者不能充分饮水。这些患者都有脱水体征，软弱无力、消瘦，病情进展快，后期都有嗜睡、明显精神异常、代谢紊乱、腺垂体功能减退，或还有肿瘤引起压迫症状，颅内压力增高，死亡率高。

中枢性尿崩症发生于儿童期或青春期前，如系垂体-下丘脑区肿瘤性、浸润性病变或垂体柄损伤，可出现生长发育障碍；生长激素兴奋实验表明为生长激素缺乏性侏儒，有腺垂体功能减退，青春期时将不出现第二性征发育。特发性尿崩症不发生这些临床情况，但多数成年后身材略显矮小，系多饮、多尿干扰正常生活，而非生长激素分泌缺乏。

（三）辅助检查评估

1. 尿比重、尿渗透压、血钠　尿比重常低于 1.006，尿渗透压常低于血浆渗透压，血钠升高。

2. 禁水-加压素联合试验　比较禁水后与使用血管升压素后的尿渗透压变化，是确定尿崩症及尿崩症鉴别诊断的简单可行的方法。

3. MRI　可观察到小至 3~4 mm 的占位性病变，也可能看到垂体柄的增粗、曲折、中断或节段状改变。

（四）心理-社会评估

尿崩症患者一般会由于疾病导致经常口渴、多尿，频繁饮水而产生恐惧、焦虑和无助，护士在对患者进行评估的同时，向患者进行解释说明，缓解患者的不良心理状况。

三、常见护理问题

1. 体液不足　与内分泌调节功能障碍、下丘脑-神经垂体部位病变有关。

2. 知识缺乏　与对本疾病缺乏了解有关。

四、护理目标

1. 准确记录出入量，保持出入量平衡，体重保持稳定。

2. 患者能够按时服药，配合治疗，进高热量、高维生素、易消化饮食。

3. 患者了解疾病有关治疗，准确记录出入量的意义。

4. 患者能够正确对待疾病，坚持长期用药。

五、护理措施

（一）一般护理

尿崩症患者由于尿量较多、烦渴明显，可提供患者喜欢的冷饮料，如冷开水，以保证患者水的摄入足够。口渴时一定保证液体的供给。护士应知道患者不要过多摄入含糖量高的饮料，以防止血糖升高，血浆渗透压升高，产生利尿效果。

（二）病情观察

1. 准确记录患者尿量、尿比重、饮水量，观察液体出入量是否平衡，以及体重变化。如患者出现无力、烦躁、嗜睡、发热、精神异常、血压下降等现象，严重处于意识不清状态，则遵医嘱予胃肠补液，监测尿量、尿比重、体重等指标。

2. 观察饮食情况　如食欲不振，以及便秘、发热、皮肤干燥、倦怠、睡眠不佳、头痛、恶心、呕吐、胸闷、虚脱、昏迷等，应通知医生给予补液治疗。

3. 对各种症状严重的尿崩症患者，在治疗时给予及时纠正高钠血症，积极治疗高渗性脑病，正确补充水分，恢复正常血浆渗透压。但如果原来的高渗状态下降过快，易引起脑水肿，因此护士在遵医嘱对患者进行补液治疗时，应控制输液速度，不可输注过快，在给患者输注含糖液体时，应观察患者神志，监测血糖，以免高血糖发生和渗透性利尿，如果患者血糖升高，主诉头晕、恶心等不适，应及时通知医生。

（三）对症护理

1. 对于多尿、多饮者应预防脱水，根据患者的需要供应水。监测尿量、饮水量、体重，从而监测液体出入量，正确记录，并观察尿色、尿比重等及电解质、血渗透压情况。

2. 患者夜间多尿而失眠、疲劳以及精神焦虑等应给予护理照料。

3. 注意患者出现的脱水症状，一旦发现要及早补液。

4. 保持皮肤、黏膜的清洁。

（四）用药护理

由于尿崩症一般为终身疾病，需长期用药，其中以去氨加压素（DDAVP，人工合成的 AVP 类似物）为最佳。其使用方法为口服或喷鼻。对于使用该药治疗的患者护士应向患者及家属介绍药物的基本知识和治疗方法，其不良反应为头痛、腹痛、皮肤潮红，治疗时如果不限制水分的摄入，则可能导致水分滞留，而产生体重增加，血钠减少，严重时会产生头痛、恶心及低钠血症，重者可出现痉挛现象。因此，服用该药应严格每日监测体重、血电解质等指导治疗。对于使用氢氯噻嗪治疗的患者应指导患者低钠饮食，由于该药有排钾作用，使用期间应定时监测血钾，以防发生低钾血症。

（五）试验护理（表4-4）

表4-4 试验护理

试验	护理措施	措施依据
禁水加压试验	评估患者基础生命体征（心率、呼吸、血压、体温），每小时监测并记录	可以了解患者在试验过程中有无直立性低血压、心率加速
	试验过程中让患者绝对禁水（包括不能以洗手等方式接触水）	绝对禁水才能保证试验结果的准确性
	严密监测患者禁水期间的病情测量患者每小时尿量、尿比重、尿渗透压和血渗透压	当患者禁水后尿渗透压连续三次不改变或体重下降3%时需进行记录并通知医生，用药治疗
	每小时监测体重	
	遵医嘱予患者皮下注射垂体后叶素。继续每小时监测尿量、尿比重、尿渗透压	

（六）心理护理

详细评估者及家属对疾病的心理冲突程度及对接受治疗的心理状态，通过护理活动与患者建立良好护患关系，鼓励患者及时治疗，解除顾虑和恐惧，增强信心。

（七）健康教育

1. 患者由于多尿、多饮，要嘱患者在身边备足温开水。

2. 注意预防感染，尽量休息，适当活动。

3. 指导患者记录尿量及体重的变化。

4. 准确遵医用药，用药期间出现不良反应应及时就诊，不得自行停药。

5. 门诊定期随访。

（朱娟娟）

第三节　糖尿病

糖尿病是一组由遗传和环境因素相互作用而引起的临床综合征。由于胰岛素相对或绝对不足及靶组织细胞对胰岛素敏感性降低而引起糖、蛋白质、脂肪、水和电解质代谢的紊乱。以葡萄糖耐量降低、血糖增高和糖尿为特征，临床表现有多饮、多尿、多食、疲乏及消瘦等，并可并发心血管、肾、视网膜及神经的慢性病变，病情严重或应激时可发生急性代谢紊乱。

据世界卫生组织（WHO）估计，全球目前有超过 1.5 亿糖尿病患者。西方发达国家糖尿病患病率为 5%。随着经济发展和生活方式改变，糖尿病患病率正在逐渐上升。估计我国现有糖尿病患者超过 4 千万，居世界第 2 位。本病多见于中老年，患病率随年龄而增长，自 45 岁后明显上升，至 60 岁达高峰，年龄在 40 岁以上者患病率高达 40‰，年龄在 40 岁以下者患病率低于 2‰，男女患病率无明显差别。国内各地区患病率相差悬殊，以宁夏最高（10.94‰），北京次之，贵州最低（1.15‰）。职业方面，干部、知识分子、退休工人、家庭妇女较高，农民最低，脑力劳动者高于体力劳动者，城市高于农村。体重超重者（身体体重指数 BMI≥24）患病率是体重正常者的 3 倍。民族方面，以回族患病率最高，汉族次之。我国糖尿病绝大多数属 2 型糖尿病（非胰岛素依赖性糖尿病）。

（一）胰腺的分泌功能

胰腺横卧于 L_{1-2} 腰椎前方，前面被后腹膜所覆盖，固定于腹后壁，它既是外分泌腺，也是内分泌腺。胰腺的外分泌功能是由腺泡细胞和导管壁细胞来完成的，这些细胞分泌出能消化蛋白质、糖类和脂肪的消化酶；内分泌来源于胰岛，胰岛是大小不一、形态不定的细胞集团，散布在腺泡之间，在胰体、尾部较多。胰岛有多种细胞，其中以 β 细胞较多，可产生胰岛素，有助于蛋白质、糖类和脂肪的代谢；α 细胞产生胰高血糖素，通过促进肝糖分解成葡萄糖来升高血糖。

（二）影响糖代谢的激素

影响糖代谢作用的激素包括胰岛素、胰高血糖素、促肾上腺皮质激素（ACTH）、皮质激素、肾上腺素及甲状腺激素。

1. 胰岛素和胰高血糖素　胰岛素和胰高血糖素是控制糖代谢的两种主要激素，均属小分子蛋白质。胰岛素是体内降血糖的唯一激素，并有助于调节脂肪和蛋白质的新陈代谢。

（1）刺激葡萄糖主动运输进入肌肉及脂肪组织细胞内，为能穿过细胞膜，葡萄糖必须与胰岛素结合，而且必须与细胞上的受体连接在一起。有些糖尿病患者虽然有足够的胰岛素，但是受体减少，因此减少了胰岛素送入细胞的量。其他的人则是胰岛素分泌不足，当胰岛素分泌不足时，葡萄糖就留在细胞外，使血糖浓度升高，超过正常值。

（2）调节细胞将糖类转变成能量的速率。

（3）促进葡萄糖转变成肝糖原贮存起来，并抑制肝糖原转变成葡萄糖。

（4）促进脂肪酸转变成脂肪，形成脂肪组织贮存起来，且能抑制脂肪的破坏、脂肪的利用及脂肪转换成酮体。

（5）刺激组织内的蛋白质合成，且能抑制蛋白质转变成氨基酸。

总之，正常的胰岛素可主动地促进以上过程，以降低血糖，抑制血糖升高。

胰岛 β 细胞分泌胰岛素的速率是由血中葡萄糖的量来调节的，当血糖升高时，胰岛细胞就分泌胰岛素进入血中，从而使葡萄糖进入细胞内，并将葡萄糖转变成肝糖原；当血糖降低时，胰岛分泌胰岛素的速率降低；当食物消化吸收后，胰岛细胞再分泌胰岛素。

当胰岛素分泌不足时，血糖浓度便高于正常值；当胰岛素过量时，如体外补充胰岛素过量时，血糖过低会发生胰岛素诱发的低血糖反应（胰岛素休克）。

胰高血糖素的作用与胰岛素相反，当血糖降低时，刺激胰高糖素分泌，胰高糖素通过促进肝糖原转化为葡萄糖的方式来升高血糖。糖尿病患者常常同时有胰岛素与胰高血糖素分泌异常的情况，单独影响胰岛 α 细胞的疾病（胰高血糖素的分泌过量或不足）非常罕见。下面通过进餐后血糖的变化，来说明胰岛素与胰高血糖素相反而互补的作用。

如当一个人早上 7：00 用早餐，血糖开始升高，胰岛素约在 7：15 开始分泌，大约在上午 9：30 血糖升到最高值，稍后胰岛素的分泌将减少，到了上午 11：00，因为胰岛素促进葡萄糖进入到细胞内，因此机体会利用这些葡萄糖作为两餐间的能量来源。胰岛素与胰高血糖素的合成及释放依赖以下三种要素：

（1）健全的胰脏：具有正常功能的 α 细胞及 β 细胞。

（2）含有充分蛋白质饮食：胰岛素和胰高血糖素都是蛋白质物质。

（3）正常的血钾浓度：低血钾会使胰岛素分泌减少，当胰岛素或胰高血糖素分泌不足时，患者可由胃肠以外的途径补充。因为胃肠中的蛋白溶解酶可使它们失去活性，注射胰高血糖素可逆转因注射过量胰岛素导致的低血糖。

2. 其他激素的作用

（1）肾上腺皮质所分泌的糖皮质激素刺激蛋白质转换成葡萄糖，使血糖升高。在身体处于应激情况下，或血糖非常低时，便可分泌这些激素。

（2）肾上腺素在人体处于应激时，可将肝糖原转换成葡萄糖而使血糖升高。

（3）甲状腺素和生长激素也可使血糖升高。

（三）糖尿病分型

目前国际上通用 WHO 糖尿病专家委员会提出的病因学分型标准。此标准将糖尿病分成四大类型，包括 1 型糖尿病（胰岛素依赖性糖尿病）、2 型糖尿病（非胰岛素依赖性糖尿病）、其他特殊类型糖尿病和妊娠期糖尿病。这里，我们重点讲述前两种。

二、病因与发病机制

糖尿病的病因和发病机制目前尚未完全阐明，不同类型的糖尿病其病因也不相同。

（一）1 型糖尿病

1. 遗传易感性　糖尿病病因中遗传因素可以肯定，1 型糖尿病患者的父母患病率为 11%，这主要是因为基因异常所致人类白细胞组织相容抗原（HLA）与自身免疫相关的这些抗原是糖蛋白，分布在全身细胞（红细胞和精子除外）的细胞膜上。研究发现，携带 HLA-DR$_3$ 和/或 HLA-DR$_4$ 的白种人和携带 HLA-DR$_3$、HLA-DR$_9$ 的中国人易患糖尿病。

2. 病毒感染　1 型糖尿病与病毒感染有明显关系。已发现的病毒有柯萨奇 B 病毒、腮腺炎病毒、风疹病毒、巨细胞病毒。病毒感染可直接损伤胰岛组织引起糖尿病，也可能在损伤胰岛组织后，诱发自身免疫反应，进一步损伤胰岛组织引起糖尿病。

3. 自身免疫　目前发现 90% 新发生的 1 型糖尿病患者，其循环血中有多种胰岛细胞自身抗体。此外，细胞免疫在发病中也起重要作用。临床观察 1 型患者常伴有其他自身免疫病，如 Graves 病、桥本病、重症肌无力等。

总之，HLA-D 基因决定了 1 型糖尿病的遗传易感性，易感个体在环境因素的作用下，通过直接或间接的自身免疫反应，引起胰岛 β 细胞破坏，体内可检测出各种胰岛细胞抗体，胰岛 β 细胞数目开始减少，但仍能维持糖耐量正常。当胰岛 β 细胞持续损伤达一定程度（通常只残存 10% 的 β 细胞），胰岛素就会分泌不足，从而导致糖耐量降低或出现临床糖尿病，需用胰岛素治疗，最后胰岛 β 细胞完全消失，需依赖胰岛素维持生命。

（二）2 型糖尿病

2 型糖尿病与遗传和环境因素的关系更为密切，其遗传方式与 1 型糖尿病患者不同，不存在特殊的 HLA 单型的优势。中国人与 2 型糖尿病关联的基因有胰岛素受体基因载脂蛋白 A$_1$ 和 B 基因、葡萄糖激酶基因。不同的糖尿病患者可能与不同的基因缺陷有关，此为 2 型糖尿病的遗传异质性特点。2 型糖尿病有明显的家族史，其父母糖尿病患病率达 85%，单卵双生子中，两人同患糖尿病的比例达 90% 以上。环境因素中，肥胖是 2 型糖尿病发病的重要诱因，肥胖者因外周靶组织细胞膜胰岛素受体数目减少，亲和力降低，周围组织对胰岛素敏感性降低，即胰岛素抵抗，胰岛 β 细胞长期超负荷，其分泌功能将逐渐下降。一旦胰岛 β 细胞分泌的胰岛素不足以代偿胰岛素抵抗，即可发生糖尿病。此外，感染、应激、缺乏体力活动、多次分娩均可能是 2 型糖尿病的诱因。胰高血糖素、肾上腺素等胰岛素拮抗激素分泌过多，对糖尿病代谢紊乱的发生也有重要作用。2 型糖尿病早期存在胰岛素抵抗而胰岛 β 细胞代偿性分泌胰岛素增多时，血糖可维持正常；当 β 细胞功能出现缺陷而对胰岛素抵抗不能代偿时，可进展为葡萄糖调节受损和糖尿病。

三、病理

1 型患者胰腺的病理改变明显，β 细胞数量减少，仅为正常人的 10% 左右，50%~70% 的患者可出现胰岛 β 细胞周围淋巴细胞和单核细胞浸润，另外还有胰岛萎缩和 β 细胞变形。2 型的主要病理改变有胰岛玻璃样变、胰腺纤维化、β 细胞空泡变性和脂肪变性。

糖尿病患者的大、中血管病变主要是动脉粥样硬化，微血管的基本病变为毛细血管基底膜增厚。神经病变的患者有末梢神经纤维轴突变性，继以节段性或弥漫性脱髓鞘改变，病变可累及神经根、椎旁交感神经节和颅神经。糖尿病控制不良时，常见的病理改变为肝脏脂肪沉积和变性。

由于胰岛素生物活性作用绝对或相对不足而引起糖、脂肪和蛋白质代谢的紊乱，葡萄糖在肝、肌肉和脂肪组织的利用减少，肝糖输出增多，因而发生高血糖。升高的血糖使细胞内液进入血液，从而导致细胞内液不足，当血糖浓度升高超过 10 mmol/L 时，便超过肾糖阈，葡萄糖进入尿中，而引起糖尿。尿中葡萄糖的高渗透作用，阻止肾小管对水分的再吸收，引起细胞外液不足。脂肪代谢方面，因胰岛素不足，脂肪组织摄取葡萄糖及血浆清除甘油减少，脂肪合成减少，脂蛋白酶活性低下，使血浆游离脂肪酸和三酰甘油浓度升高。在胰岛素极度缺乏时，储存脂肪动员和分解加速，可使血游离脂肪酸浓度更高。脂肪代谢障碍，可产生大量酮体（包括乙酰乙酸、β 羟丁酸、丙酮酸）。当酮体生成超过组织利用和排泄能力时，大量酮体堆积形成酮症或进一步发展为酮症酸中毒。蛋白质代谢方面，肝、肌肉等组织摄取氨基酸减少，蛋白质合成减少，分解代谢加速，而出现负氮平衡。血浆中生糖氨基酸浓度降低，同时血中生酮氨基酸水平增高，导致肌肉摄取氨基酸合成蛋白质的能力下降，患者表现为消瘦、乏力，组织修复能力和抵抗力降低，儿童生长发育障碍、延迟。1 型患者和 2 型患者在物质代谢紊乱方面是相同的，但 2 型患者一般症状较轻，不少患者可在相当长时期内无代谢紊乱，有的患者基础胰岛素分泌正常，有的患者进食后胰岛素分泌高峰延迟。

四、护理评估

（一）健康史

评估患者家族中糖尿病的患病情况，详细询问患者的生活方式、饮食习惯、食量、妊娠次数、新生儿出生体重、身高等。

（二）身体评估

1. 代谢紊乱症状群　本病典型症状是"三多一少"，即多饮、多尿、多食及体重减轻，此外还有糖尿病并发症的症状。

（1）多尿：由于血糖升高，大量葡萄糖从肾脏排出，引起尿渗透压增高，阻碍水分在肾小管被重吸收，大量水分伴随葡萄糖排出，形成多尿，患者的排尿次数和尿量明显增多，每日排尿量为 2~10 L。血糖越高，排糖越多，尿量也越多。

（2）烦渴多饮：多尿使机体失去大量水分，因而口渴，饮水量增多。

（3）易饥多食：葡萄糖是体内能量及热量的主要来源，由于胰岛素不足，摄入的大量葡萄糖不能被利用而随尿丢失，机体处于半饥饿状态，为补偿失去的葡萄糖，大多患者有饥饿感，从而导致食欲亢进，易饥多食。

（4）消瘦（体重减轻）、乏力：由于机体不能充分利用葡萄糖，故需用蛋白质和脂肪来补充能量和热量，使体内蛋白质和脂肪消耗增多，加之水分的丧失，患者体重减轻，消瘦乏力。1 型糖尿病患者体型均消瘦，2 型糖尿病患者发病前多有肥胖，病后虽仍较胖，但较病前体重已有减轻。

（5）其他：患者常有皮肤疖肿及皮肤瘙痒，由于尿糖浓度较高和尿糖的局部刺激，患者外阴部瘙痒较常见，有时因局部湿疹或真菌感染引起。此外还可见腰背酸痛、视物模糊、月经失调等。

2. 并发症

（1）酮症酸中毒：为最常见的糖尿病急症。糖尿病加重时，脂肪分解加速，大量脂肪酸在肝脏经 β-氧化产生酮体（包括乙酰乙酸、β-羟丁酸、丙酮酸），血酮升高时称酮血症，尿酮排出增多时称酮尿，统称酮症。乙酰乙酸和 β-羟丁酸的酸性较强，故易产生酸中毒。病情严重时可出现糖尿病昏迷，1 型糖尿病患者多见，2 型糖尿病患者在一定诱因作用下也可发生酮症酸中毒，尤其是老年人常因并发感染而易患此症。

酮症酸中毒的诱发因素很多，如急、慢性感染，以呼吸道、泌尿系、胃肠感染最常见。胰岛素突然中断或减量过多、饮食失调、过多摄入甜食和脂肪的食物或过分限制糖类，应激如外伤、手术麻醉、精神创伤、妊娠分娩均可诱发此病。

酮症酸中毒时患者可表现出糖尿病症状加重，如明显的软弱无力，极度口渴，尿量较前更多，食欲减退，恶心呕吐以至不能进水和食物。当 pH<7.2 或血浆 CO_2 结合力低于 15 mmol/L 时，呼吸深大而快（Kussmaul 呼吸），患者呼气中含丙酮，故有烂苹果味。失水加重可致脱水表现，如尿量减少，皮肤干燥无弹性，眼球下陷，严重者出现休克，表现为心率加快，脉细速，血压下降，四肢厥冷等。患者早期有头晕、头痛、精神萎靡，继而嗜睡，烦躁不安，当病情恶化时，患者反应迟钝、消失，最后陷入昏迷。

（2）高血糖高渗状态：是糖尿病急性代谢紊乱的另一临床类型。多见于老年 2 型糖尿病患者。发病前多无糖尿病史或症状轻微未引起注意，患者有严重高血糖、脱水及血渗透压增高而无显著的酮症酸中毒，可表现为突然出现神经精神症状，如嗜睡、幻觉、定向障碍、昏迷等，病死率高达 40%。

（3）大血管病变：大、中动脉粥样硬化主要侵犯主动脉、冠状动脉、脑动脉、肾动脉和肢体外周动脉等，引起冠心病、缺血性或出血性脑血管病、肾动脉硬化、肢体动脉硬化等。

（4）微血管病变：微血管病变是糖尿病的特异性并发症，其典型改变是微循环障碍和微血管基底膜增厚。其主要病变主要表现在视网膜、肾、神经和心肌组织，其中尤以糖尿病肾病和视网膜病为重要。

1）糖尿病肾病：常见于病史超过 10 年的患者。包括肾小球毛细血管间硬化症、肾动脉硬化病和慢性肾盂肾炎。糖尿病肾损害的发生发展分为Ⅰ～Ⅴ共五期，患者可表现为蛋白尿、水肿和高血压，晚期伴氮质血症、肾衰竭。

2）糖尿病视网膜病变：大部分病程超过 10 年的患者可并发不同程度的视网膜病变，是失明的主要原因之一。视网膜病变可分为六期，Ⅰ～Ⅲ期为背景性视网膜病变，Ⅳ～Ⅵ期为增殖性视网膜病变。出现增殖性病变时常伴有糖尿病肾病及神经病变。

（5）神经病变：多发性周围神经病变最常见，患者出现对称性肢体隐痛、刺痛或烧灼样痛，夜间及寒冷时加重，一般下肢比上肢明显。肢端呈手套、袜子状分布的感觉异常。自主神经损害表现为瞳孔改变、排汗异常、便秘、腹泻、尿潴留、尿失禁、直立性低血压、持续心动过速、阳痿等。

（6）糖尿病足：与下肢远端神经异常和不同程度周围血管病变相关的足部溃疡、感染和/或深层组织破坏。轻者表现为足部皮肤干燥苍白和发凉，重者可出现足部溃疡、坏疽。糖尿病足是糖尿病患者截肢、致残的主要原因。

（7）感染：糖尿病患者易感染疖、痈等皮肤化脓性疾病，皮肤真菌的感染也较常见，如足癣、甲癣、体癣等。女性患者常并发真菌性阴道炎、肾盂肾炎和膀胱炎等常见的泌尿系感染，常反复发作，多转为慢性肾盂肾炎。

（8）其他：糖尿病患者还容易出现白内障、青光眼、屈光改变和虹膜睫状体病变等其他眼部并发症。皮肤病变也很常见，大多数为非特异性，但临床表现和自觉症状较重。

（三）辅助检查

1. 尿糖测定　轻症患者空腹尿糖可呈阴性，但饭后尿糖均为阳性。每日尿糖总量一般与病情平行，因而是判断治疗控制程度的指标之一。不过，患有肾脏病变者血糖虽高但尿糖可为阴性，妊娠时血糖正常，但尿糖可阳性。

2. 尿酮体　并发酮症酸中毒时，尿酮体阳性。

3. 血糖测定　空腹及饭后 2 小时血糖是诊断糖尿病的主要依据，同时也是判断糖尿病病情和疗效的主要指标。血糖值反映的是瞬间血糖状态。当空腹血糖 ≥7.0 mmoL/L（126 mg/dl）和/或餐后 2 小时血糖 ≥11.1 mmol/L（200 mg/dl）时，可确诊为糖尿病。酮症酸中毒时，血糖可达 16.7~33.3 mmol/L（300~600 mg/dl）；高血糖高渗状态时，血糖高至 33.3 mmol/L（600 mg/dl）。空腹静脉血血糖正常值为 3.9~6.4 mmol/L（70~115 mg/dl）。诊断糖尿病时必须用静脉血浆测定血糖，随访血糖控制情况可用便携式血糖仪。

4. 口服葡萄糖耐量试验（OGTT）　对怀疑患有糖尿病，而空腹或饭后血糖未达到糖尿病诊断标准者，应进行本试验。OGTT 应在清晨进行。目前葡萄糖负荷量成人为 75 g，溶于250~300 mL 水中，5 分钟内饮完，2 小时后测静脉血浆糖。儿童为 1.75 g/kg，总量不超过 75 g。

5. 糖化血红蛋白测定（GHbA1）　糖化血红蛋白的量与血糖浓度呈正相关，分为 A、B、C 三种，其中以 GHbA1C 最为主要，正常人 A1C 占血红蛋白总量的 3%~6%，可反映近 8~12 周内血糖总的水平，为糖尿病控制情况的主要监测指标之一。

6. 病情未控制的患者，常见血三酰甘油、胆固醇、β 脂蛋白增高。并发肾脏病变者尿常规可见不同程度的蛋白质、白细胞、红细胞、管型等，并可有肾功能减退；并发酮症酸中毒时，血酮阳性，重者可>4.8 mmol/L（50 mg/dl），CO_2 结合力下降，血 pH 在 7.35 以下，外周血中白细胞增高。高血糖高渗状态者血钠可达 155 mmol/L，血浆渗透压达 330~460 mOsm/（kg·H_2O）。

（四）心理社会状况

1. 评估患者对疾病的反应　如否认、愤怒、悲伤。

2. 评估家庭成员情况　是否有家庭、社区的支持，家庭成员是否协助患者进行饮食控制，督促患者按时服药，按时进行胰岛素注射，定期进行血尿糖检验。

3. 评估家庭的经济状况　是否能够保证患者的终生用药。

4. 评估患者对疾病治疗的态度　有的患者认识不到糖尿病的危害，不注意饮食控制。继续保持吸烟、饮酒等不良生活习惯。对于 1 型糖尿病患者，能否坚持餐前胰岛素注射，2 型糖尿病患者是否按时服药，自觉地自测血糖、尿糖等。

五、常见的护理诊断/问题

1. 知识缺乏　与缺乏糖尿病疾病及治疗、护理知识有关。

2. 营养失调：低于机体需要量　与胰岛素分泌绝对或相对不足引起糖、蛋白质、脂肪代谢紊乱有关。

3. 有感染的危险　与糖、蛋白质、脂肪代谢紊乱所致的机体抵抗力下降和微循环障碍有关。

4. 潜在并发症　糖尿病酮症酸中毒、低血糖。

5. 焦虑　与疾病的慢性过程有关。

六、护理措施

通过治疗与护理，患者情绪状态稳定，焦虑程度减轻，患者能够遵循医嘱按时用药，控制饮食、有运动计划。患者多饮、多尿、多食的症状缓解，体重增加，血糖正常或趋于正常。患者在健康教育之后，能够进行自我照顾、病情监测，如进行足部护理、胰岛素注射、正确测量血糖、尿糖等，护士能够及时发现并发症，并通知医师，使并发症得到及时处理。患者顺利接受手术，术后无感染的发生。

（一）用药护理

护士在患者用药过程中应指导患者按时按量服药，不可随意增量或减量；用药后注意观察药物疗效，监测血糖、尿糖、尿量、体重变化，并观察药物不良反应。护士应给患者讲解胰岛素和口服降糖药对糖尿病控制的重要性，药物的作用及不良反应，演示胰岛素注射方法，说明用药与其他因素的关系，如饮食、锻炼等，保证患者及家属了解低血糖症状和治疗方法，以及持续高血糖、酮症酸中毒的处理方法。指导的对象包括患者及其家庭成员。

1. 胰岛素治疗患者的护理

（1）胰岛素治疗的适应证：①1 型糖尿病患者尤其是青少年、儿童，无论是否有酮症酸中毒，都必须终身坚持用胰岛素替代治疗。②显著消瘦的成年糖尿病患者，与营养不良相关的糖尿病患者，以及生长发育迟缓者，均应采用胰岛素治疗。③2 型糖尿病患者经严格饮食控制，适当运动及口服降糖药物未获良好控制者，可补充胰岛素治疗，以便减轻 β 细胞负担，尽快控制临床症状和高血糖。但胰岛素用量不宜过大，以免发生胰岛素抵抗性。④2 型糖尿病患者在严重感染、创伤、手术、结核病等消耗性疾病和应激状态如急性心肌梗死等情况下，为预防酮症酸中毒或其他并发症的发生，宜用胰岛素治疗，待病情好转后可停用。⑤糖尿病伴有酮症酸中毒，高血糖高渗状态或乳酸性酸中毒等急性并发症的患者，都必须使用胰岛素治疗。⑥妊娠期糖尿病或糖尿病妇女妊娠期间，为了纠正代谢紊乱，保证胎儿正常发育，防止出现胎儿先天性畸形，宜采用胰岛素治疗。⑦糖尿病患者伴有视网膜病变、肾脏病变、神经病变、心脏病变或肝硬化、肝炎、脂肪肝、下肢坏疽等，宜采用胰岛素治疗。⑧外科手术前后患者，须采用胰岛素治疗。⑨成年或老年糖尿病患者起病很急，体重明显减轻，可采用胰岛素治疗。⑩伴重度外阴瘙痒，宜暂时用胰岛素治疗，有继发性糖尿病如垂体性糖尿病、胰源性糖尿病时，亦应采用。

（2）胰岛素制剂类型及作用时间：按作用快慢和维持作用时间，胰岛素制剂可分为速（短）效、中效、长（慢）效三类。短效胰岛素可皮下、肌内、静脉注射，注射后吸收快、作用迅速，维持时间短。中效胰岛素又称中性鱼精蛋白锌胰岛素，只能皮下注射，其作用较慢，维持时间较长，可单独使用，也可与短效胰岛素合用。长效胰岛素又称鱼精蛋白锌胰岛素，只供皮下注射，不能静脉注射，吸收速度慢，维持时间长。

（3）胰岛素贮存：胰岛素的贮存温度为 2~3 ℃，贮存时间不宜过长，过期会影响胰岛素的效价，不能存放冰冻层，同时要避免剧烈晃动，不要受日光照射，短效胰岛素如不清亮或中、长效胰岛素呈块状时，不能使用。

（4）胰岛素的抽吸：我国常用胰岛素制剂的浓度有每毫升 40 IU 或 100 IU，使用时应看清浓度。一般用 1 mL 注射器抽取胰岛素以保证剂量准确，当患者需要长、短效胰岛素混合使用时，应先抽短效，再抽长效胰岛素，然后轻轻混匀，不可反向操作，以免将长效胰岛素混入短效胰岛素瓶内，影响其疗效。某些患者需混用短、中效胰岛素，现有各种比例的预混制作，最常用的是含 30% 短效和 70% 中效的制剂。胰岛素"笔"型注射器使用装满预混胰岛素笔芯，使用方便且便于携带。

（5）给药时间：生理性胰岛素分泌有两种模式，包括持续性基础分泌和进餐后胰岛素分泌迅速增加，胰岛素治疗应力求模拟生理性胰岛素分泌的模式。使用短效胰岛素，每次餐前半小时皮下注射一次，有时夜宵前再加一次，每日 3~4 次。使用中效胰岛素，早餐前 1 小时皮下注射一次，或早餐及晚餐前分别皮下注射一次。使用长效胰岛素，每日于早餐前 1 小时皮下注射一次。

（6）胰岛素强化治疗：即强化胰岛素治疗法，目前较普遍应用的方案是餐前多次注射短效胰岛素加睡前注射中效或长效胰岛素。采用胰岛素强化治疗的患者有时早晨空腹血糖仍高，可能原因为夜间胰岛素作用不足、"黎明"现象和"苏木杰"效应，夜间多次测定血糖有助于鉴别上述原因。另外采用胰岛素强化治疗时，低血糖症发生率增加，应注意预防、早期识别和及时处理。

（7）常见不良反应及护理：①低血糖反应，由于胰岛素使用剂量过大、饮食失调或运动过量，患者可出现低血糖反应，表现为饥饿、头昏、心悸多汗甚至昏迷。对于出现低血糖反应的患者，护士应及时检测血糖，根据患者的具体情况给患者进食糖类食物，如糖果、饼干、含糖饮料，或静脉推注 50% 葡萄糖 40~100 mL，随时观察病情变化。②变态反应，胰岛素变态反应是由 IgE 引起，患者首先出现注射部位瘙痒，随之出现荨麻疹样皮疹，可伴有恶心、呕吐、腹泻等胃肠症状。如出现变态反应，应立即更换胰岛素制剂的种类，使用抗组胺药物和糖皮质激素及脱敏疗法等，严重变态反应者需停止或暂时中断胰岛素治疗。③局部反应，胰岛素注射后可出现局部脂肪营养不良，在注射部位呈皮下脂肪萎缩或增生，停止该部位注射后自然恢复。护士在进行胰岛素注射时，应注意更换注射部位。另外，通过使用高纯度胰岛素制剂可明显减少脂肪营养不良。胰岛素注射部位包括前臂、大腿前侧、外侧、臀部和腹部（脐周不要注射），两周内同一个注射部位不能注射两次，每个注射点相隔 2 cm。

（8）护士应教会患者进行自我胰岛素注射，自我监测注射后的反应，讲解注意事项。先指导患者准确抽吸药液，注射前，用左拇指及示指将皮肤夹住提起，右手持注射器与皮肤成 45°~60° 角的方向，迅速刺进皮肤，抽吸回血，确定无回血后，注入胰岛素。注射完毕后，用棉签轻压穿刺点，以防止少量胰岛素涌出，但不要按摩局部。

2. 口服降糖药患者的护理

（1）促胰岛素分泌剂

1）磺脲类：此类药物作用机制为通过作用于胰岛 β 细胞表面的受体，促进胰岛素释放。主要适用于通过饮食治疗和体育活动不能很好控制病情的 2 型糖尿病患者。1 型糖尿病、有严重并发症或晚期 β 细胞功能很差的 2 型糖尿病、对磺脲类过敏或有严重不良反应等是本药的禁忌证或不适应证。药物主要的不良反应为低血糖反应，当剂量过大、饮食过少、使用长效制剂或同时应用增强磺脲类降血糖的药物时，可发生低血糖反应。患者还可出现胃肠反应，如恶心、呕吐、消化不良等，偶尔可出现药物变态反应如荨麻疹、白细胞减少等。常见的第二代药物有：①格列本脲（优降糖），具有较强而迅速的降糖作用，剂量范围为 2.5~20 mg/d，分 1~2 次餐前半小时口服。②格列吡嗪（美吡达），剂量范围为 2.5~30 mg/d，分 1~2 次口服，于餐前半小时口服。③格列齐特（达美康），剂量范围为 80~240 mg/d，分 1~2 次口服，于餐前半小时口服。④格列喹酮（糖适平），剂量范围为 30~180 mg/d，分 1~2 次服用，于餐前半小时口服，肾功能不全时仍可使用。

2）格列奈类：此类药物的作用机制、禁忌证或不适应证与磺脲类大致相同。降血糖作用快而短，主要用于控制餐后高血糖。较适用于餐后高血糖为主的老年 2 型糖尿病患者。常用药物为瑞格列奈（每次 0.5~4 mg）和那格列奈（每次 60~120 mg），于餐前或进餐时口服。

（2）双胍类：此类药物的作用机制为通过促进肌肉等外周组织摄取葡萄糖加速无氧酵解、抑制葡萄糖异生、抑制或延缓葡萄糖在胃肠道吸收等作用改善糖代谢，与磺脲类联合使用，可增强降血糖作用。此类药物适用于肥胖或超重的 2 型糖尿病患者，常见的不良反应是胃肠反应，服药后患者出现口干苦、口有金属味、厌食、恶心、呕吐、腹泻等，偶见皮肤红斑、荨麻疹等。常用药物为甲福明（又称二甲双胍），每日剂量 500~1 500 mg，分 2~3 次服，进餐中口服。

（3）α-葡萄糖苷酶抑制剂：此类药物的作用机制为通过抑制小肠黏膜上皮细胞表面的 α 葡萄糖苷酶，延缓糖类的吸收，从而降低餐后高血糖。常见药物有阿卡波糖，开始服用剂量为 25 mg。每日 3 次，进食第一口饭时服药，若无不良反应，剂量可增至 50 mg，每日 3 次。最大剂量可增至 100 mg，每日 3 次。常见的不良反应有腹胀、腹泻、肠鸣音亢进、排气增多等胃肠反应。

（4）噻唑烷二酮：属格列酮类药物，其作用机制是增强靶组织对胰岛素的敏感性，减轻胰岛素抵抗，被视为胰岛素增敏剂。此类药物有罗格列酮，用法为 4~8 mg/d，每日 1 次或分次服用；吡格列酮，剂量为 15 mg，每日 1 次。

（二）饮食护理

糖尿病治疗除采用必要的口服降糖药或胰岛素注射外，饮食治疗是治疗糖尿病的重要措施。适当节制饮食可减轻胰岛 β 细胞的负担。对于老年人，肥胖者而无症状或轻型患者，尤其是空腹及餐后血浆胰岛素不低者，饮食控制非常重要。护士可组织患者、家属、营养师共同参与制定饮食计划，在制定计划的过程中，要考虑患者的种族、宗教、文化背景及饮食习惯。

糖尿病患者的饮食原则是在合理控制热量的基础上，合理分配糖类、脂肪、蛋白质的进量，以纠正糖代谢紊乱引起的血糖、尿糖、血脂异常等。

1. 合理控制总热量　人体所需总热量由基础代谢、体力劳动及食物在消化吸收代谢过程所需热量三部分组成。

总热量＝基础代谢热量+体力劳动热量+食物消化吸收代谢所需热量

患者总热量的摄入以能维持标准体重为宜，热量的需要应根据患者的具体情况而定。肥胖者应先减少热量的摄入，减轻体重；消瘦者应提高热量的摄入，增加体重，使之接近标准体重；孕妇、乳母、儿童需增加热量摄入，维持其特殊的生理需要和正常生长发育。

糖尿病患者每日所需总热量应根据标准体重和每日每千克体重所需热量来计算。标准体重由身高来定，而每日每千克所需热量与患者的体型和活动性质有关。

标准体重（kg）＝身高（cm）−105

每日所需总热量（kJ）＝标准体重（kg）×热量（kJ/kg）

2. 糖尿病患者所需三大营养素量及其分配比例

（1）糖类：应根据患者的实际情况限制糖类的摄入量，但不能过低。饮食中糖类太少，患者不易耐受。大量实验和临床观察表明，在控制热能的基础上提高糖类进量，不但可以改善葡萄糖耐量，而且还可以提高胰岛素的敏感性。机体因少糖而利用脂肪代谢供给能量，更易发生酸中毒。对于空腹血糖高于 11.2 mmol/L（200 mL/dl）的患者，不宜采用高糖类饮食，但每日摄入量不应少于 150 g；对于空腹血糖正常或同时应用磺脲类降糖药患者、某些使用胰岛素的患者，糖类的供给量应占总热量的 50%~65%，折合主食 250~400 g/d。

有利于患者血糖控制的糖类食品有：燕麦片、莜麦粉、荞麦粉、玉米渣、白芸豆饭、绿豆、海带、粳米、二合一面或三合一面窝头。

（2）蛋白质：蛋白质是人体细胞的重要组成部分，对人体的生长发育、组织的修补和更新起着极为重要的作用。在糖尿病患者的饮食中，蛋白质摄入量应比正常人高一些。这主要因为糖尿病患者蛋白质代谢紊乱，如果蛋白质摄入不足，出现负氮平衡，会出现消瘦、乏力、抵抗力差、易感染、创口不易愈合、小儿生长发育受阻等。蛋白质摄入量成人按每日每千克体重 0.8~1.2 g 供给，占总热量的 15%~20%；孕妇、乳母、营养不良及消耗性疾病患者，酌情加至 1.5 g/（kg·d），个别可达 2.0 g/（kg·d）；小儿 2~4 g/（kg·d）。

蛋白质食物的选择包括动物性和植物性两类。其中至少应选用 1/3 的优质蛋白质，优质蛋白质的主要来源有瘦肉、鱼、虾、鸡、鸭、鸡蛋、牛奶、豆类等。

（3）脂肪：脂肪是人体结构的重要材料，在体内起着保护和固定作用，是体内热量的储存部分，有利于维生素 A、维生素 D、维生素 E 的吸收。脂肪可增加饱腹感，但可导致动脉粥样硬化。糖尿病患者每日进食脂肪量为每千克体重 1.0 g，占总热量的 30%~35%。饮食中要限制动物性脂肪如羊、牛、猪油的进量，少吃胆固醇含量高的食物，如肝、肾、脑、蛋黄、鱼子等，可偏向选用植物油。

3. 糖尿病患者的食物选择和禁忌　糖尿病患者主食可选用大米、白面、玉米面、小米、莜面，每日控制在 250~450 g。副食可选用富含蛋白质的食物，如瘦肉、鸡蛋、鱼、鸡、牛奶、豆类等。烹调油宜用豆油、菜籽油、花生油、玉米油、芝麻油、葵花子油等，这类植物油含不饱和脂肪酸较高，有预防动脉粥样硬化的作用，但也不能大量食用。如按膳食单的标准吃完后，仍有饥饿感，可加食含糖 3% 以下的蔬菜，如芹菜、白菜、菠菜、韭菜、黄瓜、西红柿、生菜等。

糖尿病患者禁止食用含糖过高的甜食如红糖、白糖、冰激淋、甜饮料、糖果、饼干、糕点、蜜饯、红薯等。如想吃甜味食品可采用木糖醇、山梨醇或甜叶菊等调味品；如想吃土豆、藕粉、胡萝卜等，则需从主食中相应减量。

（三）运动指导

体力活动或体力锻炼是糖尿病治疗的重要组成部分。运动可使身体强壮，改善机体的代谢功能，促进能量消耗，减少脂肪组织的堆积，提高机体对胰岛素的敏感性，增加肌肉对血糖的利用，改善血液循环，从而降低血糖，使肥胖者减轻体重，减少糖尿病并发症的发生。同时运动使糖尿病患者保持良好的心态，树立战胜疾病的信心，从而提高生存质量。

适用于糖尿病患者的锻炼方式多种多样，如散步、步行、健身操、太极拳、打球、游泳、滑冰、划船、骑自行车等。选择运动的方式应根据患者的年龄、性别、性格、爱好及糖尿病控制程度、身体状况、是否有并发症等具体情况而定。运动的强度应掌握在运动后收缩压不超过 24.0 kPa，中青年心率达 130~140 次/分，老年人不超过 120 次/分。运动每天可进行 1~2 次，每周不少于 5 天。

糖尿病患者运动时要做好自我防护，如穿厚底防滑运动鞋、戴护膝、保护足跟等，随手携带易吸收的糖类食品，如糖果、饮品等，若感觉血糖过低，立即进食。运动宜在饭后 1 小时左右开始，可从短时间的轻微活动开始，逐渐增加运动量。切忌过度劳累，每次活动以 15~30 分钟为宜。不适合运动的情况包括：血糖太高、胰岛素用量太大、病情波动较大；有急性感染、发热；有酮症酸中毒，严重的心、肾病变，高血压，腹泻，反复低血糖倾向等。

（四）病情监测

1. 四次尿、四段尿糖　四次尿即早、午、晚餐前和睡觉前的尿液，做尿糖定性检查。应注意留尿前30分钟先把膀胱排空，然后收集半小时的尿液，这样才能根据每次尿糖多少，比较真实地反映和推测血糖水平。四段尿糖是指将24小时分为四段：

（1）第一段：早饭后到午饭前（7：30am～11：30am）。

（2）第二段：午饭后到晚饭前（11：30am～5：30pm）。

（3）第三段：晚饭后到晚睡前（5：30pm～10：30pm）。

（4）第四段：睡觉后到次日早饭前（10：30pm～次日7：30am）。

每段尿不论排尿几次，全放在一个容器内混匀，四段尿分别留在四个瓶子里，分别记录，做尿量定性检查，并将结果详细记录。

烧尿糖的方法用滴管吸班氏液20滴，放于玻璃试管中，再滴2滴尿，将试管放沸水中煮沸5分钟后，观察颜色变化。不要用火烧液面以上的试管，防止将试管烧裂。

2. 使用尿糖试纸法和酮体试纸法　①尿糖试纸法，将纸浸入尿液中，湿透（约1分钟）后取出，1分钟后观察试纸颜色，并与标准色板对照，即能测得结果。使用时注意试纸的有效期，把一次所需的试纸取出后，立即将瓶盖紧，保存于阴凉干燥处，以防受潮变质。②酮体试纸法，将酮体试纸浸于新鲜尿中后当即取出，多余尿液于容器边缘除去，3分钟后在白光下与标准色板比较判断结果。

3. 血糖自测　①血糖仪的种类，目前血糖仪的类型较多，较具代表性的产品有德国BM公司血糖仪，BM公司产品准确、可靠、便携、简便。测试时间仅12秒，测试血糖范围0.33～27.75 mmol/L。美国强生公司生产的ONE TOUCH Ⅱ血糖仪，液晶显示，不需擦血，经济实惠，患者可根据自身情况进行选择。②自测血糖注意事项，采血前用温水、肥皂清洁双手，用酒精消毒手指，待酒精完全挥发后，方可采血。采血前手臂下垂10～15秒使局部充血，有利于采血，每次更换采血部位。采血量要严格控制，血滴一定要全部覆盖试纸垫或试纸孔。

试纸拿出后随时盖紧瓶盖，不要使用过期或变质的试纸，采血针不可重复使用，用后加针帽再丢弃。

（五）足部护理

1. 每日检查足部是否有水泡、裂口、擦伤及其他改变。细看趾间及足底有无感染征象，一旦发现足部有伤口，特别是当足部出现水泡、皮裂和磨伤、鸡眼和胼胝及甲沟炎时，要及时进行有效处理，以预防糖尿病足的发生。

2. 每日晚上用温水（不超过40℃）及软皂洗脚，并用柔软且吸水性强的毛巾轻柔地擦干双脚，特别要擦干足趾缝间，但注意不要擦得太重以防任何微小创伤，每次洗脚不要超过10分钟。

3. 将脚擦干后，用羊毛脂或植物油涂抹，轻柔而充分地按摩皮肤，以保持皮肤柔软，清除鳞屑，防止干燥。

4. 汗多时，可用少许滑石粉放在趾间、鞋里及袜中。

5. 不要赤足行走，以免受伤。

6. 严禁使用强烈的消毒药物如碘酒等，不要用药膏抹擦鸡眼及胼胝，以免造成溃疡。

7. 禁用热水袋温热足部，不用电热毯或其他热源，避免暴晒于日光下，足冷时可多穿一双袜子。

8. 糖尿病患者早晚起床或晚睡前可穿拖鞋，平时不穿，最好不穿凉鞋。鞋要合脚，鞋尖宽大且够长，使脚在鞋内完全伸直，并可稍活动。鞋的透气性要好，以布鞋为佳，不穿高跟鞋。最好有两双鞋轮换穿用，保证鞋的干爽。袜子要穿吸水性好的毛袜或线袜，袜子要软、合脚，每日换洗，汗湿后及时更换。不要穿有松紧口的袜子，以免影响血液循环。不穿有洞或修补不平整的袜子，袜子尖部不要太紧。糖尿病患者应禁止吸烟。

（六）心理护理

糖尿病的慢性病程及疾病的治疗过程中，会给患者造成许多心理问题，如精神紧张、忧虑、发怒、恐惧、孤独、绝望、忧郁、沮丧等，而这些不良的心理问题使病情加重，甚至发生酮症酸中毒。相反，当消除紧张情绪时，血糖下降，胰岛素需要量也减少。因此糖尿病患者保持乐观稳定的情绪，对糖尿病的控制是有利的。护士应鼓励患者说出自己的感受，支持其恰当的应对行为。为了摆脱不良情绪的困扰，糖尿病患者可采用以下几种方法。

1. 加强健身运动 现代研究证实，人在运动之后，由于大脑血液供应的改善及血中电解质的不断置换，使人的精神状态趋向安逸、宁静，不良情绪得到发泄。运动引起舒畅心情的作用，是药物所达不到的。所以糖尿病患者在病情允许的情况下，在医师指导下，可根据自己的爱好去选择运动方式，如散步、慢跑、打太极拳、骑车、游泳等。每日一次，每次至少30分钟，以不感到明显疲劳为标准。

2. 观赏花草 许多研究表明，花香有益于健康，利于精神调节。糖尿病患者在心情烦闷时多到公园散步，多看看大自然的景色。若条件允许，也可自己栽培花卉以供观赏。

3. 欣赏音乐疗法 糖尿病的音乐保健必须根据不同的年龄、病情和情绪而有所选择。

4. 多接触自然光线 人的心态受着自然光线照射的影响，自然光线照射太少令人缺乏生气，照射充分令人充满朝气和信心。故居室要明亮，多采用自然光线。要多到野外，室外活动，多沐浴阳光，这样可使患者心情舒畅，有利于疾病的治疗。

5. 进行自我安慰法 当糖尿病患者因患病而感到烦恼时，可想一想遭受更多不幸的人们，或许会感到一些安慰，进而从"精神胜利法"中增添治疗和战胜疾病的信心。

6. 培养有益的兴趣与爱好 良好的兴趣与爱好可消除不良情绪，使人愉快乐观、豁达、遇事心平气和，有利于心身健康。糖尿病患者尤其是老年患者，可根据自己的爱好，听听京剧，欣赏音乐，练习书法、绘画、养鸟、培育花草，或散步、打太极拳等，生活增添了乐趣，精神上有了寄托，心情愉快，情绪稳定，以利于糖尿病的康复。

7. 外出旅游 旅游是调剂精神的最好办法，但糖尿病患者外出旅游必须注意以下几点。

（1）胰岛素必须随身携带：胰岛素有效时间通常在24小时以内，所以注射胰岛素的患者必须坚持每天定时注射，否则会产生严重的后果，即使是病情稳定的患者，1~2天不注射，血糖也会上升。因此糖尿病患者外出旅游，应该随身携带足够的胰岛素，胰岛素是比较稳定的激素，在室温25 ℃以下不会影响其性能，即使温度稍高也不影响太大。旅途中没有冰箱冷藏也没有关系，可放在随身携带的皮包或行李箱内。

（2）携带甜食以备低血糖：在旅游时必须把握饮食定时定量的原则。最好在平时进食时间的30分钟以前，就找好用餐场所。患者可随身携带面包、饼干等，以备错过吃饭时间时随时补充。吃饭时间不得已需要延迟时，以每延误1小时摄食20 g食物为原则，如半个苹果、半个香蕉或6片全麦饼干等。还应随身准备巧克力或糖果等，以便在轻微低血糖时食用。另外，需根据活动量，随时补充些食物，减少低血糖的发生。

（3）携带病历卡：患者外出旅游，最好随身携带病历卡、联络电话、目前所使用的药物及使用剂量，及"一旦意识障碍，请目击者即送医院急诊"的字条，以备一旦发生意外，可立即送往医院，及时得到救治。

（4）准备好舒适的鞋袜：旅游时比平时走路时间长得多，为防止足部的损伤，应准备适宜的鞋袜。为了确保途中不出问题，绝对不要穿新鞋上路，即使穿新鞋，也应在旅行前至少2周开始试穿。袜子最好买没有松紧带的袜子，以免阻碍下肢的血流。在旅途中，如有机会就把鞋袜脱掉，光着足抬高摆放，使足部血流通畅。

（七）密切观察病情，及时发现并处理并发症

密切观察患者有无酮症酸中毒的表现，如恶心、呕吐、疲乏、多尿、皮肤干燥或潮红、黏膜干燥、口渴、心动过速、嗜睡等，定时监测呼吸、血压、心率，准确记录出入量。如怀疑酮症酸中毒，立即通知医师，协助医师做好各项检查，定时留血、尿标本，送检血糖、尿糖、尿酮体、血电解质及 CO_2 结合力。嘱患者绝对卧床休息，注意保暖，使体内消耗能量达到最低水平，以减少脂肪、蛋白质分解。昏迷患者按照昏迷护理常规进行，定时翻身、拍背，预防压疮及继发感染，并保持口腔、皮肤、会阴的清洁卫生。及时准确执行医嘱，保证液体、胰岛素输入。

（八）接受手术的糖尿病患者护理

1. 术前及术中护理　糖尿病患者手术前的护理目标是，在进手术室之前，尽量控制好血糖。1型糖尿病患者在择期手术前数天甚至数周即需住院调节血糖，以减少手术的危险性。有时会遇到1型糖尿病患者在血糖控制不好的情况下必须进行急诊手术，那么应该努力将血糖、电解质、血气和血压等情况控制好，术中与术后需严密监测患者的生命体征，做好实验室检查。2型糖尿病患者在血糖控制好的情况下，其手术的危险性仅比没有糖尿病的手术患者稍大一些。手术尽量安排在清晨，使患者的饮食及胰岛素疗法中断时间尽量减少。

术前护士需协助医师做好各种实验室及其他辅助检查，包括空腹血糖及餐后血糖、尿糖及尿酮体检查，CO_2 结合力，血中尿素氮，心电图及胸部 X 线等。

在手术日晨，患者需禁食一切食物、水、胰岛素、口服降糖药，长效降糖药物需在术前两天停药。手术前1小时要测血糖，并告知医师，以确保患者在术中不会发生低血糖。如果患者血糖值低，应在麻醉诱导前给患者静脉滴注葡萄糖。手术开始之后，所有的措施需根据糖尿病的严重程度及手术范围大小而定，轻微糖尿病且接受小手术的患者，在回恢复室之前，通常不需胰岛素或静脉注射葡萄糖。假如患者接受的是大手术，或患者中度甚至严重的糖尿病时，术中应给予患者葡萄糖静脉输入，同时给予正常剂量一半的胰岛素并严密监测血糖。

2. 手术后护理　术后的护理目标是稳定患者的生命体征、重建糖尿病控制、预防伤口感染、促进伤口愈合。护士应遵医嘱静脉输入5%葡萄糖及胰岛素直到患者能经口进食。患者能进食后，除一天正常的三餐外，还要依据血糖控制的情况，餐间加点心。每天查三次血糖值，留尿查尿糖及尿酮体。一旦血糖控制，应给予术前所规定的胰岛素种类及剂量。尽量避免导尿，防止膀胱感染。换药时严格无菌操作，以防伤口感染。

（袁洪萍）

第四节　库欣综合征

（一）护理关键点

（1）脂肪代谢障碍。

（2）蛋白质代谢障碍。

（3）糖代谢紊乱。

（4）电解质紊乱。

（5）心血管病变高血压。

（6）感染。

（7）造血系统及血液改变。

（8）性功能异常。

（9）神经、精神症状。

（10）皮肤色素沉着。

（11）教育需求。

（二）护理评估

（1）生命体征。

（2）营养状况。

（3）患者对疾病的认知程度，有无焦虑。

（4）病情及主要症状

1）向心性肥胖、水牛背、满月脸等。

2）皮肤表现：皮肤菲薄，腹部和股部皮肤紫纹。

3）全身及神经系统：肢无力及肌萎缩。常有不同程度的情绪变化，如精神失常，失眠、易激动。

4）心血管表现：高血压常见。

5）性功能障碍：女性大多出现月经减少、不规则或停经；痤疮常见、多毛、明显男性化者少见。男性患者性欲可减退性功能减退、阴茎缩小、睾丸变软。

6）代谢障碍：糖尿病或糖耐量降低，低血钾、腰背痛等骨质疏松表现，病理性骨折等。

7）免疫力低下，易发生感染及消化性溃疡。

（5）实验室检查血皮质醇节律、尿皮质醇及其代谢产物（24 小时尿、17-羟皮质类固醇和尿 17-酮类固醇）和血浆 ACTH 测定，ACTH 兴奋试验，小、大剂量地塞米松抑制试验。

（6）特殊检查：蝶鞍 X 片、蝶鞍区断层摄片、CT 扫描、MRI、肾上腺超声检查、放射性碘化胆固醇肾上腺扫描等。

（7）治疗用药情况。

（8）特殊试验具体方法

1）血皮质醇节律检查：抽取第一天 8 时、16 时及第二天 0 时的血皮质醇，期间保持安静，非应激状态。

2）ACTH 兴奋试验：将 ACTH1-39 25U 加入 50% GS 500 mL 中静脉点滴，均匀维持 8 小时，共 3

天。测定对照日及刺激日 24 小时尿皮质醇（UFC）和 17 羟类固醇（后者可不做），即共测定四次 24 小时尿皮质醇（用药前及用药刺激三天）。

3）小剂量地塞米松抑制试验：第一天早晨 8 时测血皮质醇（对照），于第二天 0 时口服地塞米松 1 mg，晨 8：00 再次取血测血皮质醇（服药后）。其注意事项：①试验期间保持安静，非应激状态；②试验期间可正常活动，早晨不一定要空腹；③试验前一周禁用 ACTH、地塞米松、避孕药、抗癫痫药等；④精神抑郁、酗酒可致假阳性结果。

4）大剂量地塞米松抑制试验：①标准法（即 16 mg/2 天经典法）：第一天（对照日）留尿查 24 小时尿皮质醇，抽取第一天 8 时、16 时及第二天 0 时的血皮质醇；第二天 8 时、20 时各口服地塞米松 3 片（即 2.25 mg）；第二天 14 时及第三天 2 时各口服地塞米松 2.5 片（即 1.875 mg），同时留尿查 24 小时尿皮质醇，第三天 8 时抽血测皮质醇，重复第二天的操作步骤；②午夜法：同小剂量地塞米松抑制试验，唯不同的是将地塞米松用量加大为 8 mg。

（三）护理措施

（1）体位与活动：肌肉酸痛和骨质疏松可引起疲倦，软弱和腰背酸痛甚至病理性骨折，应限制患者活动范围，防止跌倒，加强保护措施。

（2）休息与体位：合理的休息可避免加重水肿。平卧时可适当抬高双下肢，有利于静脉回流。

（3）饮食：给予低钠、高钾、高蛋白、低糖类、低热量的食物，预防及控制水肿。鼓励患者食用柑橘类、枇杷、香蕉、南瓜等含钾高的食物；鼓励患者摄取富含钙及维生素 D 的食物，以预防骨质疏松。

（4）应用利尿剂的护理：水肿严重时，根据医嘱给予利尿剂，观察疗效及不良反应，如出现心律失常、恶心、呕吐、腹胀等低钾症状和体征时，及时处理。

（5）病情观察与监测：每天测量体重、记录 24 小时液体出入量，监测电解质浓度和心电图变化。密切观察体温变化，定期检查血常规，注意有无感染征象。观察患者有无关节痛或腰背痛等情况，及时报告医生，必要时请骨科评估是否需要助行器辅助行动。

（6）环境：保持室内及床铺清洁，注意患者皮肤卫生，预防感染。保持室内适宜的温度、湿度。

（7）严格执行无菌操作技术，避免交叉感染，尽量减少侵入性治疗措施。指导患者和家属预防感染的知识，如注意保暖，减少或避免到公共场所，以防止上呼吸道感染。

（8）皮肤和口腔护理：协助患者做好个人卫生，避免皮肤擦伤及感染。长期卧床者宜定时翻身，注意保护骨突处，预防压疮发生。病重者做好口腔护理。

（9）心理护理：解除患者焦虑情绪，保持良好的心态。向患者耐心解释可能的病因及检查的目的，以消除其焦虑心情，避免因过度激动和悲伤而诱发或加重病情。

（10）治疗用药情况：根据不同病因做相应治疗。在病因治疗前，对病情严重的患者，宜先对症治疗以防止并发症。查找病因，明确病灶，手术或药物治疗。

1）Cushing 病：有手术、放射、药物三种方法。经蝶窦切除垂体微腺瘤为治疗本病的首选。腺瘤摘除后可治愈，仅少数患者复发。

2）肾上腺肿瘤：明确腺瘤部位，手术切除可根治。

3）肾上腺癌：尽可能早期手术治疗。

4）不依赖 ACTH 小结节或大结节双侧肾上腺增生：做双侧肾上腺切除术，术后激素替代治疗。

5）异位 ACTH 综合征：应治疗原发癌肿，根据病情做手术、放疗和化疗。如不能根治，则需用肾上腺皮质激素合成阻滞药，如美替拉酮、酮康唑、依托咪酯、米托坦、氨鲁米特等。

（11）正确无误做好血、尿的各项内分泌检查、试验，及时送检。

（四）健康教育

1. 心理指导　稳定情绪，长期配合治疗，才能逐渐恢复正常。

2. 自我护理　减少或避免到公共场所，防止上呼吸道感染。皮肤与口腔保持清洁。防止外伤，骨折。

3. 饮食指导　正确摄取营养平衡的饮食，给予高蛋白、高维生素、低脂、低钠、高钾的食物。鼓励患者食用柑橘类、枇杷、香蕉、南瓜等含钾高的食物。

4. 用药指导　坚持服药，在肾上腺功能恢复的基础上，逐渐减量，切勿自行加、减药量。

5. 定期复查　术后定期复查血、尿皮质醇及其代谢产物，观察其变化。

（杨　洋）

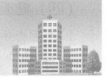

第五章 消化科疾病护理

第一节 贲门失弛缓症

贲门失弛缓症又称贲门痉挛、巨食管，是食管贲门部的神经肌肉功能障碍所致的食管功能性疾病。其主要特征是食管缺乏蠕动，食管下端括约肌（LES）高压和对吞咽动作的松弛反应减弱。食物滞留于食管腔内，逐渐导致伸长和屈曲，可继发食管炎及在此基础上可发生癌变，癌变率为 2%~7%。

失弛缓症的病因迄今不明，一般认为是神经肌肉功能障碍所致。其发病与食管肌层内奥尔巴赫（Auerbach）神经节细胞变性、减少或缺乏以及副交感神经分布缺陷有关。

一、临床表现

1. 吞咽困难　无痛性吞咽困难是最常见、最早出现的症状，占 80%~95%。起病症状表现多较缓慢，但亦可较急，多呈间歇性发作，常因情绪波动、发怒、忧虑、惊骇或进食生冷和辛辣等刺激性食物而诱发。

2. 食物反流和呕吐　发生率可达 90%。呕吐多在进食后 20~30 分钟发生，可将前一餐或隔夜食物呕出。呕吐物可混有大量黏液和唾液。当并发食管炎、食管溃疡时，反流物可含有血液。患者可因食物反流、误吸而引起反复发作的肺炎、气管炎，甚至支气管扩张或肺脓肿。

3. 疼痛　40%~90%的贲门失弛缓症患者有疼痛的症状，性质不一，可为闷痛、灼痛、针刺痛、割痛或锥痛。疼痛部位多在胸骨后及中、上腹；也可在胸背部、右侧胸部、右胸骨缘以及左季肋部。疼痛发作有时酷似心绞痛，甚至舌下含硝酸甘油片后可获缓解。

4. 体重减轻　体重减轻与吞咽困难影响食物的摄取有关。病程长久者可有体重减轻、营养不良和维生素缺乏等表现，而呈恶病质者罕见。

5. 其他　贲门失弛缓症患者偶有食管炎所致的出血。在后期病例，极度扩张的食管可压迫胸腔内器官而产生干咳、气短、发绀和声嘶等。

二、辅助检查

1. 食管钡餐 X 线造影　吞钡检查见食管扩张、食管蠕动减弱、食管末端狭窄呈鸟嘴状、狭窄部黏膜光滑，是贲门失弛缓症患者的典型表现。

Henderson 等将食管扩张分为 3 级：Ⅰ级（轻度），食管直径<4 cm；Ⅱ级（中度），直径 4~6 cm；

Ⅲ级（重度），直径>6 cm，甚至弯曲呈 S 形。

2. 食管动力学检测　食管下端括约肌高压区的压力常为正常人的 2 倍以上，吞咽时下段食管和括约肌压力不下降。中、上段食管腔压力亦高于正常。

3. 胃镜检查　检查可排除器质性狭窄或肿瘤。在内镜下贲门失弛缓症表现特点：

（1）大部分患者食管内见残留有中到大量的积食，多呈半流质状态覆盖管壁，且黏膜水肿增厚致使失去正常的食管黏膜色泽。

（2）食管体部见扩张，并有不同程度的扭曲变形。

（3）管壁可呈节段性收缩环，似憩室膨出。

（4）贲门狭窄程度不等，直至完全闭锁不能通过。应注意的是，有时检查镜身通过贲门感知阻力不甚明显时易忽视该病。

三、治疗原则

贲门失弛缓症治疗的目的在于降低食管下端括约肌压力，使食管下段松弛，从而解除功能性梗阻，使食物顺利进入胃内。

1. 保守治疗　对轻度患者应解释病情，安定情绪，少食多餐，细嚼慢咽，并服用镇静解痉药物，如钙离子通道阻滞剂（如硝苯地平等），部分患者症状可缓解。为防止睡眠时食物溢流入呼吸道，可用高枕或垫高床头。

2. 内镜治疗　随着微创观念的深入，新的医疗技术及设备不断涌现，内镜下治疗贲门失弛缓症得到广泛应用，并取得很多新进展。传统内镜治疗手段主要包括内镜下球囊扩张和支架植入、镜下注射 A 型肉毒杆菌毒素、内镜下微波切开和硬化剂注射治疗等。

3. 手术治疗　对中、重度及传统内镜下治疗效果不佳的患者应行手术治疗。贲门肌层切开术（Heller 手术）仍是目前最常用的术式。可经胸或经腹手术，也可在胸腔镜或者腹腔镜下完成。远期并发症主要是反流性食管炎，故有人主张附加抗反流手术，如胃底包绕食管末端 360°（Nissen 手术）、270°（Belsey 手术）、180°（Hill 手术），或将胃底缝合在食管腹段和前壁（Dor 手术）。

经口内镜下肌切开术（POEM）治疗贲门失弛缓症取得了良好的效果。POEM 手术无皮肤切口，通过内镜下贲门环形肌层切开，最大限度地恢复食管的生理功能并减少手术的并发症，术后早期即可进食，95% 的患者术后吞咽困难得到缓解，且反流性食管炎的发生率低。POEM 手术时间短，创伤小，恢复特别快，疗效可靠。

四、护理诊断

1. 疼痛　与胃酸、大量食物和分泌物长期滞留食管，刺激食管黏膜发生食管炎、食管溃疡以及基底内暴露的神经末梢有关。食管炎症可降低神经末梢的痛阈以及食管黏膜的抗反流防御机制。

2. 营养失调　与吞咽困难、因胸骨后不适惧怕进食有关。

3. 焦虑　与病程长、症状反复、生活质量降低有关。

4. 窒息　与食物难以通过狭窄的贲门、食物积聚发生呕吐、食物反流误入气管有关。

五、护理措施

1. 一般护理

（1）指导患者少量多餐，每 2~3 小时 1 餐，每餐 200 mL，避免食物温度过冷或过热，注意细嚼慢咽，减少食物对食管的刺激。

（2）禁食酸、辣、煎炸、生冷食物，忌烟酒。

（3）指导服药及用药方法，常用药物有硝苯地平（心痛定）、异山梨酯（消心痛）、多潘立酮（吗丁啉）、西沙必利等。颗粒药片一定碾成粉末，加凉开水冲服。

（4）介绍食管-贲门失弛缓症的基本知识，让患者了解疾病的发展过程和预后。

2. 疼痛护理　遵医嘱给予硝酸甘油类药物，其有弛缓平滑肌作用，改善食管的排空。

3. 术前护理　术前使用内镜下球囊扩张治疗贲门失弛缓症。

（1）告知患者球囊扩张治疗不需开刀，痛苦少，改善症状快，费用低。

（2）详细介绍球囊扩张术的操作过程及注意事项。尽可能让患者与治愈的患者进行咨询、交流，以消除其顾虑、紧张的情绪，能够主动配合医师操作，提高扩张治疗的成功率。

（3）术前 1 天进食流质，术前禁食 12 小时，禁水 4 小时。对部分病史较长、食管扩张较严重者需禁食 24~48 小时。

4. 术后护理　术后使用内镜下球囊扩张治疗贲门失弛缓症。

（1）术后患者应绝对卧床休息，取半卧位或坐位，平卧及睡眠时也要抬高头部 15°~30°，防止胃食物反流。

（2）术后 12 小时内禁食。12 小时后患者若无不适可进温凉流质，术后 3 天进固体食物。

（3）餐后 1~2 小时内不宜平卧，进食时尽量取坐位。

5. 并发症观察　扩张术的并发症主要有出血、感染、穿孔等。术后应严密监测生命体征，密切观察患者胸痛的程度、性质、持续时间。注意观察有无呕吐及呕吐物、粪便的颜色及性质。轻微胸痛及少量黑便一般不需特殊处理，1~3 天会自行消失。

六、健康教育

1. 简介疾病知识　贲门失弛缓症是一种原发的病因不明的食管运动功能障碍性疾病，而且不易治愈，其特性是食管体部及食管下端括约肌（LES）解剖区域分布的神经损害所致。贲门失弛缓症是临床上较少见的疾病，很难估计其发病率及流行病情况，因为有的患者临床症状很轻微而没有就诊。许多学者的流行病学研究都是回顾性的，一般认为其发生率为每年（0.03~1.5）/10 万人，且无种族、性别差异，发病年龄有两个峰值，即 20~40 岁及 70 岁。贲门失弛缓症如果不治疗，其症状会逐渐加重。因此，早期进行充分的治疗能减缓疾病的进展，并防止发生并发症。另外，如果不改善食管 LES 排空障碍，减轻梗阻，可能会使病情恶化导致巨食管症。

2. 饮食指导

（1）扩张术后患者在恢复胃肠道蠕动后，可先口服少许清水进行观察，然后进食半量流质，少食多餐，无特殊不适，逐步进全量流质再过渡到半流质饮食，直至普食。

（2）饮食以易消化、少纤维的软食为宜，细嚼慢咽，并增加水分摄入量，忌进食过多、过饱，避免进食过冷或刺激性食物。

（3）患者进食时注意观察是否有咽下困难等进食梗阻症状复发，必要时给予胃动力药或做进一步处理。出院后可进软食 1 个月，再逐步恢复正常饮食。

3. 出院指导　嘱患者生活起居有规律，避免感染，避免暴饮暴食，少进油腻食物。不穿紧身衣服，保持心情愉快，睡眠时抬高头部。有反酸、胃灼热、吞咽困难等症状随时就诊，定期复查。

（张艳飞）

第二节　肠结核和结核性腹膜炎

一、肠结核

肠结核是结核分枝杆菌引起的肠道慢性特异性感染。结核分枝杆菌侵犯肠道主要经口感染。患者多有开放性肺结核或喉结核，是经常吞下含结核分枝杆菌的痰液引起，或是经常和开放性肺结核患者密切接触而被感染。一般见于青壮年，女性略多于男性。

肠结核多由人型结核杆菌引起，少数患者可由牛型结核杆菌感染致病。其感染途径包括 3 种：①经口感染：为结核杆菌侵犯肠道的主要途径。②血行播散：多见于粟粒型肺结核。③直接蔓延：肠结核主要位于回盲部，其他部位按发病率高低依次为升结肠、空肠、横结肠、降结肠、阑尾、十二指肠和乙状结肠等，少数见于直肠。

（一）临床表现

肠结核大多起病缓慢，病程较长。早期症状不明显，容易被忽视。

1. 症状

（1）腹痛：多位于右下腹或脐周，间歇性发作。常为痉挛性阵痛伴腹鸣，于进餐后加重，排便或肛门排气后缓解。腹痛可能与进餐引起胃肠反射或肠内容物通过炎症、狭窄肠段，引起局部肠痉挛有关。

（2）腹泻和便秘：腹泻是溃疡型肠结核的主要表现之一。每天排便 2~4 次，粪便呈糊状或稀水状，不含黏液或脓血，如直肠未受累，无里急后重感。若病变严重而广泛腹泻次数可达每天十余次，粪便可有少量黏液、脓液。此外，可间断有便秘，粪便呈羊粪状，隔数天再有腹泻。腹泻与便秘交替是肠结核引起胃肠功能紊乱所致。增生型肠结核多以便秘为主要表现。

（3）全身症状和肠外结核表现：溃疡型肠结核常有结核毒血症及肠外结核，特别是肺结核的临床表现，严重时可出现维生素缺乏、营养不良性水肿等表现；增生型肠结核全身情况一般较好。

2. 体征　患者可呈慢性病容、消瘦、苍白。腹部肿块为增生型肠结核的主要体征，常位于右下腹，较固定，质地中等，伴有轻、中度压痛。若溃疡型肠结核并发局限性腹膜炎、局部病变肠管与周围组织粘连，或同时有肠系膜淋巴结结核也可出现腹部肿块。

3. 并发症　见于晚期患者，常有肠梗阻、瘘管形成，肠出血少见，也可并发结核性腹膜炎，偶有急性肠穿孔。

（二）辅助检查

1. 实验室检查　可有轻至中度贫血，红细胞沉降率多增快，可作为估计结核病活动程度的指标之一。粪便检查显微镜下可见少量脓细胞与红细胞，潜血试验阳性。结核菌素试验呈强阳性有助于诊断。

2. X 线检查　溃疡型肠结核钡剂于病变肠段呈现激惹征象，排空很快，充盈不佳，而在病变的上、下肠段则钡剂充盈良好，称为 X 线钡影跳跃征象。病变肠段如能充盈，则显示黏膜皱襞粗乱、肠壁边缘不规则，有时呈锯齿状，可见溃疡。也可见肠腔变窄、肠段缩短变形、回肠盲肠正常角度消失。

3. 结肠镜检查　内镜下见病变肠黏膜充血、水肿，溃疡形成（常呈横形、边缘呈鼠咬状），大小及形态各异的炎症息肉，肠腔变窄等。镜下取活体组织送病理检查具有确诊价值。

（三）治疗原则

肠结核的治疗与肺结核相同，均应强调早期、联合、适量及全程用药。

1. 休息与营养　合理的休息与营养应作为治疗结核的基础。活动性肠结核应强调卧床休息，减少热量消耗，改善营养，增加机体抗病能力。

2. 抗结核药物治疗

（1）异烟肼（H）：每日 300 mg，顿服。偶可发生药物性肝炎，肝功能异常者慎用，需注意观察。如果发生周围神经炎可服用维生素 B_6（吡哆醇）。

（2）利福平（R）：每日 450 mg，顿服。用药后如出现一过性氨基转移酶上升可继续用药，加保肝治疗观察，如出现黄疸应立即停药。

（3）吡嗪酰胺（Z）：0.5 g，每日 3 次；每周 3 次用药为 1.5~2.0 g/d。常见不良反应为高尿酸血症、肝损害、食欲不振、关节痛和恶心。

（4）乙胺丁醇（E）：0.75 g/d，顿服；每周 3 次用药为 1.0~1.25 g/d。不良反应为视神经炎。

（5）链霉素（S）：肌内注射，每日量为 0.75 g，每周 5 次；间歇用药每次为 0.75~1.0 g，每周 2~3 次。不良反应主要为耳毒性、前庭功能损害和肾毒性等，严格掌握使用剂量。儿童、老人、孕妇、听力障碍和肾功能不良等要慎用或不用。

（6）氨基水杨酸（P）：4.0 g，每日两次。常引起胃肠道反应，宜饭后服。

标准化疗方案，即 2 个月强化期和 4~6 个月巩固期。①强化期：异烟肼、利福平、吡嗪酰胺和乙胺丁醇，顿服，2 个月。②巩固期：异烟肼、利福平，顿服，4 个月。简写为 2HRZE/4HR。

3. 对症处理

（1）腹痛：可用颠茄、阿托品或其他抗胆碱能药物。

（2）不完全性肠梗阻：有时需行胃肠减压，并纠正水、电解质紊乱。

（3）有贫血及维生素缺乏症表现者：对症用药。

4. 手术治疗　手术治疗主要限于：①完全性肠梗阻，或部分性肠梗阻经内科治疗未见好转者。②急性肠穿孔引起粪瘘经保守治疗未见改善者。③大量肠道出血经积极抢救未能止血者。

（四）护理评估

1. 评估患者肠结核的临床症状　肠结核一般起病缓慢，早期症状不明显，易被忽视，全身症状表现为发热、盗汗、消瘦、乏力等结核病中毒症状以及腹胀、腹痛、腹泻与便秘等消化道症状。观察患者餐后有无腹胀，是否伴有消化不良、食欲减退、恶心、呕吐等肠结核早期症状。

2. 评估患者是否存在腹泻与便秘的症状　腹泻为肠结核最常见症状，粪便多为稀水样或糊状，一日几次或十几次，多在腹痛后出现。腹泻与便秘交替是肠道功能紊乱的结果。

3. 评估患者腹痛的部位和疼痛程度　腹痛为主要常见症状，占 80%~90%。为慢性腹痛，腹痛部位和病变部位相关。一般为隐痛，有时是绞痛，进食可以诱发或加重。

4. 观察患者是否存在并发症 肠梗阻、肠穿孔、肠出血、窦道形成等为肠结核的并发症。

（五）护理诊断

1. 疼痛 与结核杆菌侵犯肠黏膜导致炎性病变有关。

2. 腹泻 与肠结核所致肠道功能紊乱有关。

3. 营养失调：低于机体需要量 与结核杆菌感染及病程迁延导致慢性消耗有关。

4. 有体液不足的危险 与腹泻有关。

（六）护理措施

1. 一般护理 保持病室环境整洁、安静、舒适；患者应卧床休息，避免劳累；全身毒血症状重者应严格卧床休息，以降低机体消耗，待病情稳定后可逐步增加活动量。

2. 饮食护理 患者应摄入高热量、高蛋白、高维生素、易消化的食物。

3. 心理护理 主动关心、体贴患者，做好有关疾病及自我护理知识的宣传教育。特别对于有精神、神经症状的患者，更应给予关照，关注其情绪变化，及时疏导其不良心理状态，使之安心疗养。

4. 病情观察 观察结核毒血症状及腹部症状体征的变化；观察患者粪便性状、颜色；监测血沉变化，以判断肠结核的转归情况。

5. 对症护理 腹痛时可采取分散患者注意力、腹部按摩、针灸等方法，必要时遵医嘱应用阿托品等药物镇痛；腹泻时应避免进食含纤维素多的食物，同时可适当使用止泻药物；便秘时嘱患者多食含纤维素高的食物，可使用开塞露、灌肠等通便方法。

6. 用药护理 根据病情、疼痛性质和程度选择性地给予药物镇痛，是解除胃肠道疾病疼痛的重要措施。

（1）一般疼痛发生前用药要较疼痛剧烈时用药效果好且剂量偏小。用药后应注意加强观察，防止发生不良反应、耐药性和依赖性。因阿托品有加快心率、咽干、面色潮红等不良反应，哌替啶、吗啡有依赖性，吗啡还可抑制呼吸中枢等，故疼痛减轻或缓解后应及时停药。

（2）观察抗结核药物不良反应，使用链霉素、异烟肼（雷米封）、利福平等药物时，注意有无耳鸣、头晕、恶心、呕吐等中毒症状及过敏反应。

7. 体温过高护理

（1）保持病室环境整洁、安静、舒适。患者应卧床休息，避免劳累；全身毒血症状重者应严格卧床休息，以降低机体消耗，待病情稳定后可逐步增加活动量。

（2）给予高热量、高蛋白、高维生素、易消化的流质或半流质饮食，鼓励多进食，多食水果，多饮水，保证每日摄水量达 2 500～3 000 mL。不能进食者，应按医嘱从静脉补充营养与水分，同时监测患者的尿量和出汗情况，以便调整补液量，并保持排便通畅。

（3）严密观察病情变化，体温>38.5 ℃时，应每 4 小时测量 1 次体温、脉搏、呼吸，处于体温变化过程中的患者应每 2 小时测量 1 次，并记录，或按病情需要随时监测。

（4）体温>39 ℃，应给予物理降温，如冷敷、温水擦浴、冷生理盐水灌肠等，以降低代谢率、减少耗氧量。冷湿敷法是用冷水或冰水浸透毛巾敷于头面部和血管丰富处，如腘窝、股根部、腋下、颈部，每 10～15 分钟更换 1 次；用冷生理盐水灌肠，婴儿每次 100～300 mL。

8. 腹痛护理

（1）病情观察：①密切观察疼痛的部位、性质、程度及其变化，增生型肠结核注意有无并发肠梗阻。②急性腹痛者还应观察生命体征的变化。③溃疡型肠结核注意有无盗汗、发热、消瘦、贫血等症状。④腹痛发作时严禁随意使用镇痛药,以免掩盖症状。⑤观察腹泻程度、粪便的性状、次数、量、气味和颜色的变化。注意有无脱水征。

(2)一般护理:①急性起病、腹痛明显者应卧床休息,保持环境安静、舒适,温湿度适宜。②根据疼痛的性质、程度,按医嘱选择禁食、流质、半流质饮食。

(3)对症护理:①排便后用温水清洗肛周,保持清洁干燥,涂凡士林或抗生素软膏以保护肛周皮肤。②遵医嘱给予液体、电解质、营养物质输入,注意输入速度的调节。③全身毒血症状严重、盗汗多者及时更换衣服,保持床铺清洁、干燥,加强口腔护理。

(4)向患者讲解有关缓解腹痛的知识:①指导和帮助其用鼻深吸气,然后张口慢慢呼气,有节奏地反复进行。②指导式的想象:利用一个人对某一特定事物的想象力从而达到预期效果,如通过回忆一些有趣的往事等使注意力转移、疼痛减轻。③局部热疗法:除急腹症外,可对疼痛的局部用热水袋热敷。热敷时注意水温,防止烫伤。④放松疗法:通过自我意识,集中注意力,使全身各部分肌肉放松,从而提高患者对疼痛的耐受力。

(5)用药护理:根据病情、疼痛性质和程度选择性地给予药物镇痛,是解除胃肠道疾病疼痛的重要措施。一般疼痛发生前用药较疼痛剧烈时用药效果好,且剂量偏小。

(6)心理指导:慢性腹痛患者因病程长、反复发作,且又无显著疗效,常出现焦虑情绪。疼痛发作时可通过心理疏导或转移注意力及介绍必要的疾病相关知识等方法,消除患者恐惧、焦虑、抑郁等心理,稳定患者的情绪,使其精神放松,增强对疼痛的耐受性,从而减轻或消除疼痛。

9. 腹泻护理　可用热敷,以减弱肠道运动,减少排便次数,并有利于腹痛等症状的减轻。慢性轻症者可适当活动,饮食以少渣、易消化食物为主,避免生冷、多纤维、刺激性食物。急性腹泻应根据病情和医嘱,给予饮食护理,如禁食或用流质、半流质、软食。排便频繁时,因粪便的刺激,可使肛周皮肤损伤,引起糜烂及感染。排便后应用温水清洗肛周,保持清洁、干燥。

10. 失眠护理

(1)安排有助于睡眠和休息的环境,关闭门窗、拉上窗帘,夜间睡眠时使用壁灯。

(2)保持病室内温度舒适,盖被适宜。

(3)尽量满足患者以前的入睡习惯和入睡方式,建立与以前相类似规律的活动和休息时间表。有计划地安排好护理活动,尽量减少对患者睡眠的干扰。

(4)提供促进睡眠的措施,睡前减少活动量。睡前避免喝咖啡或浓茶水。睡前热水泡足或洗热水浴,可以做背部按摩、听轻柔的音乐或提供娱乐性的读物。

(5)指导患者使用放松技术,如缓慢地深呼吸、全身肌肉放松疗法等。

(6)限制晚饭的饮水量,睡前排尿,必要时,入睡前把便器放在床旁。

(7)遵医嘱给镇静催眠药,并评价效果,积极实施心理治疗。

(七)健康教育

1. 饮食指导

(1)向患者解释营养对治疗肠结核的重要性。由于结核病是慢性消耗性疾病,只有保证营养的供给,提高机体抵抗力,才能促进疾病的痊愈。

(2)与患者及家属共同制订饮食计划。

（3）应给予高热量、高蛋白、高维生素且易消化的食物。

（4）腹泻明显的患者应少食乳制品、富含脂肪的食物和粗纤维食物，以免加快肠蠕动。

（5）肠梗阻的患者要严格禁食。严重营养不良者应协助医师进行静脉营养治疗，以满足机体代谢需要。

（6）每周测量患者的体重，并观察有关指标，如电解质、血红蛋白，以评价其营养状况。

2. 心理指导　肠结核治疗效果不明显时，患者往往担忧预后。纤维结肠镜等检查有一定痛苦，故应注重患者的心理护理，通过解释、鼓励来提高患者对配合检查和治疗的认识，稳定其情绪。

3. 出院指导

（1）肠结核的预后取决于早期诊断与及时正规治疗，一般预后良好。必须向患者强调有关结核病的防治知识，特别是肠结核的预防重在肠外结核，如肺结核的早期诊断与积极治疗对于防治肠结核至关重要。

（2）注意个人卫生，提倡公筷进餐或分餐制，鲜牛奶应消毒后饮用。

（3）患者的餐具及用物均应消毒，对患者的粪便也应进行消毒处理。

（4）嘱患者注意休息，要劳逸结合，避免疲劳、受寒。

（5）指导患者坚持抗结核药物治疗，说明规范治疗与全程治疗结核病的重要性，按时、按量服用药物，切忌自行停药。

（6）要注意观察药物的疗效和不良反应，了解抗结核药物不良反应及预防方法，有不适立即到医院就诊，并遵医嘱定期门诊复查。

二、结核性腹膜炎

结核性腹膜炎是由结核杆菌引起的慢性弥漫性腹膜感染。以儿童、青壮年多见，女性略多于男性。临床表现主要为倦怠、发热、腹痛与腹胀等，可引起肠梗阻、肠穿孔和形成瘘管等并发症。

大多数结核性腹膜炎是腹腔脏器，如肠系膜淋巴结结核、肠结核、输卵管结核等活动性结核病灶直接蔓延侵及腹膜引起。少数病例可由血行播散引起，常见的原发病灶有粟粒型肺结核及关节、骨、睾丸结核，可伴有结核性多浆膜炎等。

因侵入腹腔的结核菌数量、毒力及机体免疫力不同，结核性腹膜炎的病理改变可表现为 3 种基本的病理类型，即渗出型、粘连型、干酪型，以渗出型、粘连型多见。当可有 2 种或 3 种类型的病变并存时，称混合型。

（一）临床表现

结核性腹膜炎的临床表现随原发病灶、感染途径、病理类型及机体反应性的不同而异。其起病缓急不一，多数起病较缓，也有急性发病者。

1. 症状

（1）全身症状：结核毒血症状常见，主要是发热和盗汗。以低热和中等热为最多，约 1/3 患者有弛张热，少数可呈稽留热。高热伴有明显毒血症者，主要见于渗出型、干酪型，或伴有粟粒型肺结核、干酪型肺炎等严重结核病的患者。后期有营养不良，表现为消瘦、贫血、水肿、舌炎、口角炎等。

（2）腹痛：多位于脐周或右下腹，间歇性发作，常为疼挛性阵痛，进餐后加重，排便或肛门排气后缓解。腹痛的发生可能与进餐引起胃肠反射或肠内容物通过炎症、狭窄肠端、引起局部肠痉挛有关。如腹痛呈阵发性加剧，应考虑并发不完全性肠梗阻。偶可表现为急腹症，是肠系膜淋巴结结核、腹腔内其他结核的干酪样坏死病灶破溃，或肠结核急性穿孔所致。

（3）腹胀：多数患者可出现不同程度的腹胀，多是结核毒血症或腹膜炎伴有肠功能紊乱引起，也可因腹腔积液或肠梗阻所致。

（4）腹泻、便秘：腹泻常见，排便次数因病变严重程度和范围不同而异，一般每天 2~4 次，重者每天达十余次。粪便成糊状，一般不含脓血，不伴有里急后重。腹泻主要与腹膜炎引起的胃肠功能紊乱有关，偶可由伴有的溃疡性肠结核或干酪样坏死病变引起的肠管内瘘等引起。有时腹泻与便秘交替出现。

（5）腹壁柔韧感：柔韧感是腹膜受到轻度刺激或慢性炎症造成，可见于各型，但一般认为是粘连型结核性腹膜炎的临床特征。绝大多数患者均有不同程度的压痛，一般较轻微，少数压痛明显并有反跳痛，后者多见于干酪型。

（6）腹部肿块：粘连型及干酪型患者的腹部常可触及肿块，多位于中下腹部。肿块多由增厚的大网膜、肿大的肠系膜淋巴结、粘连成团的肠曲或干酪样坏死脓性物积聚而成，其大小不一，边缘不齐，有时呈横行块状物或有结节感，多有轻微触痛。

2. 体征

（1）全身状况：患者呈慢性病容，后期有明显的营养不良，表现为消瘦、水肿、苍白、舌炎、口角炎等。

（2）腹部压痛与反跳痛：多数患者有腹部压痛，一般轻微，少数压痛明显，且有反跳痛，常见于干酪型结核性腹膜炎。

（3）腹壁柔韧感：是结核性腹膜炎的临床特征，是腹膜慢性炎症、增厚、粘连所致。

（4）腹部包块：见于粘连型或干酪型，常由增厚的大网膜、肿大的肠系膜淋巴结、粘连成团的肠曲或干酪样坏死脓性物积聚而成。多位于脐周，大小不一，边缘不整，表面粗糙呈结节感，不易推动。

（5）腹腔积液：多为少量至中量腹腔积液，腹腔积液超过 1 000 mL 时可出现移动性浊音。

3. 并发症　肠梗阻常见，多发生于粘连型。肠瘘一般多见于干酪型，往往同时有腹腔脓肿形成。

4. 结核性腹膜炎与肠结核的鉴别　见表 5-1。

表 5-1　结核性腹膜炎与肠结核的鉴别

项目		结核性腹膜炎	肠结核
感染途径		多为直接蔓延	多为经口感染
原发病		肠结核（最常见）、肠系膜淋巴结结核、输卵管结核、血行播散感染者多为粟粒型肺结核	开放性肺结核（最常见）、血型播散感染者多为粟粒型肺结核、直接蔓延者多为女性生殖器结核
临床表现	发热	低或中度热（最常见）	低热、弛张热、稽留热
	腹痛	多位于脐周、下腹的持续性隐痛或钝痛	多位于右下腹的持续性隐痛或钝痛
	触诊	腹壁柔韧感	无特征
	腹腔积液	草黄色、淡血性、乳糜性	无
	腹块	见于粘连型或干酪型	见于增生型肠结核
	腹泻	常见，3~4 次/天，粪便糊状	因病变范围及严重程度不同而异
	梗阻	多见于粘连型	晚期可有

（二）辅助检查

1. 血常规、红细胞沉降率与结核菌素试验　部分患者有轻度至中度贫血，多为正细胞正色素性贫血。白细胞计数大多正常，干酪型患者或腹腔结核病灶急性扩散时，白细胞计数增多。多数患者红细胞沉降率增快，可作为活动性病变的指标。结核菌素试验呈强阳性有助于结核感染的诊断。

2. 腹腔积液检查　腹腔积液多为草黄色渗出液，少数为淡血色，偶见乳糜性，比重一般超过1.018，蛋白质含量>30 g/L，白细胞计数>500×10^6/L，以淋巴细胞为主。但有时因低清蛋白血症或合并肝硬化，腹腔积液性质可接近漏出液。结核性腹膜炎的腹腔积液腺苷脱氨酶活性常增高，普通细菌培养结果常为阴性，腹腔积液浓缩找结核分枝杆菌或结核分枝杆菌培养阳性率均低，腹腔积液动物接种阳性率>50%，但费时较长。

3. 腹部 B 超检查　可发现少量腹腔积液，也可为腹腔穿刺提示准确位置，同时也可辅助鉴别腹部包块性质。

4. X 线检查　腹部 X 线平片检查有时可见钙化影，提示钙化的肠系膜淋巴结结核。X 线胃肠钡剂造影检查可发现肠粘连、肠结核、肠瘘、肠腔外肿块等征象，有辅助诊断的价值。

5. 腹腔镜检查　可窥见腹膜、网膜、内脏表面有散在或聚集的灰白色结节，浆膜浑浊粗糙，活组织检查有确诊价值。检查适用于有游离腹腔积液的患者，禁用于腹膜有广泛粘连者。

（三）治疗原则

1. 抗结核化学药物治疗一般以链霉素、异烟肼及利福平联合应用为佳，也可另加吡嗪酰胺或乙胺丁醇，病情控制后，可改为异烟肼与利福平或异烟肼口服加链霉素每周 2 次，疗程应>12 个月。

2. 对腹腔积液型患者，在放腹腔积液后于腹腔内注入链霉素、醋酸可的松等药物，每周 1 次，可加速腹腔积液吸收并减少粘连。

3. 对血行播散或结核毒血症严重的患者，在应用有效的抗结核药物治疗的基础上，也可加用肾上腺皮质激素以减轻中毒症状，防止肠粘连及肠梗阻发生。

4. 鉴于本病常继发于体内其他结核病，多数患者已接受过抗结核药物治疗，因此，对这类患者应选择以往未用或少用的药物，制订联合用药方案。

5. 当并发肠梗阻、肠穿孔、化脓性腹膜炎时，可行手术治疗。与腹内肿瘤鉴别确有困难时，可行剖腹探查。手术适应证包括：①并发完全性肠梗阻或有不全性肠梗阻经内科治疗而未见好转者。②急性肠穿孔，或腹腔脓肿经抗生素治疗未见好转者。③肠瘘经抗结核化疗与加强营养而未能闭合者。④当诊断困难，与急腹症不能鉴别时，可考虑剖腹探查。

（四）护理评估

1. 健康史　需要采集病史，评估病因，了解是否有结核病史。

2. 身体状况　仔细评估结核性腹膜炎的影响及生命体征情况。

3. 心理-社会状况　评估患者与家属心理情况与需求，了解患者的心理压力与应激表现，提供适当心理、社会支持。

（五）护理诊断

1. 体温过高　与结核病毒血症有关。

2. 营养失调：低于机体需要量　与慢性消耗性疾病以及舌炎、口角炎进食困难有关。

3. 腹痛　与腹膜炎有关。

4. 腹泻　与腹膜炎性刺激导致肠功能紊乱有关。

5. 体液过多（腹腔积液）　与腹膜充血、水肿、浆液纤维蛋白渗出有关。

6. 潜在并发症　肠梗阻、腹腔脓肿、肠瘘及肠穿孔。

（六）护理措施

1. 一般护理

（1）保持环境整洁、安静、空气流通及适宜的温度、湿度。卧床休息，保证充足的睡眠，减少活动。有腹腔积液者取平卧位或半坐卧位。

（2）提供高热量、高蛋白、高维生素、易消化饮食，如新鲜蔬菜、水果、鲜奶、豆制品、肉类及蛋类等；有腹腔积液者限制钠盐摄入，少进或不进引起腹胀的食物。

（3）结核毒血症状重者，应保持皮肤清洁、干燥，及时更换衣裤；给予腹泻患者肛周护理。

2. 病情观察

（1）密切观察腹痛的部位、性质及持续时间，对骤起急腹痛要考虑腹腔内其他结核病灶破溃或并发肠梗阻、肠穿孔等。

（2）观察腹泻、便秘情况，有无发热。

（3）定期监测体重、血红蛋白等营养指标。

3. 用药护理

（1）观察抗结核药物的不良反应，注意有无头晕、耳鸣、恶心等中毒症状及过敏反应。

（2）定期检查患者听力及肝、肾功能。

（3）督促患者不能自行停药，避免影响治疗。

4. 腹腔穿刺放腹腔积液护理

（1）术前向患者解释腹腔穿刺的目的、方法、注意事项，消除其紧张心理，以取得配合。

（2）术前测量体重、腹围、生命体征，排空膀胱。

（3）术中及术后监测生命体征，观察有无不适反应。

（4）术毕缚紧腹带，记录抽出腹腔积液的量、性质、颜色，及时送验标本。

5. 体温过高护理

（1）高热时卧床休息，减少活动。提供合适的环境温度。出汗较多而进食较少者应遵医嘱补充热量、水及电解质。

（2）评估发热类型及伴随症状，体温过高时，应根据具体情况选择适宜的降温方式，如温水或酒精擦浴、冰敷、冰盐水灌肠及药物降温等。

（3）及时更换衣服、盖被，注意保暖，并协助翻身，注意皮肤、口腔的清洁与护理。

6. 疼痛护理

（1）观察疼痛的部位、性质及持续时间。耐心听取患者对疼痛的主诉，并表示关心和理解。

（2）提供安静舒适的环境，保证充足睡眠。

（3）腹痛应对方法：教会患者放松技巧，如深呼吸、全身肌肉放松、自我催眠等；教会患者分散注意力，如与人交谈、听音乐、看书报等；适当给予解痉药，如阿托品、东莨菪碱等。

（4）腹痛严重时遵医嘱给予相应处理，如合并肠梗阻行胃肠减压，合并急性穿孔行外科手术治疗。

7. 腹泻护理

（1）观察患者排便次数及粪便的性状、量、颜色。

（2）腹泻严重者给予禁食，并观察有无脱水症，遵医嘱补液、止泻。

（3）排便频繁者，每次便后宜用软质纸擦拭肛门，并用温水清洗干净，以防肛周皮肤黏膜破溃、糜烂。

（4）检测电解质及肝功能变化。

（七）健康教育

1. 饮食指导

（1）为提高患者的抗病能力，除给予支持疗法外还需帮助患者选择高蛋白、高热量、高维生素（尤其含维生素 A）食物，如牛奶、豆浆、鱼、瘦肉、甲鱼、鳝鱼、蔬菜、水果等。

（2）鼓励患者多饮水，每日>2 L，保证机体代谢的需要和体内毒素的排泄，必要时遵医嘱给予静脉补充。

（3）协助患者晨起、餐后、睡前漱口，加强口腔护理，口唇干燥者涂液状石蜡保护。积极治疗和预防口角炎、舌炎及口腔溃疡。

（4）进食困难者遵医嘱静脉补充高营养，如氨基酸、脂肪乳剂、白蛋白等。必要时检测体重及血红蛋白水平。

2. 心理指导　指导患者及家属与同病房患者进行沟通，讲解本病的基本知识，使其了解本病无传染性，解除思想顾虑，给患者创造良好的休养环境及家庭社会支持系统。

3. 基础护理

（1）结核活动期，有高热等严重结核病毒性症状应卧床休息，保持环境安静、整洁、舒适、空气流通及适宜的温度、湿度，保证充足的睡眠，使患者心境愉悦，以最佳的心理状态接受治疗。减少活动。

（2）有腹腔积液者取平卧位或半坐卧位，恢复期可适当增加户外活动，如散步、打太极拳、做保健操等，有条件者可选择空气新鲜、气候温和处疗养，提高机体的抗病能力。

（3）轻症患者在坚持化疗的同时，可进行正常工作，但应避免劳累和重体力劳动，戒烟、戒酒，做到劳逸结合。

4. 出院指导

（1）告知患者本病呈慢性经过，经正规抗结核治疗，一般预后良好。

（2）嘱患者积极配合治疗。根据原发结核病灶不同，有针对性地对患者及家属进行有关消毒、隔离等知识的宣教，防止结核菌的传播。

（3）指导患者注意休息，适当进行体力活动，注意避免劳累，避免受寒和感冒。

（4）加强营养，指导患者进食高热量、高蛋白、高维生素、易消化的食物，多食蔬菜、水果类。

（5）坚持按医嘱服药，不能随意自行停药，注意观察药物的不良反应，如恶心、呕吐等胃肠道反应以及肝、肾功能损害等。

（6）遵医嘱定期复查，及时了解病情变化，以利于治疗方案的调整。

（屈美清）

第三节　原发性肝癌

原发性肝癌简称肝癌，是指由肝细胞或肝内胆管上皮细胞发生的恶性肿瘤。原发性肝癌是我国常见的肿瘤之一，其病死率在消化系统恶性肿瘤中居第三位，仅次于胃癌和食管癌。其发病率有上升趋势，可发生于任何年龄，以 40~49 岁为多见，男女之比为（2~5）：1。

原发性肝癌的病因、发病机制目前尚未明确，根据高发区流行病学调查，可能与之相关的因素有：①病毒性肝炎。②肝硬化。③黄曲菌素。④饮用水污染。⑤遗传因素。⑥其他。

一、临床表现

原发性肝癌起病隐匿，早期缺乏典型症状。经甲胎蛋白（AFP）普查检出的早期病例无任何症状和体征，称亚临床肝癌。出现症状就诊者病程大多已进入中晚期。

1. 症状

（1）肝区疼痛：最常见，半数以上患者有肝区疼痛，多呈持续性钝痛或胀痛。若肿瘤侵犯膈肌，疼痛可放射至右肩，如肿瘤生长缓慢，则无或仅有轻微钝痛；当肝表面癌结节包膜下出血或向腹腔破溃，可表现为突然发生的剧烈肝区疼痛或腹痛。

（2）消化道症状：常有食欲减退、消化不良、恶心、呕吐。腹腔积液或门静脉癌栓可导致腹胀、腹泻等症状。

（3）全身症状：有乏力、进行性消瘦、发热、营养不良，晚期患者可呈恶病质等。少数患者由于癌肿本身代谢异常，进而导致机体内分泌代谢异常，可有自发性低血糖、红细胞增多症、高血钙、高血脂等伴癌综合征的表现。

（4）转移灶症状：肝癌转移可引起相应的症状，如转移至肺可引起咳嗽和咯血，胸膜转移可引起胸痛和血性胸腔积液。癌栓栓塞肺动脉及其分支可引起肺栓塞，产生严重的呼吸困难、低氧血症和胸痛。如转移至骨骼和脊柱，可引起局部压痛或神经受压症状。脑转移可有相应的神经定位症状和体征。

2. 体征

（1）肝大：进行性肝大为最常见的特征性体征之一。肝质地坚硬，表面及边缘不规则，常呈结节状，有不同程度的压痛。如肝癌突出于右肋弓下或剑突下，上腹可呈现局部隆起或饱满；如癌肿位于膈面，则主要表现为膈肌抬高而肝下缘不下移。

（2）黄疸：一般在晚期出现，多为阻塞性黄疸，少数为肝细胞性黄疸。阻塞性黄疸是癌肿侵犯或压迫胆管或肝门转移性淋巴结增大压迫胆管引起；肝细胞性黄疸是癌组织肝内广泛浸润或合并肝硬化、慢性肝炎引起。

（3）肝硬化征象：在失代偿期肝硬化基础上发病者有基础病的临床表现。原有腹腔积液者可表现为腹腔积液迅速增加且具难治性。血性腹腔积液多是肝癌侵犯肝包膜或向腹腔内破溃引起，少数是腹膜转移癌所致。

3. 转移途径

（1）肝内转移：肝癌最早在肝内转移，易侵犯门静脉及其分支并形成血栓。

（2）肝外转移：分为血性转移、淋巴转移和种植转移。其中血性转移最常见的部位为肺，种植转移少见。

4. 并发症

（1）肝性脑病：常为肝癌终末期的最严重并发症，约 1/3 的患者因此死亡。

（2）上消化道出血：约占肝癌死亡原因的 15%。肝癌常因合并肝硬化或门静脉、肝静脉癌栓致门静脉高压，导致食管-胃底静脉曲张破裂出血；也可因晚期肝癌患者胃肠道黏膜糜烂、凝血功能障碍等出血。

（3）肝癌结节破裂出血：约10%的肝癌患者发生癌结节破裂出血。肝癌组织坏死、液化可致自发破裂或因外力而破裂。如限于包膜下可形成压痛性血肿；破入腹腔可引起急性腹痛和腹膜刺激征，严重可致出血性休克或死亡。

（4）继发感染：患者因长期消耗或放射、化学治疗等抵抗力减弱，加之长期卧床等因素，容易并发肺炎、败血症、肠道感染、压疮等。

5. 临床分期　全国肝癌会议制定的肝癌分期标准、可作为估计肝癌预后和选择治疗方法的重要参考依据。

I_a：单个肿瘤最大直径≤3 cm，无癌栓、腹腔淋巴结及远处转移；肝功能分级 Child-Pugh A。

I_b：单个或2个肿瘤最大直径之和≤5 cm，在半肝，无癌栓、腹腔淋巴结及远处转移，肝功能分级 Child-Pugh A。

II_a：单个或2个肿瘤最大直径之和≤10 cm，在半肝或多个肿瘤最大直径之和≤5 cm，在左、右两半肝，无癌栓、腹腔淋巴结及远处转移；肝功能分级 Child-Pugh A。

II_b：单个或2个肿瘤最大直径之和>10 cm，在半肝或多个肿瘤最大直径之和>5 cm，在左、右两半肝，无癌栓、腹腔淋巴结及远处转移；肝功能分级 Child-Pugh A，或不论肿瘤情况，有门静脉分支、肝静脉或胆管癌栓和（或）肝功能分级 Child-Pugh B。

III_a：不论肿瘤情况，有门脉主干或下腔静脉癌栓、腹腔淋巴结或远处转移；肝功能分级 Child-Pugh A 或 Child-Pugh B。

III_b：不论肿瘤、癌栓、转移情况，肝功能分级 Child-Pugh C。

二、辅助检查

1. AFP检测　现已广泛用于肝癌的普查、诊断、判断治疗效果和预测复发。肝细胞癌 AFP 升高者占70%~90%。AFP 浓度通常与肝癌大小呈正相关。在排除妊娠、肝炎和生殖腺胚胎瘤的基础上，AFP 检查诊断肝细胞癌的标准：①AFP>500 μg/L，持续4周以上。②AFP 由低浓度逐渐升高不降。③AFP>200 μg/L 的中等水平持续8周以上。AFP 异质体的检测有助于提高肝癌的诊断率，且不受 AFP 浓度、肿瘤大小和病期早晚的影响。

2. 其他标志物检测　γ-谷氨酰转移酶同工酶Ⅱ（GGT_2）、血清岩藻糖苷酶（AFU）、异常凝血酶原（APT）等有助于 AFP 阴性肝癌的诊断和鉴别诊断，联合多种标志物可提高诊断率。

3. 超声显像检查　B超检查是目前肝癌筛查的首选检查方法。AFP 结合 B 超检查是早期诊断肝癌的主要方法。彩色多普勒超声有助于了解占位性病变的血供情况，以判断其性质。

4. CT检查　CT 是肝癌诊断的重要手段，为临床疑诊肝癌者和确诊为肝癌拟行手术治疗者的常规检查。螺旋 CT 增强扫描使 CT 检查肝癌的敏感性进一步提高，甚至可以发现直径<1 cm 的肿瘤。

5. MRI检查　能清楚显示肝细胞癌内部结构特征，应用于临床怀疑肝癌而 CT 未能发现病灶，或病灶性质不能确定时。

6. 肝血管造影检查　选择性肝动脉造影是肝癌诊断的重要补充手段，该项检查为有创性。适用于肝内占位性病变非侵入检查未能定性者；疑为肝癌而非侵入检查未能明确定位者；拟行肝动脉栓塞治疗者；施行配合 CT 检查的新技术（如前述）。数字减影血管造影（DSA）设备的普及极大便利了该项检查的开展。

7. 肝活组织检查　在 B 超或 CT 引导下细针穿刺癌结节行组织学检查，是确诊肝癌的最可靠方法。

因其有出血或癌肿针道转移的风险，上述非侵入性检查未能确诊者可视情况考虑应用。

三、诊断标准

有乙/丙型病毒性肝炎病史或酒精性肝病的中年尤其是男性患者，有不明原因的肝区疼痛、消瘦、进行性肝大者，应考虑肝癌的可能，做血清 AFP 测定和有关影像学检查，必要时行肝穿刺活检，可获诊断。有典型临床症状的就诊患者往往已至晚期，为争取对肝癌的早诊早治，应对高危人群（肝炎史 5 年以上，乙型或丙型肝炎病毒标志物阳性，35 岁以上）进行肝癌普查，血清 AFP 测定和 B 型超声检查每年 1 次是肝癌普查的基本措施。经普查检出的肝癌可无任何症状和体征，称亚临床肝癌。

对原发性肝癌的临床诊断及对普查发现的亚临床肝癌的诊断可参考以下标准。

1. 非侵入性诊断标准

（1）影像学标准：两种影像学检查均显示有>2 cm 的肝癌特征性占位性病变。

（2）影像学结合 AFP 标准：一种影像学检查显示有>2 cm 的肝癌特征性占位性病变，同时伴有 AFP≥400 μg/L（排除妊娠、生殖系胚胎源性肿瘤、活动性肝炎及转移性肝癌）。

2. 组织学诊断标准　肝组织学检查证实原发性肝癌。对影像学尚不能确定诊断的≤2 cm 的肝内结节应通过肝穿刺活检以证实原发性肝癌的组织学特征。

四、治疗

早期发现和早期治疗是改善肝癌预后的最主要措施，早期肝癌应尽量采取手术切除。对不能切除者可采取多种综合治疗措施。

1. 手术治疗　肝癌的治疗方案以手术切除为首选，对诊断明确并有手术指征者应及早手术。由于手术切除仍有很高的复发率，术后宜加强综合治疗与随访。手术适应证为：

（1）诊断明确，估计病变局限于一叶或半肝，未侵及第一、第二肝门和下腔静脉者。

（2）肝功能代偿良好，凝血酶原时间不低于正常的 50%。

（3）无明显黄疸、腹腔积液或远处转移者。

（4）心、肺、肾功能良好，能耐受手术者。

（5）术后复发，病变局限于肝的一侧者。

（6）经肝动脉栓塞化疗或肝动脉结扎、插管化疗后，病变明显缩小，估计有可能手术切除者。

2. 肝动脉化疗栓塞治疗（TACE）　是肝癌非手术疗法中的首选方案，可明显提高患者的 3 年生存率。TACE 是经皮穿刺股动脉，在 X 线透视下将导管插至固有动脉或其分支注射抗肿瘤药物和栓塞剂，常用栓塞剂有碘化油和吸收性明胶海绵碎片。现临床多采用抗肿瘤药物和碘化油混合后注入肝动脉，发挥持久的抗肿瘤作用。一般 6~8 周重复 1 次，经 2~5 次治疗，许多肝癌明显缩小，再行手术切除。

3. 无水乙醇注射疗法　在 B 超引导下经皮穿刺至肿瘤内，注射适量的无水乙醇，导致肿瘤坏死。适用于肿瘤直径<3 cm，结节数<3 个伴有肝硬化而不能手术治疗者。

4. 放射治疗　主要适用于肝门区肝癌的治疗，对于病灶较为局限、肝功能较好的早期病例，如能耐受 40 Gy（4 000 rad）以上的放射剂量，疗效可显著提高。常用的剂量为 40~60 Gy/5~6 周，治疗过程中联合化疗，同时结合中药或其他支持疗法，可提高缓解率和减轻放射治疗的不良反应。

5. 全身化疗　肝癌化疗以顺铂（CDDP）方案为首选，常用的化疗药物还有多柔比星（ADM）、丝裂霉素 C（MMC）、氟尿嘧啶（5-FU）等药物，一般认为单一用药疗效较差。

6. 生物和免疫治疗　近年来，在肝癌的生物学特性和免疫治疗方面研究有所进展。目前单克隆抗体（MAbs）和酪氨酸激酶抑制剂（TKI）类的各种靶向治疗药物等已相继应用于临床，基因治疗和肿瘤疫苗技术近年来也在研究之中。

7. 中医治疗　中医通过调整机体的抗肿瘤能力而发挥作用，如配合手术、化疗和放疗，可促进患者恢复，减轻治疗的不良反应。

8. 并发症的治疗　肝癌结节破裂时，因患者凝血功能障碍，非手术治疗难以止血。在患者能耐受手术的情况下，应积极争取手术探查，行局部填塞缝合术、肝动脉栓塞术、肝动脉结扎术等，进行止血治疗。

五、护理评估

1. 健康史　患者的年龄、性别、婚姻和职业；是否居住于肝癌高发区；有无肝炎、肝硬化病史；饮食和生活习惯，有无进食含黄曲菌的食物、有无亚硝胺类致癌物的接触史等；家族中有无肝癌或其他肿瘤患者；有无其他部位肿瘤病史或手术史；有无其他系统伴随疾病。有无用（服）药史、过敏史等。

2. 身体状况　疼痛发生的时间、部位、性质、诱因和程度；疼痛是否位于右上腹，疼痛是否呈间歇性或持续性钝痛或刺痛，与体位有无关系；是否夜间或劳累时加重，有无牵涉痛；是否伴有消化道症状，如嗳气、腹胀；近期有无乏力、食欲减退等。

3. 心理-社会状况　患者对拟采取的手术方式、疾病预后及手术前后康复知识的了解和掌握程度；患者对手术过程、手术可能导致的并发症及疾病预后所产生的恐惧、焦虑程度和心理承受能力；家属对疾病及其治疗方法、预后的认知程度及心理承受能力；家庭对患者手术、化疗、放疗等的经济承受能力。

六、护理诊断

1. 疼痛　与肝癌肿瘤增长致肝包膜张力增大牵拉、肿瘤转移到其他组织有关。
2. 体液过多：腹腔积液　与肝癌、肝硬化致门脉高压、低蛋白血症及水、钠潴留有关。
3. 营养失调：低于机体需要量　与肝癌所致的进行性消耗、食欲减退、恶心及腹胀有关。
4. 潜在并发症　肝性脑病、上消化道出血、感染。
5. 预感性悲哀　与肝癌晚期临近死亡有关。
6. 知识缺乏　对放疗、化疗所致不良反应的相关知识缺乏有关。

七、护理措施

1. 疼痛护理
（1）肝癌晚期患者疼痛剧烈，且较为持续，难以忍受。在护理上，除了给予关心、疏导外，要给患者提供一个舒适、安静，利于休息的环境。
（2）评估其疼痛的性质、强度、部位，遵医嘱给予镇痛药，并观察用药后的疗效。
（3）可鼓励患者采用转移注意力，放松、分散疗法等非药物方法镇痛。

2. 饮食护理
（1）提供高蛋白、适当热量、高维生素的饮食。
（2）有食欲不振、恶心、呕吐的患者，在进食前进行口腔护理、少量多餐等方法促进食欲，增加进食量。

（3）对于进食少的患者，应给予营养支持疗法，包括肠道内营养、静脉营养的应用，必要时还可静脉给予白蛋白。

（4）腹腔积液严重的患者应限制每日水、钠的摄入，准确记录尿量。

（5）有肝性脑病倾向的患者，对蛋白的摄入应减少，甚至禁食。

3. 心理护理

（1）本病起病隐匿，临床发现多已是晚期，面对突如其来的沉重打击，患者极易产生悲观、绝望的情绪。

（2）护理人员应加强与患者的交流沟通，了解患者在不同阶段的情绪变化，给予相应的护理，使其接受患病事实，乐观对待疾病。

（3）护理人员应做好疾病相关的健康宣教，鼓励患者参与治疗和护理，增加与疾病斗争的信心。

（4）护理人员对患者出现的不适症状，如疼痛、恶心、厌食等，应积极协助处理，避免对患者情绪带来负面影响。

（5）应加强对疾病有极度恐惧易发生危险行为患者的监控，以免发生意外。

4. 病情观察

（1）有无腹痛、腹胀、腹泻情况，肝区疼痛的性质、部位、程度、持续时间，有无恶心、呕吐症状及强迫体位。

（2）密切注意肝性脑病的早期征象，如患者有无冷漠或欣快，理解力和近期记忆力减退，行为异常以及扑翼样震颤。

（3）监测并记录患者血压、脉搏、呼吸、体重及瞳孔的变化。

（4）定期复查血氨，肝、肾功能，电解质变化，有情况及时协助医师进行处理。

（5）有无门脉高压所致的出血现象，如肠鸣音情况，有无黑便、呕血、便潜血等。

（6）皮肤的完整性和患者躯体活动能力。

（7）进食情况及营养状态。

5. 用药护理

（1）遵医嘱应用抗肿瘤的化学药物，注意观察药物的疗效，及时发现和处理不良反应，如胃肠道反应、骨髓抑制等。

（2）鼓励患者保持积极的心态，配合并坚持完成化疗。

（3）做好肝动脉栓塞化疗患者的术前及术后护理。术前向患者解释有关治疗的方法、步骤及效果，使患者做到心中有数，以减少患者对手术的疑虑，配合手术。术后因肝动脉供血量突然减少，可产生栓塞后综合征，即腹痛、发热、恶心、呕吐、人血白蛋白降低、肝功能异常等改变，故应做好相应护理。①术后禁食2~3天，逐渐过渡到流质饮食，注意少量多餐，以减少恶心、呕吐，同时避免因食物的消化吸收过程消耗门静脉含氧量。②密切观察患者病情变化，注意局部有无出血，如发现肝性脑病前驱症状等，应配合医师及时处理。③术后应观察体温变化，高热患者应及时采取降温措施，避免机体消耗增加。④鼓励患者深呼吸和及时排痰，预防肺部感染，必要时吸氧，以提高血氧分压，利于肝细胞的代谢。⑤栓塞术1周后，因肝脏缺血，影响肝糖原储存和蛋白质的合成，应根据医嘱静脉输入白蛋白，适量补充葡萄糖溶液。准确记录出入量，如出汗、尿量和尿密度，为补液提供依据。

6. 癌肿破裂出血的护理　癌肿破裂出血是原发性肝癌常见的并发症，少数出血可自行停止，多数患者需要手术止血。对不能手术的晚期患者，可采用告诫患者尽量避免肿瘤破裂的诱因，如剧烈咳嗽、用力排便等使腹压骤升的动作；加强腹部体征的观察，若原发性肝癌突然主诉腹痛，且伴腹膜刺激征，应高度怀疑肿瘤破裂出血，及时通知医师，积极配合抢救，并稳定患者情绪，做好急诊手术的各项准备。

7. 上消化道出血的护理　上消化道出血是晚期肝癌伴肝硬化患者的常见并发症。

（1）指导患者保持情绪稳定、生活有规律。

（2）以少粗纤维的饮食为主，忌浓茶、咖啡、辛辣等刺激性食物，以免诱发出血。

（3）加强肝功能的监测，及时纠正或控制出凝血功能的异常，必要时遵医嘱输注新鲜血液或凝血因子复合物等。

（4）发生上消化道出血，若量少，可采取禁食、休息及应用止血药等方法；出血量多，应在输血、补充血容量的同时使用双气囊三腔管压迫止血，经内镜或手术止血。

8. 感染的护理

（1）密切观察患者的体温、脉搏、呼吸，询问有无咽痛、咳嗽、腹泻、排尿异常等不适。

（2）病房应定期用紫外线消毒，减少探视人员，保持室内空气新鲜。

（3）应注意休息，避免劳累。

（4）应进食高蛋白、高维生素、适量热量、易消化饮食，多食蔬菜、水果。

（5）对症护理：指导或协助患者做好皮肤、口腔护理；注意会阴部及肛门部的清洁，减少感染机会；出现呼吸道、肠道、泌尿道等部位感染时应遵医嘱及时用药控制；各项护理工作应严格遵循无菌原则进行操作，防止交叉感染。

9. 压疮的护理

（1）协助患者活动：协助不能活动的患者翻身，每2小时1次。稍能活动的患者鼓励其在床上活动，或在家属帮助下进行肢体锻炼。

（2）指导患者正确的翻身方法，勿拖动，以免摩擦导致皮肤破损。

（3）久卧或久坐时，应在骨突处置小垫，可用纱布垫架空足跟，以防局部受压。

（4）保持皮肤清洁，每天用温水拭净皮肤，及时更换被排泄物和汗液污染的衣服。

（5）皮肤干燥者可用滋润霜涂擦。

（6）保证充足的营养，给予高蛋白、高热量饮食，不能进食者可鼻饲或静脉补充营养。

10. 肝区疼痛的护理

（1）注意观察疼痛发作的时间、部位、性质、程度，疼痛伴随的症状，如恶心、呕吐及有无发热等。

（2）卧床休息，适当活动，但要避免疲劳。

（3）病室环境要整洁、安静、舒适，温、湿度适宜。

（4）应给予高蛋白、高维生素、适当热量、易消化饮食，避免摄入高脂肪食物。

（5）疼痛的护理：①最新的镇痛方式为患者自控镇痛，即应用特制泵，连续性输注镇痛药。患者可以自行控制，采取间歇性投药。给药途径包括静脉、皮下、椎管内。此方式用药灵活，可以克服投药的不及时性，降低患者对镇痛药的要求及总需要量和对专业人员的依赖性，增强患者自我照顾和自主能力以及对疼痛控制的能力。按三级镇痛的方法应用镇痛药。第一阶段，从非阿片类镇痛药开始，如阿司匹林、布桂嗪（强痛定）、奈福泮（平痛新）、吲哚美辛（消炎痛）栓等；第二阶段，若第一阶段药物不能缓解，加弱阿片类镇痛药，如可卡因、丙氧酚等；第三阶段，若疼痛剧烈，则可用强阿片类镇痛药，如哌替啶（杜冷丁）、美施康定等。现在有一种新型贴剂多瑞吉，镇痛效果可达到 72 小时。②指导患者减轻疼痛的方法：疼痛时尽量深呼吸，以胸式呼吸为主，减轻腹部压力刺激。取患侧卧位及半卧位，可减轻腹壁紧张，减轻疼痛。③局部轻轻按摩，不可用力，防止肿块破裂或扩散。④保持排便通畅，减轻腹胀，以免诱发疼痛。⑤鼓励患者享受人的权力和尊严，保持情绪稳定，因焦虑的情绪易加深疼痛。转移患者注意力，可读小说、漫画等分散注意力。⑥正确可靠地评估患者的疼痛，其内容包括疼痛的程度、部位、性质、发作情况及并发症状等。评估时，除了解身体因素外，还必须注意心理、社会及经济等诸多因素的影响。

11. 肝性脑病的护理　肝性脑病常发生于肝功能失代偿或濒临失代偿的原发性肝癌者。对患者加强生命体征和意识状态的观察，若出现性格行为变化，如欣快感、表情淡漠或扑翼样震颤等前驱症状及时通知医师，给予：

（1）避免肝性脑病的诱因，如上消化道出血、高蛋白饮食、感染、便秘、应用麻醉镇静催眠药、大量放腹腔积液及手术等。

（2）禁用肥皂水灌肠，可用生理盐水或弱酸性溶液（如食醋 30 mL 加入生理盐水 100 mL），使肠道保持为酸性。

（3）口服新霉素或卡那霉素，以抑制肠道细菌繁殖，有效减少氨的产生。

（4）使用降血氨药物，如谷氨酸钾或谷氨酸钠静脉滴注。

（5）给予富含支链氨基酸的制剂或溶液，以纠正支链/芳香族氨基酸比例失调。

（6）肝性脑病者限制蛋白质摄入，以减少氨的来源。

（7）便秘者可口服乳果糖，促使肠道内氨的排出。

12. 介入治疗的护理

（1）向患者解释介入治疗的目的、方法及治疗的重要性和优点，帮助患者消除紧张、恐惧的心理，争取主动配合。注意出凝血时间、血常规、肝肾功能、心电图等检查结果，判断有无禁忌证。术前禁食 4 小时，备好一切所需物品及药品，检查导管的质量，防止术中出现断裂、脱落或漏液等。

（2）预防出血：术后嘱患者平卧位，穿刺处用 1~2 kg 沙袋固定压迫止血；尽量减少搬动。嘱患者绝对卧床 24 小时，患肢制动 8 小时，术侧下肢禁止屈髋，无出血方可稍活动下肢。要注意观察穿刺部位敷料有无渗血，局部有无血肿或血栓形成。

（3）导管护理：妥善固定和维护导管，严格遵守无菌原则，每次注药前消毒导管，注药后用无菌纱布包扎，防止细菌沿导管发生逆行感染。为防止导管堵塞，注药后用肝素稀释液 2~3 mL（25 U/mL）冲洗导管。

（4）介入术后综合征的护理：肝动脉栓塞化疗后多数患者可出现发热、肝区疼痛、恶心、呕吐、心悸、白细胞计数减少等，称栓塞后综合征。若体温>38.5 ℃，可予物理、药物降温。肝区疼痛可适当给予镇痛药。恶心、呕吐可给予甲氧氯普胺（胃复安）、氯丙嗪等。当白细胞计数<4×10⁹/L 时，应暂停化疗，并应用升白细胞药物。

（5）并发症防治：密切观察生命体征和腹部体征，若因胃、胆、胰、脾动脉栓塞而出现上消化道出血及胆囊坏死等并发症应及时通知医师，并协助处理。肝动脉栓塞化疗可造成肝细胞坏死，加重肝功能损害，应注意观察患者的意识状态、黄疸程度，注意补充高糖、高能量营养素，积极给予保肝治疗，防止肝衰竭；介入治疗后嘱患者大量饮水，减轻化疗药物对肾的不良反应，观察排尿情况。

（6）药物过敏：若出现血压下降、脉搏细数、大汗淋漓，应立即给予平卧、保暖，皮下注射肾上腺素 1 mg，静脉推注地塞米松 5 mg，氧气吸入等。

（7）拔管护理：拔管后局部加压 15 分钟，卧床 24 小时，防止局部出血。

八、健康教育

1. 注意饮食及饮水卫生，做好粮食保管，防霉去毒，保护水源，防止污染。积极宣传和普及肝癌的预防知识，定期对肝癌高发区人群进行普查，以预防肝癌发生和早期诊治肝癌。

2. 指导患者合理进食，饮食宜少量多餐，多食营养丰富、均衡和富含维生素的食物，避免摄入高脂肪、高热量和刺激性食物，以清淡、易消化为宜。伴有腹腔积液、水肿者，应严格控制水、食盐摄入量。若有肝性脑病倾向，应减少蛋白质的摄入。戒烟、戒酒，减少对肝脏的损害。

3. 按医嘱服药，忌服对肝脏有损害的药物，戒烟、戒酒。指导疼痛放松疗法，正确使用镇痛药物。定期放疗和化疗，定期复查血常规，根据病情发展随时调整治疗方案。

4. 指导患者保持乐观情绪，建立积极的生活方式，提高精神支持度。保持生活规律，注意劳逸结合，避免情绪剧烈波动和劳累，以减少肝糖原的分解，减少乳酸和血氨的产生。有条件者参加社会性抗癌组织活动，增强精神支持力量，以提高机体抗肿瘤功能。

5. 指导术后恢复功能锻炼并讲解目的、意义。进行有效深呼吸，咳嗽、咳痰、吹纸训练，进行轻度谨慎肺叩击，防止肺部感染。注意置胃管、禁食者的口腔卫生，防止口腔感染。向患者解释放置各种导管的目的、注意事项。

6. 每 3~6 个月复查 1 次，若出现进行性消瘦、贫血、乏力、发热等症状及时就医。

（侯英彩）

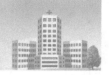

第六章 神经科疾病护理

第一节 颅骨骨折

颅骨骨折（skull fracture）在颅脑损伤中常见，发生率为15%~20%。头部受到外力冲击后，颅骨作为骨性屏障对抗外力起到保护脑组织的作用。当暴力作用大于颅骨的弹性时即可产生骨折。可发生于颅骨任何部位，以顶骨最多，其次为额骨、颞骨和枕骨。其临床意义不在骨折本身，而是在于颅骨骨折可以导致血管、脑组织和脑神经的损伤，也可导致脑脊液漏引起颅内感染。

一、专科护理

（一）护理要点
严密观察患者意识、瞳孔及生命体征变化，做好脑脊液鼻漏、耳漏的护理，加强患者安全护理。

（二）主要护理问题
1. 有感染的危险（risk for infection）　与脑脊液外漏有关。

2. 清理呼吸道无效（ineffective airway clearance）　与脑损伤后意识不清有关。

3. 有受伤害的危险（risk for injury）　与脑损伤、颅内高压引起的意识障碍和视力障碍有关。

4. 营养失调：低于机体需要量（imbalanced nutrition：less than body requirements）　与发病后高代谢、呕吐有关。

5. 知识缺乏（deficient knowledge）　缺乏脑脊液漏后体位护理和预防感染方面的相关知识。

6. 焦虑（anxiety）　与患者受伤后疼痛、恐惧有关。

7. 体像紊乱（disturbed body image）　与伤后形象改变有关。

8. 潜在并发症　继发脑损伤、颅内血肿、癫痫、颅内低压综合征、颅内压增高。

（三）护理措施
1. 一般护理　将患者安置在安静、舒适、温湿度适宜的病房内，减少人员探视，避免交叉感染及不良因素的刺激。及时做好各项检查，制订合理的治疗及护理方案。

2. 对症护理　如下所述。

（1）脑脊液漏护理

1）绝对卧床休息，脑脊液耳漏患者取患侧卧位，脑脊液鼻漏患者取半坐卧位，避免漏出的脑脊液逆流入颅内引起感染。

2）保持颜面、外耳道、鼻腔、口腔的清洁，在鼻部和耳部放置干棉球，发现潮湿及时更换，并记录，以便准确估计脑脊液外漏的量。

3）鼻漏未停止前不可从鼻腔插入任何管道，禁止鼻饲和经鼻吸痰等，禁止做腰穿及耳、鼻滴药，以及冲洗、堵塞等。

4）告知患者不可用力咳嗽、屏气排便、擤鼻涕及打喷嚏，以免颅内压骤然变化导致颅内积气或脑脊液逆流。

5）注意观察有无颅内感染的征象，漏出的脑脊液颜色、性质、量有无异常。

6）遵医嘱合理应用抗生素。

（2）呼吸道护理：给予患者侧卧位，及时清除口腔、鼻腔分泌物；对于昏迷患者给予体位排痰或者吸痰护理；有咽部受阻的患者，给予口咽或鼻咽通气道，必要时行气管插管术或气管切开术，保持呼吸道通畅。定时协助患者翻身叩背，预防坠积性肺炎发生。

（3）安全护理：对于癫痫和躁动的患者给予专人护理，提供有护栏的病床，必要时给予约束带进行肢体约束性保护，防止坠床发生。癫痫发作时注意保护患者安全。

（4）饮食护理：急性期给予禁食水，提供肠外营养供给，观察患者水、电解质的情况。可以进食时，应给予高热量、高蛋白、高维生素、易消化吸收的软食，如新鲜肉类、水果及蔬菜等。避免进食干硬、辛辣、刺激性食物，防止引起呛咳而加重脑脊液漏。

（5）心理护理：稳定患者情绪，护理人员要关心、体贴患者，耐心地向患者及家属讲述疾病的相关知识，给予理解与支持，根据患者性格特点帮助其建立乐观面对疾病的信心。

（6）潜在并发症的观察及护理：严密观察患者的瞳孔、意识及生命体征变化，观察有无癫痫发作的早期迹象及颅内低压征，及早发现颅内出血和颅内压增高，加强巡视病房，及时通知医生给予相应处理。

二、健康指导

（一）疾病知识指导

1. 概念

颅骨骨折是指颅骨受到暴力作用所致的颅骨结构发生改变。往往是因为钝性外力或穿透性损伤造成的。外力的大小、作用的方向、减速距离和颅骨的受力面积以及颅骨的受力部位决定颅骨骨折的性质。按照骨折的部位可分为颅盖骨折（fracture of skull vault）和颅底骨折（fracture of skull base）；按照骨折形状可分为线性骨折（liner fracture）、凹陷性骨折（depressed fracture）和粉碎性骨折（comminuted skull fracture）；按照骨折是否与外界相通分为开放性骨折（open fracture）、闭合性骨折（closed fracture）。

2. 主要的临床症状

（1）颅盖骨折：线性骨折发生率较高，表现为局部压痛、肿胀；凹陷性骨折可扪及下陷区，若骨片位于脑重要的功能区，如运动区、语言区，可引起偏瘫、失语、局限性癫痫等神经系统定位病征；粉碎性骨折是外力作用后造成以着力点为中心的放射状骨折，可不出现凹陷错位、引起脑受压情况。

（2）颅底骨折：颅底的结构凹凸不平、骨嵴隆突、骨沟骨管纵横交错。颅底部的硬脑膜与颅底紧密连接，在受到强烈暴力导致颅底骨折时，易撕裂硬脑膜，出现脑脊液漏，也常因出现脑脊液鼻漏、耳漏而确诊，还可表现为局部软组织肿胀、脑神经损伤，骨折线通过气窦时可导致颅内积气发生。依据骨折部位的不同，可分为颅前窝骨折、颅中窝骨折和颅后窝骨折。

1）颅前窝骨折：当骨折累及筛板时，可将骨板上的硬膜撕破而导致脑脊液鼻漏。受损伤神经为嗅神经和视神经，出现嗅觉丧失和视力下降。可有鼻出血、眶周软组织瘀斑（熊猫眼征）和球结膜下淤血症状。

2）颅中窝骨折：当骨折累及颞骨岩部撕裂硬脑膜而出现脑脊液耳漏；若骨膜完整则脑脊液可经咽鼓管流向鼻咽部，出现脑脊液鼻漏。受损伤神经为面神经和听神经，表现为周围性面瘫、听力下降、眩晕及平衡障碍。当骨折损伤颈内动脉时，可出现搏动性突眼、进行性视力障碍及颅内杂音。

3）颅后窝骨折：骨折累及斜坡时出现咽后壁血肿，在乳突部可见迟发性皮下瘀斑。骨折累及枕骨大孔时可并发延髓损伤，出现意识障碍和呼吸困难。颅后窝骨折在临床上少见。

3. 颅骨骨折的诊断　可通过颅骨 X 线检查、头颅三维 CT 成像技术进行诊断。

4. 颅骨骨折的处理原则

（1）颅盖骨折：单纯线性骨折本身不需要特殊治疗，仅需卧床休息，给予对症治疗。对于骨折引起的硬膜外血肿或脑脊液漏需要进行进一步处理。凹陷性骨折陷入深度<1 cm 且无临床症状者不需要手术处理；凹陷>1 cm 或出现压迫症状者可考虑给予手术行骨折片复位，如有颅内压增高症状应对症治疗。粉碎性骨折时应先手术行骨片摘除，必要时于 3~6 个月后行颅骨成型术。

（2）颅底骨折：以防止感染为主。若发生脑脊液漏应注意不可填塞，保持五官清洁，取患侧卧位或平卧位并结合抗感染治疗。大部分漏口经处理后可在伤后 1~2 周内自愈，对持续漏液 4 周以上仍未愈合者，宜实施手术治疗。颅中窝骨折时，若伴有海绵窦动静脉瘘者，应早期进行压迫患侧颈总动脉，每日 4~6 次，每次 15~30 分钟，对部分瘘孔较小者有一定效果，但对为时较久、症状有所加重或迟发动静脉瘘者，应及早手术治疗。颅后窝骨折时，若有呼吸功能紊乱或颈脊髓受压时应早行气管切开术、颅骨牵引，必要时人工辅助呼吸。

5. 颅骨骨折的预后　单纯的颅骨骨折治疗效果较好，预后较好。如果骨折并发脑挫裂伤、颅内血肿等，则需要手术治疗，会影响颅骨骨折的预后。

（二）饮食指导

（1）指导患者进食高热量、高蛋白、高维生素、易于消化的流食或半流食。禁烟酒及辛辣、刺激的食物，进食后保持口腔清洁。

（2）颅底骨折的患者应禁止鼻饲，不可经鼻腔留置胃管，避免颅内感染。

（3）进食速度宜慢，避免呛咳，食物不宜过稀，也不宜过硬或过稠，指导患者正确吞咽和有效咳嗽。

（三）用药指导

（1）应用抗生素预防感染时，应询问有无药物过敏史，试敏结果阴性时方可使用，严密观察患者有无慢性过敏反应。

（2）出现脑脊液流失过多引起低颅压综合征时，应严格遵循补液原则给予补液。

（四）日常生活指导

（1）颅骨缺损的患者要保护好头部，出门戴保护帽，避免剧烈晃动和撞击，洗头时动作轻柔。

（2）有癫痫发作的患者应按时服药，不可随意停药和更改剂量。保证患者安全，发作时注意保护头部和保持呼吸道通畅。

（3）并发视神经损伤时给予眼罩保护，叮嘱患者不宜单独下床活动，并定期检查视力、视野，避免用手揉或按压眼球，尽量减少用眼，进行功能锻炼恢复视力；面神经损伤时可导致患侧眼睑闭合不全，应该给予保护，眼睛干燥时可用眼药水滴眼，饮水时使用吸管避免发生呛咳；听神经损伤患者应加强功能训练，注重运用肢体、眼神等沟通技巧。

（4）有癫痫症状的患者应避免高空作业、游泳、驾车等，外出时有专人陪护，并指导家人如何应对癫痫发作。

三、案例再现

李某，男，40岁，因高处坠落，伤后头痛，右外耳道流血4小时就诊，急诊行头部CT检查。临床初步诊断为颅底骨折、面部皮肤擦伤，左额皮肤裂伤，建议住院治疗。

【护理】

1. 护理评估

（1）询问病史：患者于入院前4小时在3米左右高空作业时不慎失足坠落，头部着地。身高170 cm，体重70 kg，既往身体健康未曾做过体检；吸烟10余年，每天约10支，饮酒少量；经济状况较差。

（2）身体评估：测量生命体征为体温36.5 ℃，脉搏112次/分，呼吸28次/分，血压122/67 mmHg；意识模糊，双侧瞳孔等大等圆，直径约3.0 mm，对光反射迟钝。无中枢性面、舌瘫，额及左颜面擦皮伤，鼻腔无渗血，右侧外耳道渗血。

2. 护理诊断/问题

（1）急性疼痛（acute pain）：与骨折、擦皮伤和裂伤有关。

（2）焦虑（anxiety）：与对骨折的恐惧有关。

（3）知识缺乏（deficient knowledge）：缺乏相关疾病知识。

（4）体像紊乱（disturbed body image）：与颜面擦皮伤有关。

3. 护理措施

（1）严密观察意识、瞳孔及生命体征变化，如有异常，及时通知医生。

（2）为患者清洁颜面，尽量保持舒适体位以缓解患者的疼痛，避免擦皮伤部位受压。

（3）简单介绍相关的知识，保持环境的舒适和安静，向患者介绍病房的环境和初步的治疗计划，缓解患者的焦虑情绪。

（4）遵医嘱给予患者相关实验室检查，如血细胞分析、血常规、肾功能、血糖、凝血象、肝功能及尿常规，采集标本后及时送检。

（5）心理护理：安抚患者焦躁的情绪，使患者能积极配合治疗，尽量保持患者安静。

4. 护理评价

（1）患者疼痛减轻。

（2）患者情绪稳定，积极配合治疗。

（3）患者了解简单的疾病相关知识。

（4）患者颜面擦皮伤得到及时处理。

入院30分钟：医生根据检查结果确立治疗方案，及时与家属沟通并签署知情同意书。

【治疗方案】

（1）给予特级护理，低流量吸氧 2 L/min，每 15～30 分钟观察生命体征、意识、瞳孔。

（2）应用止血药物。

（3）应用脱水药物：20%甘露醇注射液 125 mL，每 12 小时 1 次静脉滴注，降低颅内压，防止脑水肿。

（4）给予破伤风病毒注射液肌内注射。

（5）邀请相关科室进行会诊，检查是否有其他复合伤。

【护理】

1. 护理评估

（1）身体状况：患者右侧外耳道流血不止。测量生命体征为体温 37.0 ℃，脉搏 122 次/分，呼吸 20 次/分，血压 135/74 mmHg。意识模糊，双侧瞳孔等大等圆，直径约 3.0 mm。

（2）心理及社会支持状况：患者置于监护室内进行病情观察和治疗，与家属隔离，产生恐惧心理。家属担心患者病情变化，产生焦虑心理。

2. 护理诊断/问题

（1）有感染的危险（risk for infection）：与脑脊液漏有关。

（2）皮肤完整性受损（impaired skin integrity）：与颜面擦皮伤有关。

（3）有受伤害的危险（risk for injury）：与患者意识不清有关。

（4）恐惧（fear）：与外伤症状严重且家属暂时不能陪伴有关。

3. 护理措施

（1）给予患者特级护理，严密进行六联观察（意识、瞳孔、体温、脉搏、呼吸、血压），并准确、及时记录，如有病情变化立即通知医生。

（2）告知患者绝对卧床休息，右侧卧位，避免脑脊液回流造成颅内感染；头部垫无菌纱布或无菌棉垫，并随时更换；在右耳外耳道处放置无菌干棉球，脑脊液浸湿后随时更换，并观察漏出液的颜色、性质和量，并记录每日漏出液的量。

（3）遵医嘱给予抗生素应用以预防感染。

（4）保持患者颜面擦皮伤处皮肤清洁、干燥，及时清理血迹。

（5）避免进行留置胃管及吸痰等护理操作，以免引起颅内感染，禁止做腰穿。

（6）协助患者翻身，做好皮肤护理，保持皮肤完整性，防止压疮的发生。

（7）患者有精神症状时注意观察患者的意识并使用护栏床，如躁动严重应排除外部刺激因素后给予镇静药物。

（8）做好心理护理，告知患者家属不能陪伴的原因，减少不良刺激。

4. 护理评价

（1）患者未出现颅内感染。

（2）患者颜面外伤愈合良好。

（3）患者安全得到保障。

（4）患者情绪良好。

入院第 2 日：患者躁动严重，颜面及右眼肿胀，右侧耳漏流出量减少，再次行头部 CT 检查，CT 结果回报患者有轻微脑水肿，患者存在精神症状，不能积极配合治疗。

【治疗方案】

（1）降低颅内压，减轻脑水肿。

（2）营养支持：氨基酸等。

（3）适当给予镇静药物：苯巴比妥钠 0.1 g 肌内注射，稳定患者情绪，防止外伤发生。

【护理】

1. 护理评估　测量患者体温 37 ℃，脉搏 92 次/分，呼吸 22 次/分，血压 115/60 mmHg；意识模糊，言语混乱，精神症状，双侧瞳孔等大等圆，直径约 3 mm，对光反射灵敏。左颧皮肤裂伤缝合处无红肿发炎情况，额及左颜面擦皮伤干燥，鼻腔无渗血，右侧外耳道渗血。

2. 护理诊断/问题

（1）急性意识障碍（acute confusion）：与颅底骨折、脑水肿有关。

（2）营养失调——低于机体需要量：与发病后高代谢有关。

（3）有感染的危险（risk for infection）：与脑脊液漏有关。

（4）潜在并发症：颅内压增高。

3. 护理措施

（1）严密监测生命体征、意识、瞳孔、血氧饱和度的变化。患者意识模糊、表现躁动，给予使用约束带护理，以限制患者的动作、肢体活动或位置移动。向家属告知医疗约束的目的，以保证患者安全。

（2）指导患者宜进食流食，控制食物温度，避免食物过烫、过凉，少食多餐，进行科学营养搭配，保证必要的营养摄入。协助进食时要耐心，不宜过快，避免发生呛咳和误吸。

（3）保持床位整洁，环境安静，空气清新。护理耳漏患者时应严格执行无菌技术操作，保持耳部清洁，随时用无菌生理盐水擦拭，防止感染。注意观察脑脊液漏的颜色、性质、量并准确记录，防止逆行感染。

（4）患者如出现突然头痛、恶心、呕吐等症状时，立即通知医生进行处理。

4. 护理评价

（1）患者意识处于模糊状态。

（2）患者营养均衡，无营养不良发生。

（3）患者无颅内感染征象。

（4）患者无颅内压增高征象。

入院第 3 日：病情好转，给予二级护理，迁入普通病房。耳漏已基本消失，颜面擦皮伤已结痂，无肿胀，给予面部清洁和梳头等生活护理。

【护理】

1. 护理评估　患者意识清楚，精神症状好转，生命体征平稳，外耳道处仅有残留血迹；头部无伤口，短发且浓密，卫生状况尚可；颜面外伤已结痂。

2. 护理诊断/问题　卫生自理缺陷（hygiene self-care deficit）：与活动限制有关。

3. 护理措施

（1）梳头

1）备齐用物，携用物到患者床旁，核对患者床号和姓名。

2）向患者讲述操作的目的和过程，取得其合作。

3）环境整洁、良好，适合操作。

4）协助患者取半坐位，在肩周铺垫治疗巾。

5）将头发从中间分为两部分，一手持梳子，由发根向发梢梳理。

6）头发梳理过程中，可用指腹按摩头皮，将脱落的头发置于纸袋中，撤下治疗巾。

7）协助患者取舒适卧位，清理用物，整理床单位。

（2）面部清洁

1）备齐用物，携用物至患者床旁，将用物放于易取、稳妥之处。

2）核对患者，做好解释。

3）将盛有温水的脸盆置于床旁桌上，将毛巾叠成手套状，将手包裹。

4）清洁面部顺序为清洗眼睛（由内眦向外眦擦拭）→额部→鼻翼→面部→耳后→颏下→颈部。

5）耳部使用无菌生理盐水棉球进行擦拭，棉球干湿适中。

6）使用干毛巾再擦拭一次。

7）根据患者皮肤情况应用润肤品。

4. 护理评价　患者个人卫生良好。

入院第 10 日：患者生命体征平稳，颜面外伤结痂已脱落，耳漏停止，能够在床旁少量活动，精神症状消失，无头痛等症状，进食顺利，可自行洗漱。

【护理】

1. 护理评估　评估患者自理能力的程度。

2. 护理诊断/问题

（1）有自理能力增强的趋势（readiness for enhanced self-care）：与患者主动自行洗漱有关。

（2）知识缺乏（deficient knowledge）：缺乏外伤恢复期的相关知识。

3. 护理措施

（1）耐心指导患者进行洗漱，促进患者恢复生活自理能力的信心。

（2）告知患者尽量使用清水洗脸，动作轻柔，避免结痂脱落处渗血，适当使用润肤产品。

（3）给予人性化心理护理，避免患者因面部伤口引起焦虑、自我形象紊乱等心理障碍影响治疗。

4. 护理评价

（1）患者自理能力提高。

（2）患者了解恢复期的相关知识。

入院第 12 日：测量患者体温 36.2 ℃，脉搏 73 次/分，呼吸 20 次/分，血压 125/62 mmHg；意识清楚，言语流利，四肢肌力正常，进食正常，行动较慢。病情稳定，予以出院。

【出院指导】

（1）注意休息，从事体力劳动应循序渐进，劳逸结合。

（2）生活规律，建议戒除烟酒。

（3）若有颅骨缺损，应注意保护脑组织，勿冲撞、碰伤缺损部位。

（4）颅骨缺损可进行颅骨成形术。

（5）如出现症状加重、头疼、呕吐、癫痫、脑脊液漏、不明原因发热时应及时就诊。

（6）定期门诊随访，如有特殊情况随时就诊。

四、循证护理

颅底骨折脑脊液漏多由外伤引起，占80%。研究结果显示颅底骨折并发脑脊液漏的护理干预重点是早期发现、预防感染、促进漏口及早愈合；具体措施包括心理支持，严格消毒隔离，防止交叉感染，促进脑脊液外漏通道早日闭合，预防逆行性颅内感染等。

因颅底骨折常导致颅脑通过耳、鼻腔与外界相通，称其为开放性颅脑损伤，对于开放性颅脑损伤，颅内感染率高。雒生梅研究结果显示尽早进行全身抗感染治疗及破伤风抗毒素预防注射，可预防颅内感染。临床护士应严密观察患者的体温、脉搏、呼吸、血压、瞳孔、意识的变化，了解患者有无头痛、呕吐、颈项强直以及四肢活动情况，以便及早发现颅内感染的征象。

（张　娟）

第二节　脑损伤

脑损伤是由暴力作用于头部，造成脑膜、脑组织、脑血管以及脑神经的损伤。根据受伤后脑组织是否与外界相通分为开放性颅脑损伤（open brain injury）和闭合性颅脑损伤（closed brain injury），根据脑损伤病情发展分为原发性脑损伤和继发性脑损伤。脑损伤死亡率在4%~7%，重度颅脑损伤可高达50%。

一、专科护理

（一）护理要点

绝对卧床休息，保持呼吸道通畅，密切观察意识、瞳孔及生命体征的变化。

（二）主要护理问题

1. 急性意识障碍（acute confusion）　与脑损伤、颅内压增高有关。

2. 清理呼吸道无效（ineffective airway clearance）　与脑损伤后意识不清有关。

3. 营养失调：低于机体需要量（imbalanced nutrition：less than body requirements）　与脑损伤后呕吐、高热、高代谢等有关。

4. 体温过高（hyperthermia）　与脑干受损、颅内感染有关。

5. 有感染的危险（risk for infection）　与开放性脑损伤脑脊液漏有关。

6. 有废用综合征的危险（risk for disuse syndrome）　与脑损伤后肢体功能障碍、长期卧床等有关。

7. 潜在并发症　颅内压增高、脑疝及癫痫发作。

（三）护理措施

1. 开放性颅脑损伤的现场急救

（1）清除患者呼吸道分泌物，开放气道，保持呼吸道通畅。给予氧气吸入，如出现呼吸障碍，应立即进行人工辅助呼吸。

（2）为患者建立至少两条静脉通路，迅速补充血容量。

（3）用无菌纱布包扎伤口，减少出血。有脑组织膨出时，用无菌敷料进行保护，以减少污染和损伤。

（4）尽快转送至有处理条件的医院。

（5）尽早合理应用抗生素。

（6）充分做好术前准备。

（7）治疗原则为先进行抗休克治疗，后给予脱水治疗。因为休克时灌注量不足，导致脑缺氧，可造成脑细胞不可逆性损伤。纠正休克有利于脑复苏，待休克纠正后再行脱水治疗。

2. 对症护理

（1）病情观察

1）严密观察患者的意识、瞳孔、生命体征的变化，脑干损伤的患者注意呼吸节律和频率的变化，发现异常及时通知医生处理。

2）注意观察患者有无消化道出血、复合伤等情况。

（2）保持呼吸道通畅

1）患者采取侧卧位，给予持续低流量吸氧。

2）及时清除呼吸道分泌物，气道受阻者给予口咽或鼻咽通气道开放气道，必要时行气管插管术或者气管切开术。

（3）饮食护理：给予肠内、外营养支持，不能经口进食的患者给予鼻饲流质饮食。鼻饲期间注意口腔护理，保持口气清新。定期评估患者营养状况，以便及时调整营养素的供给量。

（4）高热的护理：高热的患者给予物理降温或进行人工冬眠低温疗法，保持适宜的室温，出汗较多者给予及时更换衣裤，鼓励多饮水，注意保暖。

（5）有脑脊液外漏者，定时测量体温，以便及早发现感染的早期迹象。

（6）对于瘫痪侧肢体，急性期应保持肢体功能位，避免关节强直、畸形、挛缩，避免皮肤受压。恢复期可遵照医嘱给予肢体被动活动，配合针灸、按摩、理疗等，制订系统、全面的康复训练计划，持之以恒，促进肢体功能恢复。

（7）注意观察患者癫痫发作的早期迹象、持续时间和发作类型，及早发现并发症，及时、准确处理。

3. 围术期护理

（1）术前向患者或家属解释术前各项准备的目的、意义及注意事项，并做好术前各种准备，包括头部皮肤准备、采集血液标本、备血、禁食水、留置导尿等。

（2）在进行术前准备时应保证患者安全，躁动及抽搐者应适当约束，防止意外受伤。

（3）术后体位：全身麻醉未清醒者，给予去枕平卧、头偏向一侧体位。清醒后血压平稳者抬高床头 15°～30°，以利颅内静脉回流，降低颅内压。

（4）严密观察病情变化，并做好记录，如有异常立即通知医生并给予相应护理措施。

（5）昏迷者给予留置胃管护理：鼻饲液应合理搭配、给予高营养、易消化饮食；每次鼻饲前后用温开水冲洗鼻饲管，以免管腔堵塞；确定胃管在胃内后方可进行；定期更换鼻饲管。对意识逐渐清醒，能自行进食者给予高热量、高蛋白、高维生素饮食。

二、健康指导

（一）疾病知识指导

1. 概念

（1）开放性颅脑损伤：系脑组织与相交通的损伤伴有头皮裂伤、颅骨骨折，并有脑脊液漏和脑组织外溢。多为锐器或者火器直接造成，包括火器性颅脑开放伤和非火器性颅脑开放伤。

（2）闭合性颅脑损伤：指脑组织与外界不相交通的损伤。由于头部接触钝性物体或者间接暴力所致。

（3）原发性脑损伤：是暴力作用于头部后立即发生的损伤，包括脑震荡（cerebral concussion）、脑挫裂伤（cerebral contusion and laceration）、弥漫性轴索损伤（diffuse axonal injury，DAI）等，常见于交通意外、工伤等。

（4）继发性脑损伤：是指头部受伤一段时间后出现的脑受损病变，包括脑水肿（hydrocephalus）、颅内血肿（intracranial hematoma）、脑疝引起的脑干损伤等脑受压所引起的损害等。

2. 脑损伤的主要症状

（1）脑震荡

1）意识障碍：伤后立即出现轻度、短暂的意识障碍，持续时间不超过30分钟。

2）逆行性遗忘（retrograde amnesia）：患者清醒后大多不能回忆起受伤前及当时情况，是脑震荡患者特殊的症状。

3）头痛和头晕：伤者有不同程度的头痛及头晕，持续加剧的头痛常提示发生病情变化，头晕可因改变体位和震荡有所加剧。

4）自主神经功能紊乱：受伤当时可表现为皮肤苍白、出冷汗、血压下降、呼吸微弱、心搏徐缓、体温降低、肌张力减低、各种生理反射迟钝或消失等。之后有不同程度的失眠、耳鸣、心悸、畏光、烦躁等表现，一般卧床休息3~5天后可逐渐恢复。

5）精神状态：患者常有情绪不稳定的表现，如谵妄、恐惧、烦躁、激动等。

（2）脑挫裂伤

1）意识障碍：是脑挫裂伤最突出的临床表现之一，伤后多立即出现昏迷，持续的时间和程度与损伤的部位、范围密切相关。由于伤情不同，昏迷时间可由数十分钟至数小时，重者可迁延至长期、持续昏迷。

2）头痛和呕吐：头痛症状只有在患者清醒之后才能陈述，性质多为钝痛、跳痛、胀痛，可持续疼痛或间歇性疼痛；50%脑挫裂伤患者伤后发生呕吐。二者发生的原因与颅内压增高、自主神经功能紊乱或外伤性蛛网膜下隙出血（traumatic subarachnoid hemorrhage）有关。

3）局灶症状和体征：损伤伤及大脑的相应功能区而出现不同的症状和体征。如仅伤及额、颞叶前端等"哑区"可无神经系统缺损的表现，若伤及大脑半球运动区可产生瘫痪，伤及优势半球相应功能区产生失语，伤及视皮质或视放射时出现同向偏盲等。

4）脑膜刺激征：脑挫裂伤后由于蛛网膜下隙出血，患者常出现脑膜激惹征象，可表现为畏光、低热、闭目、颈项强直等。

（3）弥漫性轴索损伤：是由于旋转暴力产生的剪切力所导致，一般伤后即刻出现昏迷状态。临床上表现为持久性意识障碍、植物生存状态和早期死亡。患者伤后有不同程度的原发性昏迷，持续时间长，程度深；双侧瞳孔不等大，单侧或双侧散大，对光反射消失，同向凝视或眼球分离。

（4）原发性脑干损伤

1）意识障碍：意识状态受到大脑皮质及脑干内部的网状结构控制。脑干损伤后其内部网状结构受损而呈现持续性昏迷或植物生存状态。

2）去大脑强直状态：是原发性脑干损伤的特征性表现。患者表现为四肢伸直，肌张力增高，双上肢内收旋前，颈项后仰呈角弓反张状。

3）锥体束征：患者可出现一侧或双侧肢体无力或瘫痪，肌张力增高，腱反射亢进，病理反射阳性等。

4）瞳孔和眼球运动变化：脑干损伤后瞳孔大小不等、多变、极度缩小或者扩大，对光反射消失，眼球位置异常。

5）生命体征变化：当脑桥受到损伤时表现为呼吸不规律、抽泣样呼吸；当延髓损伤时，可在短期内出现呼吸停止。

（5）非火器性颅脑开放伤：患者意识状态差别较大，轻者可始终清醒，重者可呈持续昏迷状态。常因损伤时有异物、毛发、骨片等入颅引起感染症状，表现为高热、头痛、呕吐、颈项强直等。伤及脑部相应功能区，出现偏瘫、失语、感觉障碍、视野缺损等。伤后早期出现癫痫可能与损伤的刺激或脑皮质有关，晚期癫痫与颅内感染、脑膜瘢痕有关。

（6）火器性颅脑开放伤：局部损伤较重的患者，伤后大多出现昏迷。生命体征在受伤后立即出现变化，其变化情况与损伤区域有关。与非火器性颅脑损伤一样，伤后可出现癫痫症状，并因癫痫而加重瘫痪，脑膜刺激征也较容易出现。火器性颅脑开放伤并发颅内血肿的机会较多。

3. 脑损伤的诊断　可通过临床表现及头部 X 线扫描、CT、MRI 扫描等进行诊断。

4. 脑损伤的处理原则

（1）非手术治疗：主要以对症治疗为主，给予脱水、激素、供氧、降温疗法，减轻脑水肿和降低颅内压；合理应用抗生素，预防颅内感染；若病情允许，尽早进行高压氧疗法；控制癫痫发作，给予抗癫痫药物和安全保护措施。

（2）手术治疗：原发性脑损伤引起颅内压增高甚至形成脑疝时，应及时行手术治疗，达到清除颅内血肿、修补硬脑膜、降低颅内压目的；开放性颅脑损伤患者应尽早给予清创手术，清除颅内异物和血肿，切除糜烂、坏死的脑组织。

5. 脑损伤的预后

（1）脑震荡可以治愈，不影响日常生活，病情好转可逐渐恢复工作。

（2）脑挫裂伤轻者预后较好，通过康复训练可恢复日常生活能力，重度脑挫裂伤预后较差，尤其是复合伤患者。

（3）弥漫性轴索损伤程度越严重，患者致残率和死亡率越高，是导致颅脑损伤患者伤后植物生存或严重神经功能障碍的最主要原因。

（4）原发性脑干损伤是一种非常严重的脑损伤，致残率和死亡率均很高，多数患者预后较差。

（5）开放性颅脑损伤患者预后与损伤程度有关。抢救及时、受伤范围小、无并发伤的患者预后较好，严重的开放性颅脑损伤累及脑干或基底节等重要结构，患者预后不良。

（二）饮食指导

（1）给予肠内营养，以纠正体内代谢紊乱，不能经口进食的患者给予鼻饲流质食物，如米汤、肠内营养液、果汁、蔬菜汁等，每天 3~5 次，每次 200 mL，以满足机体需要。遵医嘱给予静脉营养补充，如氨基酸注射液、脂肪乳注射液等，以保证机体的营养需要。

（2）进食高蛋白、高维生素、高热量、低盐、低脂、易消化、清淡的饮食，避免摄入辛辣、刺激食物。

（三）用药指导

（1）应用抗癫痫类药物如丙戊酸钠注射剂、苯巴比妥钠等药物时，应注意观察患者的精神状态，有无消化道紊乱及呼吸抑制现象。

（2）应用解热类药物时，应注意及时补充体液，鼓励饮水。

（3）应用激素类药物如地塞米松时，注意观察患者有无胃肠道反应。

（4）应用降颅压类药物如甘露醇注射液、甘油果糖注射液、呋塞米注射液时，应注意有无发生水电解质紊乱及血栓性静脉炎。

（四）日常生活指导

（1）有癫痫发作的患者，不能单独活动，应有专人陪同，注意安全。

（2）轻型颅脑损伤恢复期患者，可做床上活动，待病情好转后可做床下活动，鼓励患者自理生活，劳逸结合。

（3）重型颅脑损伤恢复期患者，协助家属鼓励患者保持乐观心态，积极参加康复训练，参加有意义的社会活动。

（4）有颅骨缺损的患者，注意保护颅骨缺损部位，减少出入公共场所次数，佩戴帽子给予保护。按时进行颅骨成形手术。

三、案例再现

李某，男，35岁，入院前15小时被他人用砖块击伤头部，伤后无原发意识障碍，伤后头痛、呕吐，呕吐物为胃内容物。5小时前患者意识出现嗜睡状态，到医院就诊，急诊行头部CT检查示右颞多灶性高密度影。临床初步诊断为头部外伤、右颞枕头皮挫伤、右颞脑挫裂伤、外伤性蛛网膜下隙出血、右颞枕硬膜下出血。

【治疗方案】

（1）降颅内压治疗：20%甘露醇注射液125 mL，快速静脉滴注。

（2）止血药物治疗：氨甲苯酸60 mL加入0.9%氯化钠注射液250 mL，每日1次静脉滴注，滴速40滴/分钟。

（3）营养支持：氨基酸注射液250 mL，每日2次静脉滴注。

（4）经常巡视患者，监测生命体征、意识及瞳孔变化。

【护理】

1. 护理评估

（1）询问病史：患者入院前15小时被他人用砖块击打头部，伤后无原发意识障碍，伤后出现头痛、呕吐两次。身高176 cm，体重65 kg，既往身体健康；吸烟史10年，每日约15支，不饮酒；二便正常；家庭经济状况一般。

（2）身体评估：测量患者体温36.8 ℃，脉搏102次/分，呼吸20次/分，血压176/89 mmHg；患者意识昏迷，GCS评分为8分，双侧瞳孔等大等圆，直径约为2.5 mm，右颞枕部头皮肿胀，有压痛，左侧肢体肌力Ⅲ级，右侧肢体肌力Ⅴ级。

2. 护理诊断/问题

（1）急性意识障碍（acute confusion）：与脑损伤有关。

（2）清理呼吸道无效（ineffective airway clearance）：与意识不清有关。

（3）营养失调——低于机体需要量：与脑损伤引起呕吐、高代谢有关。

（4）潜在并发症：颅内压增高。

3. 护理措施

（1）严密观察患者意识、瞳孔、生命体征变化，定期巡视，持续低流量吸氧。

（2）清除患者鼻腔、口腔分泌物，给予吸痰护理，每 1～2 小时翻身、叩背。

（3）给予留置胃肠减压，以防呕吐物逆流入气道引起窒息，并观察有无消化道出血症状。

（4）留置胃肠减压期间禁食水，进行口腔护理。

（5）密切观察有无颅内压增高的早期迹象。

4. 护理评价

（1）患者处于昏迷状态，生理需求得到满足。

（2）患者呼吸道通畅，无误吸发生。

（3）患者营养供给良好。

（4）患者未出现颅内压增高症状。

入院后 7 小时：患者昏迷程度加深，GCS 评分为 6 分，立即行头部 CT 扫描，结果显示出现右颞脑挫裂伤、右颞枕硬膜下出血。向家属交代病情，进行术前沟通，拟急诊进行右颞脑挫裂伤清除术，并详细告知手术的风险及相关注意事项，家属知情同意后签订手术知情同意书。

【治疗方案】

建议急诊局部麻醉下行小骨窗右颞脑挫裂伤清除术。与家属沟通并签署手术知情同意书及授权委托书。

【护理】

1. 护理评估　测量患者生命体征：体温 37.6 ℃，脉搏 58 次/分，呼吸 17 次/分，血压 198/102 mmHg。患者 GCS 评分 6 分，双侧瞳孔不等大，瞳孔直径左侧与右侧之比为 3.0 mm ∶ 2.5 mm，左侧对光反射消失，右侧对光反射迟钝。

2. 护理诊断/问题　潜在并发症：脑疝。

3. 护理措施

（1）遵医嘱给予 20% 甘露醇注射液 250 mL 快速静脉滴注，呋塞米注射液 40 mg 立即静脉推注，并观察脱水效果。

（2）术前留置导尿，准确记录尿量。

（3）保持呼吸道通畅，给予吸氧。

（4）备好抢救物品如氧气袋、抢救药品等。将患者佩戴身份识别腕带后送至手术室。

4. 护理评价　患者抢救及时，手术顺利。

术后 1 小时：患者于术后在麻醉苏醒室复苏 2 小时后返回病室。术区伤口敷料完整，头部引流袋内有约 30 mL 血性引流液。给予头部引流管护理，留置胃肠减压及留置尿管护理。

【治疗方案】

（1）止血：氨甲苯酸注射液 60 mL 加入 5% 葡萄糖注射液 250 mL，每日 1 次静脉滴注。

（2）降颅压：20% 甘露醇注射液 125 mL，每日 2 次静脉滴注；甘油果糖注射液 250 mL，每日 2 次静脉滴注。

（3）促进脑功能恢复。

（4）维持内环境平衡。

【护理】

1. 护理评估 测量患者生命体征：体温 37.4 ℃，脉搏 76 次/分，呼吸 18 次/分，血压 154/85 mmHg。患者意识昏迷，GCS 评分为 9 分，双侧瞳孔等大等圆，对光反射灵敏。

2. 护理诊断/问题

（1）营养失调——低于机体需要量：与手术后机体高代谢有关。

（2）清理呼吸道无效（ineffective airway clearance）：与意识不清有关。

（3）有感染的危险（risk for infection）：与头部引流、无法自主排痰有关。

（4）潜在并发症：颅内出血、颅内压增高、癫痫发作。

3. 护理措施

（1）密切观察患者意识、瞳孔、生命体征变化，发现异常及时通知医生，配合医生给予相应处理，做好详细交接班。

（2）术后给予头高位即床头抬高 15°~30°，以利于静脉回流，减轻脑水肿。

（3）定时给患者翻身、叩背以利于痰液排出；及时清除呼吸道分泌物，给予吸痰护理，保持呼吸道通畅；给予雾化吸入治疗，以稀释痰液，利于其排出。必要时行气管切开术。

（4）观察并记录引流液的颜色、性质、量。发现引流液颜色改变或者引流量突然增多时，应及时通知医生给予处理。保持引流通畅，避免打折、脱落、受压，更换引流袋时注意严格无菌操作。

4. 护理评价

（1）患者营养素供给得到保障。

（2）患者呼吸平稳，血氧饱和度>96%。

（3）患者无感染发生。

（4）患者无并发症发生。

术后第 2 日：患者意识浅昏迷，GCS 评分为 11 分，双侧瞳孔等大等圆，对光反射灵敏，左侧肢体肌力Ⅳ级，复查头颅 CT 后拔除术区引流管。

【护理】

1. 护理评估 测量患者生命体征：体温 37.2 ℃，脉搏 115 次/分，呼吸 22 次/分，血压 167/89 mmHg，意识浅昏迷，双侧瞳孔等大等圆，直径约 3 mm。停止胃肠减压，给予鼻饲流食。

2. 护理诊断/问题

（1）有感染的危险（risk for infection）：与排尿形态改变有关。

（2）有废用综合征的危险（risk for disuse syndrome）：与长期卧床有关。

3. 护理措施

（1）留置胃管护理：每天检查胃管插入长度，每次鼻饲前检查胃管是否在胃内，进行鼻饲前后给予温水 20 mL 冲洗胃管，鼻饲蛋白饮食时注意间接加温，避免蛋白凝固堵塞胃管。每日进行 2 次口腔护理以保护口腔黏膜。定期更换胃管。

（2）留置导尿护理：保持会阴部清洁、干燥，避免尿路感染，定期更换导尿管，根据病情适量喂水。

（3）保持肢体功能位：协助患者保持肢体功能位，避免因长期卧床而产生关节强直、变形，防止皮肤受压。

4. 护理评估

（1）患者无感染发生。

（2）患者肢体处于功能位。

术后第 3 日：患者病情平稳，给予二级护理。

【护理】

1. 护理评估　患者意识模糊，言语含糊，左侧肢体肌力Ⅳ级，各项生命体征平稳。

2. 护理诊断/问题　如厕自理缺陷（toileting self-care deficit）：与意识障碍、肢体功能障碍有关。

3. 护理措施

（1）协助患者床上使用便器

1）洗手，戴口罩，备齐用物。保证环境整洁、安全，温度适宜，便器符合要求（表面无破损、裂痕、内面清洁、干燥），关闭门窗，屏风遮挡，保护患者隐私。

2）患者自理能力较差，限制活动，应协助患者床上排便，触诊下腹部有包块，略烦躁，有便意。

3）向患者及家属解释床上排便的目的、方法、注意事项，征得同意。

4）协助患者取平卧位，臀部下方垫一次性尿垫，双腿屈膝，注意保暖。与家属协作，一手托患者腰部，轻抬起患者臀部，一手顺势将便器放置于患者臀下，协助患者在便器上取舒适体位。盖好盖被，适当遮挡，动作轻柔。

5）态度柔和，勿催促患者。

6）患者排便结束后，取柔软的纸巾擦拭肛周及会阴部。

7）与家属协作，一手托住患者腰部，轻抬起患者臀部，一手顺势取出便器。

8）再次擦拭患者会阴及肛周，并观察会阴、肛周及骶尾部皮肤情况。

9）整理床单位，协助患者取舒适卧位。

10）观察排泄物的性状，并做好记录，发现问题及时保留样本并通知医生。

11）倾倒排泄物，清洗便盆，观察患者反应。整理用物，洗手，开窗通风，撤去屏风。

（2）给予心理护理，减轻患者的自卑感。

4. 护理评价　在医护人员与家属的共同努力下，患者生活需求得到满足，建立起恢复自理能力的信心。

术后第 7 日：患者意识模糊，言语笨拙，拆除手术缝线，给予高压氧治疗，进行康复训练。

【护理】

1. 护理评估　患者意识模糊，为颅脑损伤术后出现脑功能障碍。

2. 护理诊断/问题

（1）个人恢复能力障碍（impaired individual resilience）：与脑组织受损有关。

（2）有废用综合征的危险（risk for disuse syndrome）：与肢体活动障碍有关。

3. 护理措施

（1）高压氧治疗

1）护士向患者及家属讲解高压氧治疗的相关知识，告知治疗中可能出现的不适症状及解决办法，消除患者紧张情绪。

2）治疗过程中加压时护士注意观察患者呼吸的频率、深度有无异常，是否出现耳痛或其他不适，如有异常及时通知操作人员暂停加压。

3）严密监测患者血压变化，如有异常及时停止治疗。

4）患者在稳压吸氧时若出现氧中毒先驱症状，如冷汗、面部肌肉抽搐、流涎等，应立即停止吸氧。

5）向患者及家属介绍安全制度，严禁带入易燃、易爆物品、手表、钢笔、助听器，穿着化纤、尼龙类服装等均不得入舱。宜穿纯棉服装，不准擦头油及化妆品。

（2）康复训练：术后24小时开始肢体功能锻炼，由被动到主动，幅度由小到大，频率由少到多，时间由短到长，由健侧到患侧，循序渐进；术后意识、肌力有所恢复后，协助翻身、坐起、站立、行走；与患者家属共同为患者制订康复训练计划，每日完成语言训练、肢体功能训练等，为患者树立康复信心。

4. 护理评价

（1）患者脑功能受损情况得到缓解，意识模糊。

（2）患者瘫痪肢体肌力Ⅳ，没有发生关节强直、畸形等。

术后第14日：患者意识清楚，双侧瞳孔等大等圆，直径约3 mm，体温36.5 ℃，脉搏78次/分，呼吸19次/分，血压138/85 mmHg，左侧肌力Ⅳ级，营养状态良好，病情稳定，予以出院。

【出院指导】

（1）针对肢体康复功能训练，可配合进行推拿、按摩、针灸等，促进患者的血液循环及功能恢复。

（2）进行力所能及的生活活动，增强自理能力。

（3）对气管切开患者要教会家属家庭护理，符合拔管指征时到医院就医。

（4）有失语的患者，要经常与其交谈，教其发音、认字、读报，由简单到复杂，也可戴耳机通过听音乐、听故事等语言训练，促进语言功能的恢复。

（5）指导患者及家属掌握服药、预防、康复等方面的知识及注意事项。

（6）避免重体力劳动，保持心情舒畅，戒烟，养成良好生活习惯。

（7）患者如出现症状加重、头痛、头晕、抽搐等症状时，应及时就医。

（8）定期复诊。

四、循证护理

重型颅脑损伤（GCS≤8分），是各种外伤中最严重的损伤，其死亡率一般为50%～60%。研究发现影响重型颅脑损伤转归的因素有很多，总结出主要影响其预后的严重并发症有低氧血症、重度颅高压、肺部感染、消化道出血、高钠高糖血症、癫痫持续状态等，若处理得当可改善其预后。

进行了关于重型颅脑损伤术后并发症的循证护理研究，通过临床评估确定护理问题；查阅文献选择最佳护理证据，制订护理干预措施。具体措施包括氧气吸入，密切观察生命体征变化，保持呼吸道通畅，加强引流护理，保持室内温湿度适宜、空气清新，严格无菌操作，及时处理中枢性高热，严格遵医嘱用药及补液，做好皮肤护理和基础护理。通过循证护理，避免和延缓了并发症的发生和发展，提高了患者的生存质量。

（黄晓琴）

第三节　大脑半球肿瘤

颅内肿瘤是指包括来自脑、脑血管、脑垂体、松果体、颅神经和脑膜等组织的颅内原发性肿瘤，也包括一小部分来源于身体其他部分转移到颅内的继发性肿瘤。

一、术前准备

1. 患者入院按医嘱做常规检查，如肝肾功能，血尿常规，出、凝血时间，配血、备血，药物过敏试验。

2. 有癫痫病史患者禁用口表测量体温。

3. 有颅内压增高者切忌灌肠，3 d 无大便者可用开塞露等。

4. 有精神症状者，为预防意外需家属陪伴，并做好交接班。

5. 患者需做特殊检查（如 CT、脑电图、超声波及各种造影）应由医院工作人员陪同前往。

6. 皮肤准备：术前 1 d 备皮并仔细检查手术野有无感染及破损处。

7. 女性患者月经期停止手术，有发热或腹泻者通知医生另作决定。

8. 做好心理护理：消除对手术的恐惧心理。术前晚，必要时给予适量的镇静药或安眠药。

9. 手术前 12 h 禁食（针麻、局麻除外），哺乳婴儿术前 4 h 禁食。备齐手术中用物。

10. 术日晨按医嘱给药。

二、术后护理

1. 按神经外科一般护理常规及麻醉后护理常规。

2. 卧位　全麻患者在麻醉未醒之前取平卧位，头转同一侧。意识清醒、血压稳定后，宜抬高床头 15°~30°。

3. 手术日禁食，第 2 天可进流质、半流质或遵医嘱。

4. 病情观察　观察意识、瞳孔、脉搏、血压每半小时~1 小时 1 次，连续 6 次以后每 2 小时 1 次，连续 12 次。如观察过程中有异常发现（如瞳孔大小、意识改变、肢体瘫痪、血压不稳）应及时与医师联系。

5. 注意切口引流液情况　经常保持敷料干燥，拔出引流管后须注意有无脑脊液渗漏，发现渗漏者及时通知医师。

6. 术后当日不用镇静剂或安眠药。

7. 手术后 6~8 h 仍不能排尿者，可给予导尿。

三、健康指导

1. 树立恢复期的信心，对疾病要有正确的认识。避免因精种因素而引起疾病的变化，加强全身支持疗法。多进高蛋白食物，保证良好的营养。

2. 按时服药，切忌自行停药。定时门诊随访，了解病情的转归。

3. 术后放射治疗的患者，一般在出院后 2 周或 1 个月进行。放疗期间定时查血象，放疗治疗中出现全身不适、纳差等症状，停药后可自行缓解。

4. 如去颅骨骨瓣患者，术后要注意局部保护，外出要戴帽，尽量少去公共场所，以防发生意外，出院后半年可来院做骨瓣修补术。

5. 为防肿瘤复发，一般每年须做 CT 检查，以了解病情变化。

（曾思敏）

第四节　脑卒中

脑卒中（stroke），是指由于急性脑循环障碍所致的局限或全面脑功能缺损综合征，分为缺血性脑卒中和出血性脑卒中。缺血性脑卒中（ischemic stroke，IS），又称脑梗死（cerebral infarction，CI），是指各种原因所致脑部血液供应障碍，导致局部脑组织缺血、缺氧性坏死，出现相应神经功能缺损的一类临床综合征，是最常见的脑卒中类型，占全部脑卒中的 60%~80%。按病理机制可将脑梗死分为脑血栓形成、脑栓塞和腔隙性脑梗死。其中，脑血栓形成和脑栓塞是急诊科常见的脑血管急症。出血性脑卒中，也称脑出血（intracerebral hemorrhage，ICH），是指非外伤性脑实质内出血，占全部脑卒中的 20%~40%，根据出血部位不同可分为脑出血和蛛网膜下腔出血。

一、病因与发病机制

脑卒中的危险因素包括高血压、细菌性心内膜炎、高脂血症、糖尿病、吸烟、口服避孕药和房颤等。脑血栓形成的常见病因是动脉粥样硬化和动脉炎。脑栓塞按栓子来源不同可分为心源性、非心源性和来源不明三类，其中 60%~75% 的栓子为心源性，如心房纤颤时附壁血栓脱落形成的栓子、心肌梗死形成的附壁血栓、心脏外科手术体外循环产生的栓子等。脑梗死最常见病因为脑动脉粥样硬化，其次为脑动脉炎、高血压、糖尿病和血脂异常等。80% 以上的脑出血是由高血压性脑内细小动脉病变引起，其他病因有动-静脉血管畸形、脑动脉瘤、血液病、抗凝或溶栓治疗等。蛛网膜下腔出血的常见病因是颅内动脉瘤。

二、病情评估与判断

（一）初步评估

分诊护士对于疑似脑卒中的患者必须立即进行迅速评估和分诊，评估时可使用卒中量表，如美国辛辛那提院前卒中量表（Cincinnati Prehospital Stroke Scale，CPSS），其中出现 CPSS 中的 1 个异常结果，表示卒中的概率为 72%。如果出现所有 3 个异常结果，则表示卒中的概率大于 85%。

（二）卒中严重程度评估

卒中严重程度的评估可以使用美国国立卫生研究院卒中量表（National Institutes of Health Stroke Scale，NIHSS）（表 6-1），NIHSS 用于评估有反应的卒中患者，是目前世界上较为通用的、简明易行的脑卒中评价指标，根据详细的神经学检查，有效测量卒中的严重程度。

表 6-1　美国国立卫生研究院卒中量表（NIHSS）

项目	评分标准（UN＝untestable，无法检测）
1a. 意识水平	0＝清醒；1＝嗜睡；2＝昏睡；3＝昏迷
1b. 意识水平提问（月份，年龄）	0＝均正确；1＝1项正确、构音障碍/气管插管/语言障碍；2＝均不正确或失语
1c. 意识水平指令（握手，闭眼）	0＝均正确；1＝一项正确；2＝均不正确
2. 凝视	0＝正常；1＝部分凝视麻痹；2＝被动凝视或完全凝视麻痹
3. 视野	0＝正常；1＝部分偏盲；2-完全偏盲；3＝双侧偏盲，双盲，包括皮质盲
4. 面瘫	0＝正常；1＝轻瘫；2＝部分（面下部区域）；3＝完全（单或双侧）
5. 上肢运动（两侧分开计分）	0＝上举90°或45°能坚持10S；1＝上举90°或45°但不能坚持10S；2＝上举不能达90°或45°就下落；3＝不能抵抗重力，立刻下落；4＝无运动；UN＝截肢或关节融合
6. 下肢运动（两侧分开计分）	0＝抬起30°能坚持5秒；1＝抬起30°但5秒末下落；2＝5秒内下落；3＝立刻下落；4＝无运动；UN＝截肢或关节融合
7. 肢体共济失调	0＝无共济失调；1＝一侧有；2＝两侧均有；9＝麻痹，截肢或关节融合
8. 感觉	0＝正常；1＝轻到中度感觉缺失；2＝重度到完全感觉缺失，四肢瘫痪，昏迷无反应
9. 语言	0＝正常；1＝轻到中度失语；2＝严重失语；3＝哑或完全失语，昏迷无反应
10. 构音障碍	0＝正常；1＝轻到中度，能被理解，但有困难；2＝哑或严重构音障碍；UN＝气管插管/无法检测
11. 消退和不注意（以前为忽视）	0＝正常；1＝视/触/听/空间/个人忽视，或对双侧刺激消失；2＝严重的偏身忽视或一种以上的忽视

注：1. 评分范围为0~42分，分数越高，神经受损越严重，分级如下：0~1分：正常或近乎正常；1~4分：轻度卒中/小卒中；5~15分：中度卒中；15~20分：中-重度卒中；21~42分：重度卒中。2. 基线评估>16分的患者很有可能死亡，<6分者很有可能恢复良好；每增加1分，预后良好的可能性降低17%。

脑干和小脑大量出血的患者病情较危重。脑干出血尤其是脑桥出血预后很差，多可在48小时内死亡。小脑大量出血病情进展迅速，因血肿压迫脑干发生枕骨大孔疝而死亡。

（三）临床表现

脑卒中的患者可有如下症状和体征：①原因不明的突发剧烈头痛。②眩晕、失去平衡或协调性。③恶心、呕吐。④一侧脸部、手臂或腿突然乏力或麻木。⑤不同程度的意识障碍。⑥双侧瞳孔不等大。⑦说话或理解有困难。⑧偏瘫。⑨吞咽困难或流涎等。

（四）判断

由于出血性脑卒中和缺血性脑卒中在治疗上有显著的不同，出血性脑卒中的患者禁忌给予抗凝和纤溶治疗，而缺血性脑卒中在症状出现后3小时内可以提供静脉溶栓疗法，应注意早期识别脑卒中，并对出血性和缺血性脑卒中进行鉴别。

三、救治与护理

（一）救治原则

急诊总体救治原则是保持呼吸道通畅，维持生命体征、减轻和控制颅脑损伤，预防与治疗各种并发症，并尽可能地提高患者的康复率与生存质量，防止复发。

1. 具体救治原则　①出血性脑卒中救治原则：安静卧床、保持呼吸道通畅、脱水降颅压、调整血压、防治继续出血、加强护理防治并发症。当病情严重致颅内压过高，内科保守治疗效果不佳时，应及时进行外科手术治疗。②缺血性脑卒中救治原则：脑血栓形成的急诊处理包括维持生命体征、处理并发症和溶栓、抗凝治疗等。

2. 溶栓治疗　急性期早期溶栓治疗可以降低死亡率、致残率，保护神经功能。

（1）静脉溶栓治疗

1）适应证：①年龄 18~80 岁。②临床确诊为缺血性卒中，神经功能障碍明显。③症状开始出现至静脉溶栓干预开始时间<4.5 小时。④脑 CT 等影像学检查已排除脑出血。⑤患者或其家属已签署知情同意书。

2）禁忌证：①脑 CT 证实颅内出血。②近 3 个月内有颅内手术、脑卒中或脑外伤史，3 周内有胃肠道或泌尿系统出血史，2 周内有外科手术史，1 周内有腰穿或动脉穿刺史。③有出血或明显出血倾向者。④血糖<2.7 mmol/L，血压≥180/110 mmHg。⑤CT 显示低密度>1/3 大脑中动脉供血区。

3）并发症：梗死灶继发性出血或身体其他部位出血。

（2）动脉溶栓治疗：对大脑中动脉等大动脉闭塞引起的严重卒中患者，可在 DSA 直视下进行动脉溶栓治疗。动脉溶栓的适应证、禁忌证、并发症与静脉溶栓基本相同。

3. 抗血小板治疗　未行溶栓的急性脑梗死患者可在 48 小时之内应用抗血小板聚集剂，如阿司匹林和氯吡格雷，降低死亡率与复发率。但在溶栓后 24 小时内不应使用。

4. 抗凝治疗　主要包括肝素、低分子肝素和华法林。一般不推荐急性缺血性卒中后应用。

5. 神经保护治疗　脑保护剂包括自由基清除剂、阿片受体阻断药、钙通道阻滞药等，可降低脑代谢、减轻缺血性脑损伤。此外，早期应用头部或全身亚低温治疗也可降低脑代谢和脑耗氧量，减轻神经元损伤。

6. 对症治疗　维持生命体征和处理高血压、高血糖、脑水肿等并发症。

（二）护理措施

1. 即刻护理措施　①立即给予患者卧床，避免情绪激动；床头可抬高 30°，减轻脑水肿。②保持呼吸道通畅，给氧，及时清除口腔内分泌物和呕吐物，舌后坠者予以口咽通气道协助通气，必要时做好气管插管或气管切开的准备。③心电监护，密切观察患者的生命体征、意识、瞳孔及肢体的变化，评估是否有意识障碍加重、血压升高、瞳孔不等大、呕吐等再出血及颅内压增高表现，是否并发心肌梗死或心律失常。④建立静脉通路，遵医嘱准确给药及正确留取血液标本进行血常规、出凝血时间、血糖等检查。⑤对烦躁不安者，予以床栏，必要时给予保护性约束，防止坠床。⑥迅速协助完成神经病学检查、十二导联心电图和脑 CT 扫描。

2. 降低颅内压　遵医嘱应用脱水药，通常使用 20% 甘露醇、呋塞米等药物。20% 甘露醇为高渗性液体，应选择粗大的上肢静脉输注，保证在 15~30 分钟内滴完，并注意保护血管及局部组织，防止外渗。密切观察瞳孔、血压、尿量的变化，监测肾功能和血液电解质浓度，动态评估用药效果及药物不良反应。

3. 调整血压　急性期血压升高是对颅内压升高的一种代偿反应，一般不需紧急处理，但过高的血压增加再出血的风险。一般来说，当收缩压>200 mmHg，或平均动脉压>150 mmHg 时，应积极控制血压；遵医嘱静脉应用降压药物时，需使用输液泵严格控制给药速度，加强血压监测，并随时根据血压调整滴速，以免血压下降过快导致脑低灌注。此外，血压升高也可因躁动、气道梗阻、膀胱充盈等因素引起，需注意去除这些诱因。

4. 溶栓治疗的护理　严格按医嘱剂量给药，密切观察患者有无出血倾向，如头痛、呕吐、意识障碍加重等脑出血症状，以及牙龈、皮肤黏膜、穿刺部位、消化道出血征象，遵医嘱复查凝血时间、头部CT，评价溶栓效果及病情变化。

5. 并发症护理　①高血糖：当血糖>10 mmol/L 时，应遵医嘱予以胰岛素治疗，将血糖控制在7.8～10 mmol/L，注意监测血糖，避免低血糖。②心脏损伤：动态心电监测，随时做好检查心肌损伤标志物的准备，及时发现和治疗心脏损伤。③上消化道出血：密切观察患者有无消化道出血征象，遵医嘱给予预防性措施。

6. 物理降温　出血性脑卒中急性期发热较多见，降低体温，使脑代谢率降低、耗氧量减少，有利于保护脑细胞和减轻脑水肿。可用头枕冰袋、冰帽、冰毯行物理降温，最好使体温保持在32～36 ℃。

7. 加强基础护理　昏迷患者应及时清除其口腔和气管内分泌物，防止反流、误吸等，采取翻身、叩背等排痰措施，加强口腔护理，预防肺部感染。加强皮肤护理，预防压疮，保持肢体功能位置，做好尿管和会阴护理，防止尿路感染。

8. 做好术前准备及转运护理　当病情危重致颅内压过高，内科保守治疗效果不佳时，应及时完善外科手术治疗的准备。需住院治疗的患者，应做好入院转运前的各项准备工作，保障转运途中患者安全，按要求做好交接工作。

（邓立群）

第五节　癫痫

癫痫，又称为痫性发作综合征，是一组无明确原因的，以反复发作性活动为特征的大脑慢性疾病。一次痫性发作是大脑内异常、突然的过度放电。癫痫发作可能引起骨骼肌运动功能、感觉、内脏自主神经功能、行为，或意识等的暂时障碍。意识丧失和抽搐是痫性发作最常见的临床表现。

一、病因及发病机制

（一）病因

按病因癫痫可分为原发性（特发性）癫痫和继发性（症状性）癫痫两大类。原发性癫痫是指没有明确病因的癫痫，在儿童比较常见，据认为遗传因素起重要作用。而任何能引起大脑激惹，不管是直接还是间接地改变了神经元周围的生物化学环境的情况，都可能促使症状性癫痫的发作。

对于成人和老年人，诱发癫痫的主要原因有以下几点：①颅脑外伤（挫裂伤、撕裂伤、硬膜外，硬膜下或脑血肿）。②中枢神经系统感染（如脑膜炎、脑炎、脑脓肿）。③脑肿瘤。④脑血管疾病（脑卒中、蛛网膜下隙出血、脑动静脉畸形、脑动脉瘤）。⑤中毒（内源性的或外源性的）。⑥代谢性疾病（如水电解质紊乱、低血糖、高钾血症）。⑦内科疾病（如尿毒症、阿-斯综合征、肝性脑病、甲状旁腺机能减退、胰岛细胞瘤、系统性红斑狼疮等）。⑧高热。⑨抗癫痫药物过量或突然停药。

另外，还有一些情况会导致癫痫发作：酗酒、致癫痫药物如戊四唑（米特拉唑）、无机物如铅；电解质紊乱，如低钠血症、维生素缺乏；糖尿病和其他代谢紊乱；以及怀孕和月经引起的内分泌失调。

（二）发病机制

癫痫的痫性发作的确切机制还不完全清楚。据认为是某种触发机制导致突然的异常放电，扰乱了大脑的正常神经传导系统。如果这种异常放电播散到整个大脑，就发生癫痫大发作；如果异常放电局限于局部，就发生部分性发作。

1. 癫痫性活动的触发　大多数癫痫发作起源于大脑内一些高度敏感和高反应的不稳定神经元，痫形发作时，这些神经元反复、规则地发生冲动。虽然尚未确定痫性活动的确切的启动因素，但有人提出了以下几种可能的理论：由于细胞膜通透性或膜两侧离子分布的改变；由于神经胶质疤痕，或大脑皮质或丘脑区的抑制性活动的降低而使神经元兴奋性改变；以及刺激性和抑制性神经递质（如 Ach 和 GABA）的分布不均衡。

所有患者其癫痫发作都有一个阈值，当超出这个阈值时癫痫就会发作。在一些人中，发病阈值异常的低，导致患者发病危险增加；另一些人则是由于病理过程改变了癫痫阈值而发生癫痫。这种能够触发癫痫发作的神经元被称作癫痫病灶。

2. 癫痫性活动的播散　异常的神经放电固定在局部时，引起部分发作或局灶性癫痫；若异常的神经放电播散到整个大脑，则可引发全身的癫痫大发作。

在癫痫发作时，大脑新陈代谢明显增加，来自大脑的葡萄糖和氧气大量消耗产生 ATP。只要氧化血红蛋白、血糖水平和心脏功能正常，那么大脑皮质的血液流动就能满足大脑新陈代谢增加的需求；如果大脑皮质的血液流动不能满足这种需求，脑细胞衰竭和结构破坏。

3. 癫痫性活动的终止　癫痫发作时神经细胞膜发生超级化，这可能是由电压门控钠泵引起的。持续超级化使神经细胞停止点燃，大脑表面电位受抑制，痫性活动终止。

二、分类

传统上癫痫分为大发作、小发作、精神运动性发作（颞叶癫痫）、局灶运动发作（杰克逊发作）。随着科技的进步，逐渐明确癫痫的神经病学表现不适合这些分类。基于临床和发作时的 EEG 表现，国际抗癫痫联盟将癫痫发作分为部分性发作、全面性发作、不能分类的癫痫发作三大类。前两种大类又被细分为几种小类。

痫性发作的国际分类：

1. 部分性发作（局部起始的发作）

（1）单纯部分性发作（不伴意识障碍）

1）运动性发作。

2）体觉或特殊感觉性发作。

3）自主神经性发作。

4）精神性发作。

（2）复杂部分性发作（伴有意识障碍）

1）先有单纯部分性发作，继有意识障碍。

2）开始即有意识障碍（仅有意识障碍或伴有自动症）。

（3）部分性发作继发为全面性发作。

2. 全面性发作（两侧对称性发作，发作起始时无局部症状）

（1）失神发作。

（2）肌阵挛发作。

（3）阵挛性发作。

（4）强直性发作。

（5）强直-阵挛发作（GTCS）。

（6）无张力性发作。

三、护理评估

（一）健康史

完整的病史应包括出生和生长发育史、家族史、主要的疾病和外伤史。除了单纯的部分性发作外，大多数情况下患者本人很难表达，还需要向目击者了解整个发作过程，包括当时的诱发因素、先兆、发作时间、频率和发作后的状态，尤其发作时的姿态、面色、声音，有无肢体抽搐和其大致的顺序，有无怪异行为和精神失常等。了解发作时有无意识丧失对判断全面性强直-阵挛发作是关键性的，间接的依据是咬舌、尿失禁，可能发生的跌伤和醒后的头痛、肌痛等。还需要了解目前和以往的治疗记录。

（二）临床表现

任何年龄均可发病，但最常在幼年和 65 岁以后的老年起病。各种类型的癫痫表现各异。同一类型的癫痫，绝大多数人的症状相似，但也有人表现出各种类型的症状。

1. 部分性/局灶性发作　癫痫性发作的起始部位在对侧大脑皮质的某个区域。有些患者发作前可有一些先兆。

（1）单纯部分性发作：常局限于一侧大脑半球的一个小的区域，因此不导致意识丧失。可分为四个亚型：运动性发作、体觉性发作、自主神经发作和精神性发作。典型的运动性发作表现为病灶对侧局部肢体的抽搐，大多见于一侧口角、眼睑、手指或足趾，也可涉及整个一侧面部和一个肢体的远端。如果发作自一处开始后，按大脑皮质运动区的分布顺序缓慢地移动，例如自一侧拇指沿手指、腕部、肘部、肩部扩展，称为 Jackson 癫痫。如部分运动性发作后遗留短暂（24~48 h）的肢体瘫痪，称为 Todd 瘫痪。体觉性发作常为肢体的麻木感和针刺感，多发生在口角、舌部、手指和足趾；特殊感觉性发作表现为各种幻觉，包括视觉性、听觉性、嗅觉性和眩晕性发作，如幻视闪光、幻听嗡嗡声、幻嗅焦臭味以及旋转感、漂浮感和下沉感等。几乎全部特殊感觉性发作都是复杂部分性或 GTCS 的先兆或最早症状。自主神经发作如心动过速、潮红、低血压等。精神性发作起始于颞叶，症状包括各种类型的遗忘症、情感异常、错觉、幻觉等，可单独发作，但常为复杂部分性发作的先兆，有时为继发的 GTCS 的先兆。

（2）复杂部分性发作：主要特征是发作起始时出现各种精神症状和特殊感觉症状，常有一些无目的的动作，如反复地搓手、嘴唇嚅动、发声或吞咽动作，随后出现意识障碍和遗忘症。发作后患者可小睡几分钟，不能意识到自己曾有过癫痫发作。由于大多数为颞叶病变引起，故又称为颞叶癫痫，常有先兆，如幻嗅或突然的情绪激动。

（3）部分性发作继发 GTCS：起始于一侧大脑的某一小的区域然后扩散到两个半球和深部结构。最初可表现为复杂部分性发作，然后发展成全身性的抽搐，躯体强直和肢体抖动。

2. 全面性发作　全面性发作涉及双侧大脑半球及深部结构，如丘脑、基底节和脑干上部，因此意识障碍是常见的。失神发作和强直-痉挛发作是最常见的，尤其是儿童。全面性发作中的肌阵挛发作、强直性发作和无张力性发作常发生于幼年时期，通常与遗传、产伤或代谢性脑病有关。

（1）强直-阵挛发作（GTCS）：在原发性癫痫中也称大发作，以全身抽搐和意识障碍为特征。其发作经过可分为三期。

1）强直期：突发意识丧失，全身骨骼肌持续收缩、眼球上窜、喉肌痉挛，发出叫声。口部先强直后突闭，可咬破舌头。颈部和躯干先屈曲后反张，上肢自上举、后旋转为内收、前旋，下肢自屈曲转为伸直。常持续 10~20 s 后转入阵挛期。

2）阵挛期：不同肌群强直和松弛交替出现，由肢端延及全身。阵挛频率逐渐减慢，松弛期逐渐延长，持续 30~60 s。最后一次强直痉挛后抽搐停止，进入惊厥后期。以上两期都出现心率增快，血压升高，汗、唾液和支气管分泌物增多，瞳孔散大等自主神经征象。瞳孔对光反射及深浅反射消失，病理征出现以及呼吸暂停、缺氧导致皮肤发绀。

3）惊厥后期：抽搐发作后患者表现为肌肉松弛，呼吸平稳，对刺激反应迟钝，意识逐渐恢复。待清醒后，患者常感到头痛、肌肉痛，全身疲乏，对抽搐全无记忆，不少患者发作后可能还要继续睡几个小时。

（2）失神发作：意识短暂丧失，持续 3~15 s，无先兆和局部症状，发作和停止均突然，每日可发作数次至数百次不等。患者可突然停止当时的活动，呼之不应，两眼瞪视不动，手中持物可坠落；事后立即清醒，并继续原先的活动，对发作无记忆。

（3）肌阵挛发作：为突然、快速、短暂的肌肉收缩，累及全身，也可局限于面部、躯干或肢体。

（4）阵挛性发作：为全身重复性阵挛发作，恢复较 GTCS 快。

（5）强直性发作：全身强直性肌痉挛，肢体伸直，头、眼偏向一侧，常伴有自主神经症状，如苍白、潮红、瞳孔散大等。躯干的强直性发作可造成角弓反张。

（6）无张力性发作：部分肌肉或全身肌肉的张力突然降低，造成颈垂、张口、肢体下垂或全身跌倒。

3. 癫痫持续状态　若在短期内频繁发作，以致发作间隙期内患者持续昏迷，称为癫痫持续状态。各种类型的癫痫性发作均可发展为癫痫持续状态。通常由于癫痫发作未经及时治疗或治疗不彻底，或是突然停用抗惊厥药物所引起的。癫痫持续状态可危及生命，尤其全面性强直-阵挛发作引发的癫痫持续状态是最危险的，因为可导致通气障碍、缺氧、心律失常、高热和酸中毒，足以致命，需要立即处理。

（三）辅助检查

（1）血常规、生化和免疫等检查等有助于查找全身性疾病的病因。

（2）脑电图等是最有效的检查项目，结合临床表现对异常放电的起始部位和发作类型做出判断，并指导合理治疗和评价疗效。

（3）CT 和 MRI 扫描等可以识别异常的脑组织结构，如肿瘤、囊肿和卒中等。

（4）神经科体检应该包括反射、肌力和肌张力、感觉功能、步态、姿势、协调和平衡功能。还应对患者的思维、判断力和记忆力做出评估。

（四）社会-心理评估

长期以来，癫痫被视为一种难以启齿、很不光彩而被人们歧视的疾病，人们对癫痫患者比对脑瘫或精神病患者更歧视、更偏见。癫痫患者对癫痫发作的认识很大程度上取决于他的文化程度和教育程度，但绝大多数患者常受到周围环境的影响而产生羞耻感，他们会竭力隐藏病情和服药情况，尽量减少来自外界的嘲笑和歧视。特别是一些难治性癫痫的患者，发作长期得不到有效控制而产生悲观失望心理，对生活失去信心和向往，有的因此有自杀的倾向。

癫痫常于幼年起病，有智能减退或伴有癫痫性格，病儿在校学习中有攻击行为、思想涣散、焦虑烦躁、注意力分散等，可造成学习困难。癫痫患者的就业也会受到一定的限制，用人单位对癫痫患者存有偏见、歧视或顾虑，怕给企业增加经济负担等，也可能由于患者接受教育水平低下或缺乏工作技能、经验所致，因此工作不稳定，失业率高。另外，家人为患者的诊治到处奔波而影响正常的工作，或需要投入专职看护费用和医疗费用等，给患者本身及其家庭成员造成直接或间接的经济负担和压力。癫痫患者的婚姻也面临许多问题，有调查证明癫痫患者的结婚率较低，而离婚率却较正常人高。

因此，在评估癫痫患者的社会心理情况时，应了解患者对癫痫发作的认识程度、是否有隐藏病情和服药的情况，是否感到外界的压力，了解其学习、工作、娱乐和婚姻家庭生活的安排，家庭成员的态度，是否有经济负担等。

四、护理诊断及医护合作性问题

1. 有受伤的危险　与癫痫发作时意识突然丧失或判断力受损有关。

2. 营养不足　与抽搐时体力消耗过多有关。

3. 相关知识缺乏　与患者对疾病的性质、药物治疗以及疾病对生活、学习、工作的影响等的认识或信息来源缺乏有关。

五、计划与实施

通过药物和手术治疗手段减少癫痫发作，采取积极有效的护理措施达到：避免患者在癫痫发作时受伤；保证足够的营养摄入；患者能了解有关疾病的性质、药物治疗方法和不良反应，以及对日常生活和工作的影响；表现出良好的依从性和适应能力。

（一）药物治疗的护理

超过60%的癫痫患者可通过药物治疗减少癫痫发作，但是多数患者服药期间可有严重的不良反应，有些患者依从性差，不能按照医嘱进行治疗。单剂药物治疗能够减低药物的不良反应避免药物间的相互作用。此外，单剂治疗价格低，许多抗惊厥药为肝酶诱导剂，可减低伴随用药的血药浓度，因此需要增加伴随用药的剂量。

抗癫痫药物根据作用机制抗惊厥药可分为5大类：①钠通道激活阻滞剂。②γ氨基丁酸增强剂。③谷氨酸调节剂。④T-钙通道阻滞剂。⑤碳脱水酶抑制剂。有些抗惊厥药有多重作用机制（如拉莫三嗪、托吡酯、丙戊酸盐），有些药物只知道一种作用机制（苯妥英钠、卡马西平、乙琥胺）。根据癫痫类型选择最佳疗效的一线药物是非常重要的，并用滴定方法达到最佳血药浓度。

护理人员应及时、准确地给药以维持治疗的血液浓度达到最大的疗效。护理人员应指导患者避免将药物和食物同服以产生相互作用而影响吸收，观察药物的不良反应。常见的不良反应包括：乏力、眩晕和体重增加，严重的有抑郁、皮肤潮红和不协调，说话困难和极度乏力。和患者讨论抗癫痫药物的不良反应是很重要的。

GTCS的癫痫持续状态是神经科的急症，必须积极地给予恰当的治疗以防止大脑的不可逆损伤，甚至因缺氧、心律失常和乳酸性酸中毒而导致死亡。护理人员应立即通知医生并积极保持通畅的气道，根据患者的状况给予吸氧。医生治疗癫痫持续状态的药物包括静脉注射地西泮、苯妥英钠、苯巴比妥或三者联合应用以使发作得到控制。地西泮和苯巴比妥静脉给药时可进一步引起呼吸抑制；苯妥英钠的静注速度不能超过 50 mg/min，否则会引起心律失常。

（二）其他护理措施

对于各类癫痫发作时，护理人员必须仔细观察患者发作时的情况并及时记录以下情况：发作时间，躯体受累的部位，发作的过程，运动的类型或特点，眼球的背离，眼球震颤，瞳孔大小改变，发作过程中患者的状况，以及发作后患者的状况。

1. 防止损伤的护理措施　全身性强直-阵挛发作时常因强直-阵挛而出现舌、面部、肢体抓伤、瘀血和擦伤。无张力性癫痫发作时也常有面部和颈部受伤。癫痫性发作时避免躯体受伤，扶持患者卧倒，防止跌伤或伤人。立即解开衣领、衣扣和腰带，迅速将缠有纱布的压舌板或小布卷置于患者一侧上、下臼齿间，以防咬伤舌和面颊部。有假牙者必须取出。不可强行按压或用约束带捆扎抽搐的肢体以免造成骨折，可用枕头或其他柔软物保护大关节不至碰撞床栏等硬物，在背后垫一卷衣被之类的软物可以防止椎骨骨折。将患者的头部侧向一边，及时吸出呼吸道分泌物和呕吐物并给予吸氧，以减少呼吸道阻塞和改善缺氧，必要时配合行气管切开术或用人工呼吸机辅助呼吸。禁止口腔测温，应测腋温或肛温。少数患者在抽搐停止、意识恢复过程中有短时间的兴奋躁动，应防止自伤或伤人。

2. 饮食护理　评估患者的营养状况和营养需求。当癫痫发作时不能强行喂食，应用鼻饲。每日供给 8.4~16.8 kJ（2 000~3 000 kcal）热量，饮水量不超过 1 500 mL。

3. 提供与疾病和治疗相关的知识　为患者提供足够的知识，对于提高药物治疗的依从性非常重要。患者能够理解药物治疗的目的和治疗的药物将有利于治疗方案的实施。通常患者需要很长的治疗期限，因此对患者的教育必须持续不断强化，教育内容还应包括生活习惯的改变以适应疾病所致的变化。

（三）健康教育

护理人员应制订全面详细的健康教育计划以帮助患者及其家属面对此病。健康教育计划需针对患者的情况进行全面的评估以确定患者的需求。教育计划需根据心理、生理、社会和职业以及所用药物的特性而定。

护理人员应提供详细的疾病和药物治疗的相关知识，不良反应和中毒反应的体征，患者必须明白每天按医嘱服药的必要性。

由于癫痫发作是慢性病症，不能完全治愈，因此患者必须理解疾病的相关知识、诱发因素和改变生活习惯的必要性。突然停药可致癫痫持续状态。癫痫发作时可有意识丧失，外出时随身携带癫痫诊疗卡，万一发作可得到及时的救助。

给家属提供建议，安排好患者的学习，选择可从事的职业和工作，但禁止参加带有危险的活动，如登高、游泳、驾驶以及在炉火或高压电机旁作业等。定期去医院随访。

六、护理评价

护理癫痫患者的目标：①发作时躯体受伤的危险减小甚至不受伤，无坠床、舌咬伤、窒息等发生。②摄入足够的营养。③了解疾病的性质、治疗药物的方案和不良反应以及疾病影响生活、学习、工作的知识，能自觉坚持服药，学会调适心态平衡。

（周　娟）

第七章

妇科疾病护理

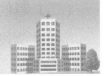

第一节　阴道炎症

一、滴虫阴道炎

滴虫阴道炎是由阴道毛滴虫引起的阴道炎，是常见的性传播疾病。

（一）病因

滴虫呈梨形，体积约为多核白细胞的 2~3 倍，其顶端有 4 根鞭毛，体侧有波动膜，后端尖并有轴柱凸出，无色透明如水滴（图 7-1）。鞭毛随波动膜的波动而活动。其适宜在温度 25~40 ℃、pH 为 5.2~6.6 的潮湿环境中生长，在 pH 5.0 以下或 7.5 以上的环境中则不生长。滴虫能在 3~5 ℃生存 21 天，在 46 ℃生存 20~60 分钟，在半干燥环境中生存约 10 小时；在普通肥皂水中也能生存 45~120 分钟。月经前、后阴道 pH 发生变化，月经后接近中性，故隐藏在腺体及阴道皱襞中的滴虫于月经前、后常得以繁殖，引起炎症的发作。另外，妊娠期、产后等阴道环境也发生改变，适于滴虫生长繁殖。滴虫能消耗或吞噬阴道上皮细胞内的糖原，也可吞噬乳杆菌，阻碍乳酸生成，使阴道 pH 升高而有利于繁殖。滴虫阴道炎患者的阴道 pH 一般在 5.0~6.5，多数>6.0。滴虫不仅寄生于阴道，还常侵入尿道或尿道旁腺，甚至膀胱、肾盂以及男性的包皮皱褶、尿道或前列腺中。滴虫能消耗氧，使阴道成为厌氧环境，利于厌氧菌繁殖，约 60%患者合并有细菌性阴道病。

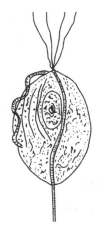

图 7-1　阴道毛滴虫

（二）传播方式

1. 经性交直接传播　是主要的传播方式。由于男性感染滴虫后常无症状，易成为感染源。

2. 间接传播　经公共浴池、浴盆、浴巾、游泳池、坐式便器、衣物等间接传播，还可通过污染的器械及敷料传播。

（三）临床表现

潜伏期 4~28 日，25%~50% 的患者感染初期无症状，其他患者的主要症状是阴道分泌物增多及外阴瘙痒，间或有灼热、疼痛、性交痛等。典型分泌物为稀薄脓性、黄绿色，泡沫状伴有臭味。分泌物呈脓性是因分泌物中含有白细胞，若合并其他感染则呈黄绿色；泡沫状、有臭味是因滴虫无氧酵解碳水化合物，产生腐臭气体。瘙痒部位主要为阴道口及外阴。若合并尿道口感染，可有尿频、尿痛，有时可见血尿。阴道毛滴虫能吞噬精子，影响精子在阴道内存活，可致不孕。妇科检查可见患者阴道黏膜充血，严重者有散在出血斑点，甚至宫颈有出血斑点，形成"草莓样"宫颈，后穹隆有多量白带，呈泡沫状灰黄色或黄白色稀薄液体或黄绿色脓性分泌物。少数患者阴道内有滴虫存在而无炎症反应，阴道黏膜无异常，称为带虫者。

（四）治疗

全身用药，主要治疗药物是甲硝唑和替硝唑。初次治疗可选择甲硝唑 2 g，单次口服；或替硝唑 2 g，单次口服。甲硝唑的治愈率为 90%~95%，替硝唑治愈率为 86%~100%。替代方案：甲硝唑 400 mg，每日 2 次，连服 7 日。

（五）护理

1. 指导患者自我护理　注意个人卫生，保持外阴部的清洁、干燥。勤换内裤，内裤、坐浴及洗涤用物应煮沸消毒 5~10 分钟以消灭病原体，避免交叉和重复感染。尽量避免搔抓外阴部以免皮肤破损。治疗期间禁止性生活。

2. 指导患者配合检查　告知患者取分泌物前 24~48 小时避免性交、阴道灌洗或局部用药。分泌物取出后应及时送检并注意保暖，否则滴虫活动力减弱，造成辨认困难。

3. 告知全身用药注意事项　甲硝唑口服后偶见胃肠道反应，如食欲减退、恶心、呕吐。此外，偶见头痛、皮疹、白细胞减少等，一旦发现应报告医师并停药。由于药物可抑制乙醇在体内氧化而产生有毒的中间代谢产物，因此，甲硝唑用药期间及停药 24 小时内、替硝唑用药期间及停药 72 小时内禁止饮酒。甲硝唑能通过乳汁排泄，用药期间及用药后 12~24 小时内不宜哺乳；替硝唑服药后 3 日内不宜哺乳。

4. 要求性伴侣同时治疗　滴虫阴道炎主要由性行为传播，性伴侣应同时进行治疗，治愈前避免无保护性交。

5. 随访及治疗失败者的处理　对症状持续存在或症状复发的患者进行随访及病原体检测。滴虫阴道炎患者再感染率高，患有滴虫性阴道炎的性活跃女性应在最初感染 3 个月后重新进行筛查。对初次治疗失败且排除再次感染者，按医嘱增加甲硝唑疗程及剂量仍有效。可重复应用甲硝唑 400 mg，每日 2 次，连服 7 日；若再次治疗仍失败，给予甲硝唑 2 g，每日 1 次，连服 5 日，同时进行耐药性监测。

6. 说明妊娠期治疗的注意事项　滴虫阴道炎可致胎膜早破、早产及低出生体重儿，治疗可采用甲硝唑 2 g 顿服，或甲硝唑 400 mg，每日 2 次，连服 7 日。治疗有症状的滴虫阴道炎孕妇可以减轻症状，减少传播，防止新生儿呼吸道和生殖道感染。但是目前关于甲硝唑治疗是否能够改善滴虫阴道炎的产科并发症及是否增加胎儿致畸率尚无统一结论，因此应用甲硝唑时，最好取得孕妇及其家属的知情同意。

二、外阴阴道假丝酵母菌病

外阴阴道假丝酵母菌病（vulvovaginal candidiasis，VVC）是由假丝酵母菌引起的外阴阴道炎症，曾称为外阴阴道念珠菌病，发生率高，国外资料显示，约75%妇女一生中至少患过1次外阴阴道假丝酵母菌病，其中40%~45%妇女经历过2次或以上的发病。

（一）病因

80%~90%的病原体为白假丝酵母菌，10%~20%为非白假丝酵母菌（光滑假丝酵母菌、近平滑假丝酵母菌、热带假丝酵母菌等）引起。酸性环境适宜假丝酵母菌生长，假丝酵母菌感染的患者阴道pH多在4.0~4.7，通常<4.5。假丝酵母菌对热的抵抗力不强，加热至60℃后1小时即可死亡，但对于干燥、日光、紫外线及化学制剂等抵抗力较强。

白假丝酵母菌是有酵母相和菌丝相的双相菌。酵母相为芽生孢子，在无症状寄居和传播中起作用；菌丝相为芽生孢子伸长成假菌丝，侵袭组织能力强。白假丝酵母菌为条件致病菌，10%~20%非孕妇女及30%~40%孕妇阴道中有此菌寄生，但数量极少，且呈酵母相，并不引起症状。只有在全身及阴道局部免疫能力下降、假丝酵母菌大量繁殖并转变为菌丝相才出现症状。常见发病诱因有：①长期应用抗生素，抑制了乳杆菌生长，有利于假丝酵母菌繁殖。②妊娠时机体免疫力下降，雌激素水平高，阴道组织内糖原增加，酸度增高，有利于假丝酵母菌生长。③糖尿病患者机体免疫力下降，阴道内糖原增加，适合假丝酵母菌繁殖。④大量应用免疫抑制剂，如皮质类固醇激素或免疫缺陷综合征，使机体的抵抗力降低。⑤其他诱因有胃肠道假丝酵母菌、应用含高剂量雌激素的避孕药、穿紧身化纤内裤和肥胖等，后者可使会阴局部的温度及湿度增加，易于假丝酵母菌繁殖。

（二）传播方式

1. 内源性感染　为主要感染途径，假丝酵母菌除作为条件致病菌寄生于阴道外，还可寄生于人的口腔、肠道，当局部环境条件适合时易发病，这3个部位的假丝酵母菌可互相传染。

2. 性交传染　部分患者可通过性交直接传染。

3. 间接传染　少数患者是接触感染的衣物而间接传染。

（三）临床表现

主要为外阴瘙痒、灼痛、性交痛以及尿痛，部分患者阴道分泌物增多。尿痛特点是排尿时尿液刺激水肿的外阴及前庭导致疼痛。阴道分泌物由脱落上皮细胞和菌丝体、酵母菌和假丝菌组成，其特征是白色稠厚呈凝乳或豆腐渣样。妇科检查可见外阴红斑、水肿，常伴有皮肤抓痕，严重者可见皮肤皲裂、表皮脱落。阴道黏膜红肿，小阴唇内侧及阴道黏膜附有白色块状物，擦除后露出红肿黏膜面，急性期还可见到糜烂及浅表溃疡。

目前根据其流行情况、临床表现、微生物学、宿主情况而分为单纯性VVC和复杂性VVC，见表7-1。大约10%~20%的妇女表现为复杂性VVC。一年内有症状并经真菌学证实的VVC发作4次或以上，称为复发性外阴阴道假丝酵母菌病（recurrent vulvovaginal candidiasis，RVVC），发生率约为5%。其中VVC的临床表现按VVC评分标准划分（2012年中华医学会妇产科分会感染协作组修订），评分≥7分为重度VVC，而<7分为轻、中度VVC，见表7-2。

表 7-1　VVC 临床分类

	单纯性 VVC	复杂性 VVC
发生频率	散发或非经常发作	复发性
临床表现	轻到中度	重度
真菌种类	白假丝酵母菌	非白假丝酵母菌
宿主情况	免疫功能正常	免疫功能低下、应用免疫抑制剂、未控制的糖尿病、妊娠

表 7-2　VVC 临床评分标准

评分项目	0	1 分	2 分	3 分
瘙痒	无	偶有发作，可被忽略	能引起重视	持续发作，坐立不安
疼痛	无	轻	中	重
阴道黏膜充血、水肿	无	轻	中	重
外阴抓痕、皲裂、糜烂	无	/	/	有
分泌物量	无	较正常多	量多，无溢出	量多，有溢出

（四）治疗

消除诱因，包括积极治疗糖尿病，及时停用广谱抗生素、雌激素及皮质类固醇激素。根据患者具体情况选择局部或全身应用抗真菌药物。单纯性 VVC 主要以局部短疗程抗真菌药物为主，复杂性 VVC 患者可采用强化治疗及巩固治疗。严重 VVC 者，外阴局部可应用低浓度糖皮质激素软膏或唑类霜剂。

（五）护理

1. 健康指导　与患者讨论发病的因素及治疗原则，积极配合治疗方案；培养健康的卫生习惯，保持局部清洁；避免交叉感染。勤换内裤，用过的内裤、盆及毛巾均用开水烫洗。

2. 用药护理　要向患者说明用药的目的与方法，取得配合，按医嘱完成正规疗程。指导患者正确用药。需要阴道用药的患者应洗手后戴手套，用示指将药沿阴道后壁推进达阴道深部，为保证药物局部作用时间，宜在晚上睡前放置。为提高用药效果，可用 2%~4% 碳酸氢钠液坐浴或阴道冲洗后用药。对 RVVC 患者，治疗期间应定期复查监测疗效及药物副作用，一旦发现副作用，立即停药。妊娠期合并感染者以局部治疗为主，以 7 日疗法效果为佳。禁止口服唑类药物。

（1）单纯性 VVC 主要以局部短疗程抗真菌药物为主，唑类药物的疗效高于制霉菌素。可选用下列药物之一放于阴道内：①咪康唑栓剂，每晚 1 粒（200 mg），连用 7 日；或每晚 1 粒（400 mg），连用 3 日；或 1 粒（1 200 mg），单次用药。②克霉唑栓剂，每晚 1 粒（100 mg），塞入阴道深部，连用 7 日；或 1 粒（500 mg），单次用药。③制霉菌素栓剂，每晚 1 粒（10 万 U），连用 14 日。复杂性 VVC 患者局部用药可采用强化治疗；严重 VVC 者，外阴局部可应用低浓度糖皮质激素软膏或唑类霜剂。

单纯性 VVC 患者若不能耐受局部用药、未婚妇女及不愿采用局部用药者，可选用口服药物。常用药物是氟康唑 150 mg，顿服。严重 VVC 患者，若选择口服氟康唑 150 mg，则 72 小时后加服 1 次。

（2）RVVC 的抗真菌治疗分为强化治疗及巩固治疗。根据真菌培养和药物敏感试验选择药物。在强化治疗达到真菌学阴性后，给予巩固治疗至半年。强化治疗若为阴道局部治疗，可选咪康唑栓剂，每晚 1 粒（400 mg），连用 6 日；若为全身用药，可口服氟康唑 150 mg，第 4 日、第 7 日各加服 1 次。巩固治疗方案：目前国内外尚无成熟方案，若为每月规律发作者，可于发作前预防用药 1 次，连续 6 个月。

3. 性伴侣治疗　约 15% 男性与女性患者接触后患有龟头炎，对有症状的男性应进行假丝酵母菌检查及治疗，预防女性重复感染。

4. 随访　若症状持续存在或诊断后 2 个月内复发者，需再次复诊。对 RVVC 患者，在治疗结束后 7~14 日、1 个月、3 个月和 6 个月各随访 1 次，后两次随访时，建议进行真菌培养。

三、萎缩性阴道炎

萎缩性阴道炎常见于自然绝经或人工绝经后妇女，也可见于产后闭经或药物假绝经治疗的妇女。

（一）病因

绝经后妇女因卵巢功能衰退，雌激素水平降低，阴道壁萎缩，黏膜变薄，上皮细胞内糖原含量减少，阴道内 pH 增高，多为 5.0~7.0，嗜酸性的乳杆菌不再为优势菌，局部抵抗力降低，其他致病菌过度繁殖或外源性致病菌容易入侵而引起炎症。

（二）临床表现

主要症状为外阴灼热不适、瘙痒及阴道分泌物增多。阴道分泌物稀薄，呈淡黄色，感染严重者呈血样脓性白带。由于阴道黏膜萎缩，可伴有性交痛。妇科检查可见阴道呈萎缩性改变，上皮皱襞消失、萎缩、菲薄。阴道黏膜充血，常伴有散在小出血点或点状出血斑，有时见浅表溃疡。溃疡面可与对侧粘连，严重时造成阴道狭窄甚至闭锁，若炎症分泌物引流不畅，可形成阴道积脓或宫腔积脓。

（三）治疗

治疗原则为应用抗生素抑制细菌生长；补充雌激素增强阴道抵抗力。

（四）护理

1. 加强健康教育　注意保持会阴部清洁，勤换内裤，出现症状应及时到医院就诊。

2. 用药护理　使患者理解用药的目的、方法与注意事项，主动配合治疗过程。阴道局部应用抗生素，如诺氟沙星 100 mg，放入阴道深部，每日 1 次，7~10 日为 1 个疗程。也可选用中药，如保妇康栓等。对于阴道局部干涩明显者，可应用润滑剂。通常在阴道冲洗后进行阴道局部用药。患者可采用 1% 乳酸或 0.5% 醋酸冲洗阴道，1 次/日，以增加阴道酸度，抑制细菌生长繁殖。本人用药有困难者，指导其家属协助用药或由医务人员帮助使用。

雌激素制剂可局部给药，可用雌三醇软膏局部涂抹，每日 1~2 次，14 日为 1 个疗程；或选用兼有广谱抗菌作用及局部雌激素样作用的制剂，如氯喹那多普罗雌烯阴道片。也可全身用药，对于同时需要性激素替代治疗的患者，可口服替勃龙，2.5 mg，每日 1 次。乳腺癌或子宫内膜癌患者要慎用雌激素。

四、细菌性阴道病

细菌性阴道病（bacterial vaginosis，BV）是阴道内正常菌群失调引起的一种混合感染，但临床及病理特征无炎症改变。

（一）病因

正常阴道微生物群中以乳杆菌为优势菌，乳杆菌不但能够维持阴道的酸性环境，还能产生 H_2O_2、细菌素等抗微生物因子，可抑制致病微生物的生长；同时，通过竞争排斥机制阻止致病微生物黏附于阴道上皮细胞，维持阴道微生态平衡。频繁性交、多个性伴侣或阴道灌洗等情况下，乳杆菌减少，导致其他微生物大量繁殖，主要有加德纳菌、厌氧菌（动弯杆菌、普雷沃菌、紫单胞菌、类杆菌、消化链球菌等）以及人型支原体，其中以厌氧菌居多，这些微生物的数量可增加 100~1 000 倍。随着这些微生物的繁殖，其代谢产物使阴道分泌物的生化成分发生相应改变，pH 升高，胺类物质（尸胺、腐胺、三甲胺）以及一些酶类（黏多糖酶、唾液酸酶、IgA 蛋白酶等）增加。胺类物质可使阴道分泌物增多并有臭味。酶和有机酸可破坏宿主的防御机制，如溶解宫颈黏液，使致病微生物更易进入上生殖道，引起炎症。

（二）临床表现

多发生在性活跃期妇女。10%~40% 患者无临床症状。有症状者表现为阴道分泌物增多，伴有鱼腥臭味，性交后加重，可出现轻度外阴瘙痒或烧灼感。检查可见阴道分泌物呈灰白色，均匀一致，稀薄，常黏附于阴道壁，但黏度很低，容易将分泌物从阴道壁拭去，阴道黏膜无充血的炎症表现。

细菌性阴道病还可引起子宫内膜炎、盆腔炎、子宫切除术后阴道断端感染，妊娠期细菌性阴道病可导致绒毛膜炎、胎膜早破、早产。

（三）治疗

有症状者均须治疗，无症状者除早产高风险孕妇外，一般不须治疗。治疗选用抗厌氧菌药物，主要药物有甲硝唑和克林霉素。局部用药与口服药物疗效相似，治愈率 80% 左右。

（四）护理

1. 指导患者自我护理　注意个人卫生，保持外阴部清洁、干燥，尽量避免搔抓外阴部致皮肤破损。勤换内裤，出现症状应及时诊断并治疗。

2. 用药护理　向患者说明药物治疗的目的、方法，指导患者正确用药。口服药物首选甲硝唑 400 mg，每日 2 次，口服，共 7 日。替代方案：替硝唑 2 g，口服，每日 1 次，连服 3 日；或替硝唑 1 g，口服，每日 1 次，连服 5 日；或克林霉素 300 mg，每日 2 次，连服 7 日。阴道局部用药，如甲硝唑栓剂 200 mg，每晚 1 次，连用 7 日；或 2% 克林霉素软膏阴道涂布，每次 5 g，每晚 1 次，连用 7 日。任何有症状的细菌性阴道病孕妇及无症状早产高风险孕妇均须筛查及治疗。用药为甲硝唑或克林霉素，剂量及用药时间同非孕妇女。

3. 随访指导　治疗后无症状者不需常规随访。对妊娠合并 BV 者需要随访治疗效果。细菌性阴道病复发较常见，对症状持续或症状重复出现者，应告知患者复诊，接受治疗。

（李　静）

第二节　盆腔炎性疾病

盆腔炎性疾病（pelvic inflammatory disease，PID）是指女性上生殖道的一组感染性疾病，主要包括子宫内膜炎、输卵管炎、输卵管卵巢脓肿（tubo-ovarian abscess，TOA）、盆腔腹膜炎。炎症可局限于一个部位，也可同时累及几个部位，最常见的是输卵管炎及输卵管卵巢炎，单纯的子宫内膜炎或卵巢炎较少见。盆腔炎性疾病多发生于在性活跃期、有月经的妇女，初潮前、绝经后或无性生活者很少发生盆腔炎性疾病，若发生盆腔炎性疾病，也往往是由邻近器官炎症扩散所致。若盆腔炎性疾病被延误诊断或未能得到有效治疗，有可能导致上生殖道感染后遗症（不孕、输卵管妊娠、慢性腹痛、炎症反复发作等），称为盆腔炎性疾病后遗症（sequelae of PID），从而影响妇女的生殖健康，且增加家庭与社会的经济负担。

一、病因

　　女性生殖系统有较完整的自然防御功能，但当机体免疫力下降、内分泌发生变化及病原体侵入时，即可导致炎症的发生。据美国资料显示，盆腔炎性疾病的高发年龄为 15~25 岁。年轻妇女、不良性行为、下生殖道感染、宫腔内操作、不注意性卫生保健、邻近器官炎症等是发生盆腔炎性疾病的高危因素。年轻妇女容易发生盆腔炎性疾病可能与频繁性活动、宫颈柱状上皮生理性异位、宫颈黏液机械防御功能较差有关。此外，不注意性卫生保健，如使用不洁的月经垫、经期性交或不恰当阴道冲洗者均可引起病原体侵入而导致炎症。

　　引起盆腔炎症性疾病的病原体有：①内源性病原体，来自寄居于阴道内的菌群，包括需氧菌（金黄色葡萄球菌、溶血性链球菌等）和厌氧菌（脆弱类杆菌、消化球菌等）。需氧菌或厌氧菌可以单独引起感染，但以需氧菌及厌氧菌混合感染多见。②外源性病原体，主要是性传播疾病的病原体，如淋病奈瑟菌、沙眼衣原体、支原体等。外源性和内源性病原体可单独存在，但通常为混合感染，可能是外源性的衣原体或淋病奈瑟菌感染造成输卵管损伤后，容易继发内源性的需氧菌或厌氧菌感染。

　　病原体可经生殖道黏膜上行蔓延，如刮宫术、输卵管通液术、子宫输卵管造影术、宫腔镜检查等，由于手术消毒不严格或手术所致生殖道黏膜损伤等，可导致下生殖道内源性菌群的病原体上行感染。病原体也可经外阴、阴道、宫颈及宫体创伤处的淋巴管经淋巴系统蔓延；或病原体先侵入人体的其他系统再经血液循环传播（结核），或因腹腔内其他脏器感染后直接蔓延到内生殖器，如阑尾炎、腹膜炎等蔓延至盆腔，导致炎症发作，病原体以大肠埃希菌为主。

　　盆腔炎性疾病所致的盆腔广泛粘连、输卵管损伤、输卵管防御能力下降，容易造成再次感染，导致急性发作。

二、病理

　　1. 急性子宫内膜炎及子宫肌炎　　子宫内膜充血、水肿，有炎性渗出物，严重者内膜坏死、脱落形成溃疡。镜下见大量白细胞浸润，炎症向深部侵入形成子宫肌炎。

　　2. 急性输卵管炎、输卵管积脓、输卵管卵巢脓肿　　急性输卵管炎症因病原体传播途径不同而有不同的病变特点：①炎症经子宫内膜向上蔓延者，首先引起输卵管黏膜炎，严重者引起输卵管黏膜粘连，导致输卵管管腔及伞端闭锁，若有脓液积聚于管腔内，则形成输卵管积脓。淋病奈瑟菌及大肠埃希菌、类杆菌及普雷沃菌除直接引起输卵管上皮损伤外，其细胞壁脂多糖等内毒素引起输卵管纤毛大量脱落，导致输卵管运输功能减退、丧失。衣原体感染后引起交叉免疫反应可损伤输卵管，导致严重输卵管黏膜结构及功能破坏，并引起盆腔广泛粘连。②病原菌经过宫颈的淋巴扩散，首先侵及浆膜层发生输卵管周围炎，然后累及肌层，而输卵管黏膜层可不受累或受累极轻，病变以输卵管间质炎为主，其管腔常可因肌壁增厚受压变窄，但仍能保持通畅。轻者输卵管仅有轻度充血、肿胀、略增粗，严重者输卵管明显增粗、弯曲，与周围组织粘连。卵巢很少单独发炎，常与发炎的输卵管伞端粘连而发生卵巢周围炎，称为输卵管卵巢炎，又称附件炎。炎症可通过卵巢排卵的破孔侵入卵巢实质形成卵巢脓肿，脓肿壁与输卵管积脓粘连并穿通，形成输卵管卵巢脓肿。输卵管卵巢脓肿多位于子宫后方或子宫、阔韧带后叶及肠管间粘连处，可破入直肠或阴道，若破入腹腔则引起弥漫性腹膜炎。

　　3. 急性盆腔腹膜炎　　盆腔内器官发生严重感染时往往蔓延到盆腔腹膜，发炎的腹膜充血、水肿，并有少量含纤维素的渗出液，形成盆腔脏器粘连。当有大量脓性渗出液积聚于粘连的间隙内，可形成散在小脓肿，多见积聚于直肠子宫陷凹处形成盆腔脓肿，脓肿前面为子宫，后方为直肠，顶部为粘连的肠管及大网膜，脓肿可破入直肠而使症状突然减轻，也可破入腹腔引起弥漫性腹膜炎。

4. 急性盆腔结缔组织炎　病原体经淋巴管进入盆腔结缔组织而引起结缔组织充血、水肿及中性粒细胞浸润，以宫旁结缔组织炎最常见。若形成盆腔腹膜外脓肿，可自发破入直肠或阴道。

5. 败血症及脓毒血症　当病原体毒性强、数量多、患者抵抗力降低时常发生败血症。发生盆腔炎性疾病后，若身体其他部位发现多处炎症病灶或脓肿者，应考虑有脓毒血症存在，但需要经血培养证实。

6. 肝周围炎（Fitz-Hugh-Curtis 综合征）　是指肝包膜炎症而无肝实质损害的肝周围炎，淋病奈瑟菌及衣原体感染均可引起。由于肝包膜水肿，吸气时患者的右上腹疼痛。肝包膜上有脓性或纤维渗出物，早期在肝包膜与前腹壁腹膜之间形成松软粘连，晚期形成琴弦样粘连。5%~10%输卵管炎患者可出现肝周围炎，临床表现为继下腹痛后出现右上腹痛，或下腹疼痛与右上腹疼痛同时出现。

7. 盆腔炎性疾病后遗症　是指盆腔炎性疾病未得到及时正确的治疗，可能会发生的一系列后遗症。主要病理改变为组织破坏、广泛粘连、增生及瘢痕形成，导致输卵管阻塞、输卵管增粗、输卵管卵巢肿块、输卵管积水或输卵管卵巢囊肿，盆腔结缔组织炎的遗留改变表现为主韧带和骶韧带增生、变厚，若病变广泛，可使子宫固定。

三、临床表现

1. 盆腔炎性疾病　因炎症轻重及范围大小不同，症状与体征表现也不尽相同。轻者无症状或症状轻微。常见症状为下腹痛、阴道分泌物增多。腹痛为持续性、活动或性交后加重。重者可有寒战、高热、头痛、食欲缺乏等。月经期发病者可出现经量增多、经期延长。腹膜炎者出现消化系统症状，如恶心、呕吐、腹胀、腹泻等。若有脓肿形成，可有下腹包块及局部压迫刺激症状。包块位于子宫前方可出现排尿困难、尿频等膀胱刺激症状，若引起膀胱肌炎还可有尿痛等；包块位于子宫后方可有直肠压迫或刺激症状，如腹泻、里急后重感和排便困难；若包块在腹膜外，可破溃入直肠或阴道，流出脓性液体。患者若有输卵管炎的症状及体征并同时伴有右上腹疼痛者，应怀疑有肝周围炎。

轻者检查无明显异常发现，或妇科检查仅发现宫颈举痛或宫体压痛或附件区压痛等。重者呈急性病容，体温升高，心率加快，下腹部有压痛、反跳痛及肌紧张，叩诊鼓音明显，肠鸣音减弱或消失。盆腔检查：阴道充血，可见大量脓性臭味分泌物从宫颈口外流；穹隆有明显触痛，宫颈充血、水肿，举痛明显；宫体增大，有压痛，活动受限；子宫两侧压痛明显。若为单纯输卵管炎，可触及增粗的输卵管，压痛明显；若为输卵管积脓或输卵管卵巢脓肿，可触及包块且压痛明显，活动受限或粘连固定；宫旁结缔组织炎时可扪及宫旁一侧或两侧片状增厚，或两侧宫骶韧带高度水肿、增粗，压痛明显；若有盆腔脓肿形成且位置较低时，可扪及后穹隆或侧穹隆有肿块且有波动感。三合诊常能协助进一步了解盆腔情况。

2. 盆腔炎性疾病后遗症　患者有时出现低热、乏力等，临床多表现为不孕、异位妊娠、慢性盆腔痛或盆腔炎性疾病反复发作等症状。根据病变涉及部位，妇科检查可呈现不同特点：通常发现子宫大小正常或稍大，常呈后位，活动受限或粘连固定，触痛；宫旁组织增厚，骶韧带增粗，触痛；或在附件区可触及条索状物、囊性或质韧包块，活动受限，有触痛。如果子宫被固定或封闭于周围瘢痕化组织中，则呈"冰冻骨盆"状态。

四、治疗

主要为及时、足量及个体化的抗生素治疗，必要时行手术治疗。抗生素应用原则是经验性、广谱、及时及个体化；给药途径的选择依据药物及疾病的严重程度。对于盆腔炎性疾病后遗症者，多采用综合性治疗方案控制炎症，缓解症状，增加受孕机会，包括中西药治疗、物理治疗、手术治疗等，同时注意增强机体抵抗力。

五、护理

1. 健康教育　做好经期、孕期及产褥期的卫生宣教；指导性生活卫生，减少性传播疾病，经期禁止性交。对淋病及沙眼衣原体感染的高危妇女进行筛查和治疗，可减少盆腔炎性疾病发生率。若有盆腔炎性疾病者，须及时接受正规治疗，防止发生盆腔炎性疾病后遗症。

2. 对症护理　病情严重者或经门诊治疗无效者应住院治疗，并提供相应的护理：①卧床休息，给予半卧位，有利于脓液积聚于子宫直肠陷凹，使炎症局限。②给予高热量、高蛋白、高维生素饮食，并遵医嘱纠正电解质紊乱和酸碱失衡。③高热时采用物理降温，若有腹胀，应遵医嘱行胃肠减压。④减少不必要的盆腔检查，以避免炎症扩散。

3. 执行医嘱　通常根据病原体的特点及时选择高效的抗生素，诊断48小时内及时用药将明显降低PID后遗症的发生。应配合医生选择给药途径：①若患者一般状况好，症状轻，能耐受口服抗生素，并有随访条件，可给予口服或肌内注射抗生素。常用药物有头孢曲松钠、多西环素、氧氟沙星等。②若患者一般状况差，病情重，不能耐受口服抗生素，或门诊治疗无效等，可给予静脉给药。常用药物有头孢西丁钠、多西环素等。

使患者了解及时、足量抗生素治疗的重要性在于清除病原体，改善症状及体征，减少后遗症。经恰当的抗生素积极治疗，绝大多数盆腔炎性疾病患者能彻底治愈，使其建立信心，主动配合。护士应经常巡视患者，保证药液在体内的有效浓度，并观察患者的用药反应。对于药物治疗无效、脓肿持续存在或脓肿破裂者，需要手术切除病灶，根据患者情况选择经腹手术或腹腔镜手术。需要手术治疗者，为其提供相应的护理措施。

4. 心理护理　关心患者的疾苦，耐心倾听患者的诉说，提供患者表达不适的机会，尽可能满足患者的需求，解除患者思想顾虑，增强对治疗的信心。和患者及其家属共同探讨适合个人的治疗方案，取得家人的理解和帮助，减轻患者的心理压力。

5. 防治PID后遗症　为预防PID后遗症的发生，应该注意：①严格掌握手术指征，严格遵循无菌操作规程，为患者提供高质量的围手术期护理。②及时诊断并积极正确治疗PID。③注意性生活卫生，减少性传播疾病。对于被确诊为PID后遗症的患者，要使其了解中、西医结合的综合性治疗方案可缓解症状，以减轻患者的焦虑情绪。综合治疗包括：①物理疗法。能促进盆腔局部血液循环，改善组织营养状态，提高新陈代谢，有利于炎症吸收和消退，常用的有激光、短波、超短波、微波、离子透入等。②中药治疗。结合患者特点，通过清热利湿、活血化瘀或温经散寒、行气活血，达到治疗目的。③西药治疗。针对病原菌选择有效抗生素控制炎症，还可采用透明质酸酶等使炎症吸收。④不孕妇女可选择辅助生育技术达到受孕目的。

6. 指导随访　对于接受抗生素治疗的患者，应在72小时内随诊，以确定疗效，包括评估有无临床情况的改善，如体温下降，腹部压痛、反跳痛减轻，宫颈举痛、子宫压痛、附件区压痛减轻。若此期间症状无改善，则需进一步检查，重新进行评估，必要时行腹腔镜或手术探查。对沙眼衣原体及淋病奈瑟菌感染者，可在治疗后4~6周复查病原体。

（吴浩然）

第三节　子宫肌瘤

子宫肌瘤是女性生殖器官中最常见的良性肿瘤，多见于育龄妇女。据尸检统计，30岁以上的妇女约20%患有子宫肌瘤，但因患者多无或少有临床症状，所以临床报道的子宫肌瘤发病率远低于实际发病率。

一、病因

确切的发病因素尚不清楚，一般认为其发生和生长可能与女性性激素长期刺激有关。雌激素能使子宫肌细胞增生肥大，肌层变厚，子宫增大；雌激素还通过子宫肌组织内的雌激素受体起作用。近年来发现，孕激素也可以刺激子宫肌瘤细胞核分裂，促进肌瘤生长。细胞遗传学研究显示25%~50%子宫肌瘤存在细胞遗传学的异常，包括12号和14号染色体易位、7号染色体部分缺失等。分子生物学研究结果提示，子宫肌瘤是由单克隆平滑肌细胞增殖而成，多发性子宫肌瘤则由不同克隆细胞形成。此外，由于卵巢功能、激素代谢均受高级神经中枢的调节控制，故有人认为神经中枢活动对肌瘤的发病也可能起作用。

二、分类

按肌瘤生长部位可分为子宫体部肌瘤和子宫颈部肌瘤，前者尤为常见，约占90%。根据肌瘤与子宫肌壁的不同关系，可分为以下3类（图7-2）。

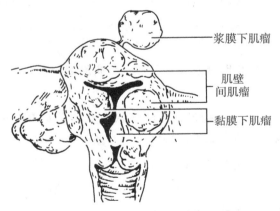

图7-2　子宫肌瘤分类示意图

1. 肌壁间肌瘤　肌瘤位于子宫肌壁间，周围均为肌层包绕，为最常见的类型，约占总数的60%~70%。

2. 浆膜下肌瘤　肌瘤向子宫浆膜面生长，并突出于子宫表面，由浆膜层覆盖，约占总数的20%。若浆膜下肌瘤继续向浆膜面生长，基底部形成细蒂与子宫相连时称为带蒂的浆膜下肌瘤，营养由蒂部血管供应，若血供不足，肌瘤可变性坏死。若肌瘤向阔韧带两叶腹膜间伸展，则形成阔韧带肌瘤。

3. 黏膜下肌瘤　肌瘤向宫腔方向生长，突出于宫腔，表面由子宫黏膜层覆盖，称为黏膜下肌瘤，约占总数 10%~15%。黏膜下肌瘤容易形成蒂，在宫腔内生长犹如异物刺激引起子宫收缩，肌瘤可被挤出宫颈外口而突入阴道。

子宫肌瘤常为多发性，有时几种类型的肌瘤可以同时发生在同一子宫上，称为多发性子宫肌瘤。

三、病理

1. 巨检　多为球形实质性包块，表面光滑，质地较子宫肌层硬；单个或多个，大小不一。肌瘤外表有被压缩的肌纤维束和结缔组织构成的假包膜覆盖。肌瘤切面呈灰白色，可见漩涡状或编织状结构。肌瘤的颜色和硬度则与所含纤维组织的多少有关。

2. 镜检　可见肌瘤主要由梭形平滑肌细胞和不等量的纤维结缔组织相互交织而成，细胞大小均匀，排列成漩涡状或棚状，核为杆状。极少情况下有特殊的组织学类型，如富细胞性、奇异型、核分裂活跃、上皮样平滑肌瘤及静脉内和播散性腹膜平滑肌瘤。

四、肌瘤变性

肌瘤变性是指肌瘤失去原有的典型结构。常见的变性包括：

1. 玻璃样变　也叫透明变性，最为常见。肌瘤剖面漩涡状结构消失，代之以均匀透明样物质。

2. 囊性变　玻璃样变继续发展，肌细胞坏死液化即可发生囊性变。此时子宫肌瘤变软，内部出现大小不等的囊腔，内含清亮液体，或呈胶冻状。

3. 红色变性　常发生于妊娠期或产褥期，是一种特殊类型的坏死，发生机制不清，可能与肌瘤内小血管退行性变引起血栓和溶血、血红蛋白渗入肌瘤有关。患者可发生剧烈腹痛伴恶心呕吐、发热，白细胞计数升高，检查可发现肌瘤迅速增大，有压痛。

4. 肉瘤样变　肌瘤恶变成肉瘤非常少见。对于绝经后妇女的肌瘤增大，需要警惕恶变的可能。

5. 钙化　多见于蒂部细小、血供不足的浆膜下肌瘤以及绝经后妇女的肌瘤。

五、临床表现

多数患者无明显症状，仅在体检时偶然发现。症状与肌瘤部位、有无变性相关，与肌瘤大小、数目关系不大。常见症状如下。

1. 经量增多及经期延长　是子宫肌瘤最常见的症状。多见于大的肌壁间肌瘤及黏膜下肌瘤，肌瘤使宫腔及内膜面积增大，影响子宫收缩可有经量增多、经期延长症状。黏膜下肌瘤伴坏死感染时，可有不规则阴道流血或脓血性排液等。长期经量过多可继发贫血。

2. 下腹部肿块　肌瘤较小时在腹部摸不到肿块，当肌瘤逐渐增大致使子宫超过 3 个月妊娠大小时，可于下腹正中扪及肿块，实性、可活动、无压痛。巨大的黏膜下肌瘤脱出阴道外时，患者会因外阴脱出肿物就医。

3. 白带增多　肌壁间肌瘤使宫腔面积增大，内膜腺体分泌增加，并伴盆腔充血致白带增多；脱出于阴道内的黏膜下肌瘤表面极易感染、坏死，可产生大量脓血性排液或有腐肉样组织排出，伴有恶臭的阴道溢液。

4. 压迫症状　子宫前壁下段肌瘤可压迫膀胱引起尿频、尿急；宫颈肌瘤可引起排尿困难、尿潴留；子宫后壁肌瘤可引起下腹坠胀、便秘等症状。阔韧带肌瘤或宫颈巨型肌瘤向侧方发展嵌入盆腔内压迫输尿管，可形成输尿管扩张甚至发生肾盂积水。

5. 其他 包括腰酸背痛、下腹坠胀，经期加重。浆膜下肌瘤发生蒂扭转时可出现急性腹痛；肌瘤红色样变时有急性下腹痛，并伴发热、恶心；黏膜下肌瘤由宫腔向外排出时也可引起腹痛；黏膜下和引起宫腔变形的肌壁间肌瘤可引起不孕或流产。

六、治疗

根据患者的年龄、症状，肌瘤大小和数目、生长部位及对生育功能的要求等情况进行全面分析后选择处理方案。

（一）保守治疗

1. 随访观察 肌瘤小、症状不明显，或已近绝经期的妇女，可每3~6个月随访一次，若肌瘤明显增大或出现症状可考虑进一步治疗。

2. 药物治疗 适用于症状不明显或较轻者，尤其近绝经期或全身情况不能手术者，在排除子宫内膜癌的情况下，可采用药物对症治疗。常用雄激素如丙酸睾酮注射液用以对抗雌激素，促使子宫内膜萎缩；直接作用于平滑肌，使其收缩而减少出血。还可选用促性腺激素释放激素类似物，通过抑制FSH和LH的分泌作用，降低体内雌激素水平，以缓解症状并抑制肌瘤生长使其萎缩，但停药后又逐渐增大到原来大小。米非司酮可作为术前用药或提前绝经使用，但不宜长期使用，因其拮抗孕激素后，子宫内膜长期受雌激素刺激，增加子宫内膜增生的风险。此外，某些中药制剂也可用于子宫肌瘤的药物治疗，如桂枝茯苓胶囊、宫瘤消胶囊等。

（二）手术治疗

手术仍然是目前子宫肌瘤的主要治疗方法。适应证包括：月经过多致继发贫血，药物治疗无效；严重腹痛、性交痛或慢性腹痛、有蒂肌瘤扭转引起的急性腹痛；有膀胱、直肠压迫症状；能确定肌瘤是不孕或反复流产的唯一原因者；肌瘤生长较快，怀疑有恶变者。

手术途径可经腹、经阴道或采用宫腔镜及腹腔镜进行，术式如下。

1. 肌瘤切除术 年轻又希望保留生育功能的患者，术前排除子宫及宫颈的癌前病变后可考虑经腹或腹腔镜下切除肌瘤，保留子宫。

2. 子宫切除术 肌瘤大、个数多、临床症状明显者，或经保守治疗效果不明显、又无需保留生育功能的患者可行全子宫切除术或次全子宫切除术。术前应行常规检查排除宫颈恶性病变；术中根据具体情况决定是否保留附件。

3. 其他 随着医学科学的发展，目前出现了许多新的微创治疗手段，例如：冷冻疗法、射频消融技术、高强度聚焦超声、子宫动脉栓塞术等，各有优缺点，疗效还不确实。

七、护理评估

（一）健康史

追溯健康史应注意既往月经史、生育史，是否有（因子宫肌瘤所致的）不孕或自然流产史；评估并记录是否存在长期使用女性性激素的诱发因素；发病后月经变化情况；曾接受的治疗经过、疗效及用药后机体反应。同时，注意收集因子宫肌瘤压迫所伴随其他症状的主诉，并排除因妊娠、内分泌失调及癌症所致的子宫出血。虽然子宫肌瘤恶变的机会极少，但当肌瘤迅速增大或停经后仍有症状出现者应排除其他可能。

（二）身心状况

多数患者无明显症状或没有自觉症状，仅在妇科检查时偶然发现。当肌瘤大到使腹部扪及包块时，患者会有"压迫"感，尤其是浆膜下肌瘤患者下腹部可扪及包块，清晨膀胱充盈时尤为显著。肌瘤长大向前方突起压迫膀胱可致排尿困难、尿潴留；向后方突起压迫直肠可致排便困难。患者因长期月经量过多导致继发性贫血，并伴有倦怠、虚弱和嗜睡等症状。

通过双合诊/三合诊发现，不同类型子宫肌瘤有相应的局部体征。检查时可发现子宫为不规则或均匀增大，表面呈结节状，质硬、无压痛。黏膜下肌瘤突于宫颈口或阴道内，呈红色，表面光滑；伴有感染时表面则有渗出液覆盖或形成溃疡。

当患者得知患有子宫肌瘤时，首先害怕患了恶性肿瘤，随之会为如何选择处理方案而显得无助，或因接受手术治疗而恐惧、不安，迫切需要咨询指导。

（三）辅助检查

B 型超声可区分子宫肌瘤与其他盆腔肿块；MRI 可准确判断肌瘤大小、数目和位置；宫腔镜、腹腔镜等内镜检查以及子宫输卵管造影，可协助明确诊断。

八、常见的护理诊断/问题

1. 知识缺乏　缺乏子宫切除术后保健知识。
2. 应对无效　与选择子宫肌瘤治疗方案的无助感有关。

九、护理目标

1. 患者将能陈述子宫肌瘤的性质、出现症状的诱因。
2. 患者将能确认可利用的资源及支持系统。

十、护理措施

（一）提供信息，增强信心

通过连续性护理活动与患者建立良好的护患关系，讲解有关疾病知识，纠正其错误认识。使患者确信子宫肌瘤属于良性肿瘤，并非恶性肿瘤的先兆，消除其不必要的顾虑，增强康复信心。为患者提供表达内心顾虑、恐惊、感受和期望的机会与环境，帮助患者分析住院期间及出院后可被利用的资源及支持系统，减轻无助感。

（二）积极配合治疗，缓解患者不适

出血多需住院治疗者，应观察并记录其生命体征，评估出血量。按医嘱给予止血药和子宫收缩剂；必要时输血，纠正贫血状态。

巨大肌瘤患者出现局部压迫致尿、便不畅时应予导尿，或用缓泻剂软化粪便，或番泻叶 2~4 g 冲饮，以缓解尿潴留、便秘症状。若肌瘤脱出阴道内，应保持局部清洁，防止感染。

需接受手术治疗者，按腹部及阴道手术患者的护理常规进行护理。肌瘤切除术的患者术后常需要滴注缩宫素帮助子宫收缩。需保证正确滴速，并告知患者及其家属腹痛是缩宫素所致，消除疑虑和紧张情绪。

（三）提供随访及出院指导

护士要努力使接受保守治疗的患者明确随访的时间、目的，主动配合按时接受随访指导。

向接受药物治疗的患者讲明药物名称、用药目的、剂量、方法、可能出现的不良反应及应对措施。例如，选用雄激素治疗者，丙酸睾酮注射液 25 mg 肌注，每 5 日 1 次，每月总量不宜超过 300 mg，以免出现男性化特征。促性腺激素释放激素类似物，一般应用长效制剂，每月皮下注射 1 次，常用药物有亮丙瑞林每次 3.75 mg 或戈舍瑞林每次 3.6 mg，用药 6 个月以上可产生绝经综合征、骨质疏松等副作用，故长期用药受到限制。

应该使受术者了解术后 1 个月返院检查的内容、具体时间、地点及联系人等，患者的性生活、日常活动恢复均须通过术后复查、评估后确定。出现不适或异常症状需及时就诊。

（四）子宫肌瘤合并妊娠者的护理

子宫肌瘤合并妊娠约占肌瘤患者的 0.5%～1%，占妊娠者的 0.3%～0.5%，肌瘤小且无症状者常被忽略，因此实际发生率高于报道。黏膜下肌瘤可影响受精卵着床导致早期流产；较大的肌壁间肌瘤因宫腔变形或内膜供血不足等可引起流产；肌瘤也可影响胎先露正常下降，导致胎位异常、产道梗阻等情况。子宫肌瘤合并妊娠者应该及时就诊，主动接受并配合医疗指导。子宫肌瘤合并中晚期妊娠者需要定期接受孕期检查，多能自然分娩，不须急于干预；但要警惕妊娠期及产褥期肌瘤容易发生红色变性的临床表现，同时应积极预防产后出血；若肌瘤阻碍胎先露下降或致产程异常发生难产时，应按医嘱做好剖宫产术前准备及术后护理。

十一、结果评价

1. 患者在诊疗全过程表现出积极行为。
2. 患者能列举可利用的资源及支持系统。
3. 患者出院时生活完全自理。

（丁水红）

第四节　卵巢肿瘤

卵巢肿瘤是常见的妇科肿瘤，可发生于任何年龄。卵巢肿瘤可以有各种不同的形态和性质：单一型或混合型、一侧或双侧性、囊性或实质性；又有良性、交界性和恶性之分。20%～25% 的卵巢恶性肿瘤患者有家族史；卵巢癌的发病还可能与高胆固醇饮食、内分泌因素有关，此为卵巢肿瘤发病的高危因素。由于卵巢位于盆腔深部，而且早期无症状，又缺乏完善的早期诊断和鉴别方法，一旦出现症状往往已属晚期病变。晚期病变疗效不佳，故死亡率位居妇科恶性肿瘤前列，已成为严重威胁妇女生命和健康的主要肿瘤。

一、组织学分类

卵巢体积虽小，卵巢肿瘤组织形态的复杂性却居全身各器官之首。分类方法很多，目前最常用的是世界卫生组织（WHO）制订的卵巢肿瘤组织学分类法（表 7-3）。

表 7-3　卵巢肿瘤组织学分类

一、上皮性肿瘤

　　（一）浆液性肿瘤

　　（二）黏液性肿瘤

　　（三）子宫内膜样肿瘤

　　（四）透明细胞瘤　　　　　　}良性、交界性、恶性

　　（五）勃勒纳瘤

　　（六）浆黏液性肿瘤

　　（七）未分化癌

二、间叶性肿瘤：低级别子宫内膜样间质肉瘤、高级别子宫内膜样间质肉瘤

三、混合性上皮性和间叶性肿瘤：腺肉瘤、癌肉瘤

四、性索间质肿瘤

　　（一）单纯间质肿瘤：纤维瘤、细胞型纤维瘤、泡膜瘤、硬化性腹膜炎相关的黄素化泡膜瘤、纤维肉瘤、硬化间质瘤、印戒间质瘤、微囊性间质瘤、Leydig 细胞瘤、类固醇细胞瘤、恶性类固醇细胞瘤

　　（二）单纯性索肿瘤：成人型颗粒细胞瘤、幼年型颗粒细胞瘤、Sertoli 细胞瘤、环管状性索瘤

　　（三）混合性性索-间质瘤：Sertoli-Leydig 细胞瘤、非特异性性索-间质瘤

五、生殖细胞肿瘤

　　（一）无性细胞瘤

　　（二）卵黄囊瘤

　　（三）胚胎癌

　　（四）非妊娠性绒癌

　　（五）成熟畸胎瘤

　　（六）未成熟畸胎瘤

　　（七）混合性生殖细胞瘤

六、单胚层畸胎瘤及与皮样囊肿有关的体细胞肿瘤：卵巢甲状腺肿、类癌、神经外胚层肿瘤、皮脂腺肿瘤、其他罕见单胚层畸胎瘤等

七、生殖细胞性索间质瘤：性母细胞瘤、混合性生殖细胞性索间质肿瘤

八、其他各种肿瘤：卵巢网肿瘤、小细胞癌、Wilms 肿瘤、副神经节瘤、实性假乳头状瘤

九、间皮组织肿瘤：腺瘤样瘤、间皮瘤

十、软组织肿瘤：黏液瘤、其他

十一、瘤样病变：滤泡囊肿、黄体囊肿、大的孤立性黄素化滤泡囊肿、高反应性黄素化、妊娠黄体瘤、间质增生、间质泡膜增生症、纤维瘤样增生、卵巢广泛水肿、Leydig 细胞增生等

十二、淋巴瘤和髓样肿瘤：淋巴瘤、浆细胞瘤、髓样肿瘤

十三、继发肿瘤

二、常见的卵巢肿瘤及病理特点

（一）卵巢上皮性肿瘤

占原发性卵巢肿瘤的 50%~70%，其恶性类型占卵巢恶性肿瘤的 85%~90%，是最常见的卵巢肿瘤。卵巢上皮性肿瘤有良性、交界性和恶性之分。交界性肿瘤的上皮细胞增生活跃并有核异型，表现为上皮细胞层次增加但无间质浸润，是一种低度潜在恶性肿瘤，生长慢，转移率低，复发迟。临床观察发现：多见于中老年妇女，少发生于青春期前和婴幼儿；未产、不孕、初潮早、绝经迟等是卵巢癌的高危因

素；多次妊娠、哺乳和口服避孕药是其保护因素。

1. 浆液性肿瘤

（1）浆液性囊腺瘤：较为常见，约占卵巢良性肿瘤的 25%。多为单侧，圆球形，大小不等，表面光滑，囊内充满淡黄清澈浆液。分为单纯性及乳头状两型，前者囊壁光滑，多为单房；后者有乳头状物向囊内突起，常为多房性，偶尔向囊壁外生长。镜下见囊壁为纤维结缔组织，内衬单层立方形或柱状上皮，间质见砂粒体。

（2）交界性浆液性囊腺瘤：约占卵巢浆液性囊腺瘤的 10%。中等大小，多为双侧，较少在囊内乳头状生长，多向囊外生长。镜下见乳头分支纤细而密，上皮复层不超过 3 层，细胞核轻度异型，无间质浸润，预后好。

（3）浆液性囊腺癌：是最常见的卵巢恶性肿瘤，占卵巢上皮性癌的 75%。多为双侧，体积较大，半实质性，囊壁有乳头生长，囊液混浊，有时呈血性。镜下见囊壁上皮明显增生，复层排列。癌细胞为立方形或柱状，细胞明显异型，并向间质浸润。肿瘤生长速度快，预后差。

2. 黏液性肿瘤

（1）黏液性囊腺瘤：约占卵巢良性肿瘤的 20%，恶变率为 5%~10%，是人体中生长最大的一种肿瘤。多为单侧多房性，肿瘤表面光滑，灰白色，囊液呈胶冻样。癌壁破裂，黏液性上皮种植在腹膜上继续生长，并分泌黏液，形成腹膜黏液瘤。镜下见囊壁为纤维结缔组织，内衬单层高柱状上皮，产生黏液。

（2）交界性黏液性囊腺瘤：一般大小，多为单侧，表面光滑，常为多房。切面见囊壁增厚，有实质区和乳头状形成。镜下见细胞轻度异型性，细胞核大、深染，有少量核分裂，增生上皮向腔内突出形成短粗乳头，上皮细胞不超过 3 层，无间质浸润。

（3）黏液性囊腺癌：约占卵巢恶性肿瘤的 10%，多为单侧，瘤体较大，囊壁可见乳头或实质区，囊液混浊或为血性。镜下见腺体密集，间质较少，腺上皮超过 3 层，细胞明显异型，并有间质浸润。

3. 卵巢子宫内膜样肿瘤 良性肿瘤及交界性瘤较少见。卵巢子宫内膜样癌占卵巢恶性肿瘤的 10%~24%，肿瘤单侧多，中等大，囊性或实性，有乳头生长。镜下特点与子宫内膜癌极相似，多为高分化腺癌或腺棘皮癌，常并发子宫内膜异位症和子宫内膜癌，不易鉴别何者为原发或继发。

4. 透明细胞肿瘤 来源于苗勒氏管上皮，良性罕见，交界性上皮由 1~3 层多角形靴钉状细胞组成，常合并透明细胞癌存在。透明细胞癌占卵巢癌的 5%~11%，患者均为成年妇女，平均年龄 48~58 岁，10% 的患者合并高血钙症。常合并子宫内膜异位症（25%~50%）。呈囊实性，单侧多，较大。镜下瘤细胞质丰富或呈泡状，含丰富糖原，排列成实性片、索状或乳头状，核异型性明显，深染，有特殊的靴钉细胞附于囊内及管状结构。

（二）卵巢生殖细胞肿瘤

好发于青少年及儿童，青春期前患者占 60%~90%，绝经后期患者仅占 4%。

1. 畸胎瘤 由多胚层组织构成，偶见只含一个胚层成分。肿瘤组织多数成熟，少数不成熟。无论肿瘤质地呈囊性或实质性，其恶性程度均取决于组织分化程度。

（1）成熟畸胎瘤：又称皮样囊肿，属于卵巢良性肿瘤，占卵巢肿瘤的 10%~20%、生殖细胞肿瘤的 85%~97%、畸胎瘤的 95% 以上。可发生于任何年龄，以 20~40 岁居多。多为单侧、单房、中等大小，表面光滑，壁厚，腔内充满油脂和毛发，有时可见牙齿或骨质。任何一种组织成分均可恶变、形成各种恶性肿瘤。恶变率为 2%~4%，多发生于绝经后妇女。

（2）未成熟畸胎瘤：是恶性肿瘤，占卵巢畸胎瘤的 1%~3%。多发生于青少年，平均年龄 11~19 岁，其转移及复发率均高。多为单侧实性瘤，可有囊性区域，体积较大。肿瘤恶性程度与未成熟组织所占比例、分化程度及神经上皮含量有关。

2. 无性细胞瘤　属中等恶性的实性肿瘤，占卵巢恶性肿瘤的 5%，主要发生于青春期及生育期妇女。多为单侧，右侧多于左侧，中等大小，包膜光滑。镜下见圆形或多角形大细胞，核大，胞质丰富，瘤细胞呈片状或条索状排列，间质中常有淋巴细胞浸润。对放疗特别敏感。

3. 卵黄囊瘤　又名内胚窦瘤，占卵巢恶性肿瘤 1%，属高度恶性肿瘤，多见于儿童及青少年。多数为单侧、体积较大，易发生破裂。镜下见疏松网状和内胚窦样结构，瘤细胞扁平、立方、柱状或多角形，并产生甲胎蛋白（AFP），故测定患者血清中 AFP 浓度可作为诊断和治疗监护时的重要指标。该肿瘤生长迅速，易早期转移，预后差，但对化疗十分敏感，既往平均生存时间仅 1 年，现经手术及联合化疗后预后有所改善。

（三）卵巢性索间质肿瘤

占卵巢肿瘤的 4.3%~6%，该类肿瘤常有内分泌功能，故又称为卵巢功能性肿瘤。

1. 颗粒细胞瘤　是最常见的功能性肿瘤，成人型颗粒细胞瘤占 95%，可发生在任何年龄，45~55 岁为发病高峰，属于低度恶性肿瘤。肿瘤能分泌雌激素，故有女性化作用。青春期前的患者可出现性早熟；育龄期患者出现月经紊乱；绝经后患者则有不规则阴道流血，常合并子宫内膜增生过长甚至发生癌变。肿瘤表面光滑，圆形或椭圆形，多为单侧性，大小不一。镜下见瘤细胞呈小多边形，偶呈圆形或圆柱形，胞质嗜淡酸或中性，细胞膜界限不清，核圆，核膜清楚。一般预后较好，5 年生存率达 80% 以上，但仍有远期复发倾向。

2. 卵泡膜细胞瘤　属良性肿瘤，多为单侧，大小不一，质硬，表面光滑。由于可分泌雌激素，故有女性化作用，常与颗粒细胞瘤合并存在。镜下见瘤细胞呈短梭形，胞质富含脂质，细胞交错排列呈漩涡状。常合并子宫内膜增生，甚至子宫内膜癌。恶性卵泡膜细胞瘤较少见，可见瘤细胞直接浸润邻近组织，并发生远处转移，但预后较卵巢上皮性癌好。

3. 纤维瘤　为较常见的卵巢良性肿瘤，占卵巢肿瘤的 2%~5%，多见于中年妇女。肿瘤多为单侧性，中等大小，表面光滑或结节状，切面灰白色，实性，坚硬。镜下见由胶原纤维的梭形瘤细胞组成，排列呈编织状。偶见纤维瘤患者伴有腹水或胸腔积液，称为梅格斯综合征，手术切除肿瘤后胸腔积液、腹水自行消失。

4. 支持细胞-间质细胞瘤　也称睾丸母细胞瘤，多发生于 40 岁以下妇女，罕见。单侧，较小，实性，表面光滑。镜下见由不同分化程度的支持细胞及间质细胞组成。高分化者属于良性，中低分化者为恶性，肿瘤具有男性化作用；少数无内分泌功能，雌激素升高呈现女性化，雌激素由瘤细胞直接分泌或由雄激素转化而来。有 10%~30% 呈恶性行为，5 年生存率为 70%~90%。

（四）卵巢转移性肿瘤

体内任何部位的原发性癌均可能转移到卵巢，乳腺、胃、肠、生殖道、泌尿道等是常见的原发肿瘤器官。库肯勃瘤是一种特殊的卵巢转移性腺癌，其原发部位是胃肠道，肿瘤为双侧性，中等大小，多保持卵巢原状或呈肾形；一般无粘连，切面为实性、胶质样。镜下见典型的印戒细胞，能产生黏液，周围是结缔组织或黏液瘤性间质。大部分卵巢转移性肿瘤的治疗效果不佳，恶性程度高，预后极差。

三、卵巢瘤样病变

属卵巢非赘生性肿瘤，是卵巢增大的常见原因。有时表现为下腹压迫感、盆腔一侧胀痛、月经不规则等。如果症状不严重，一般追踪观察 1~2 个月，无须特殊治疗，囊肿会自行消失。常见有以下几种。

1. 滤泡囊肿　在卵泡发育过程中，因停滞以致不成熟或成熟但不排卵、卵泡液潴留而形成。囊壁薄，滤泡液清，囊肿直径常小于 5 cm。

2. 黄体囊肿　因黄体持续存在所致，一般少见。直径 5 cm 左右，可使月经后延。

3. 黄素囊肿　在滋养细胞疾病中出现。由于滋养细胞显著增生，产生大量 hCG，刺激卵巢颗粒细胞及卵泡膜细胞，使之过度黄素化所致，直径 10 cm 左右。可为双侧性，表面光滑，黄色。黄素囊肿本身无手术指征。

4. 多囊卵巢　与内分泌功能紊乱、丘脑下部-垂体平衡失调有关。双侧卵巢均匀增大，为正常卵巢的 2~3 倍，表面光滑，呈白色，包膜厚，切面有多个囊性卵泡。患者常有闭经、多毛、不孕等多囊卵巢综合征。

5. 卵巢子宫内膜异位囊肿　又称卵巢巧克力囊肿。卵巢组织内因异位的子宫内膜存在致反复出血形成单个或多个囊肿，直径 5~6 cm 以下，囊内液为暗褐色糊状陈旧性血液。

四、卵巢恶性肿瘤的转移途径

主要通过直接蔓延、腹腔种植及淋巴转移。癌细胞可直接侵犯包膜累及邻近器官，并广泛种植于腹膜及大网膜表面。由于卵巢有丰富的淋巴引流，瘤栓脱落后可随其邻近淋巴管扩散到髂区及腹主动脉旁淋巴结。因此，淋巴转移也是重要的转移途径，横膈为转移的好发部位，血行转移者少见。

五、卵巢恶性肿瘤的临床分期

卵巢恶性肿瘤临床分期现多采用 FIGO 2013 年手术-病理分期（表 7-4），用以估计预后和评价疗效。

表 7-4　原发性卵巢恶性肿瘤的手术-病理分期（FIGO，2013 年）

期别	肿瘤范围
Ⅰ 期	肿瘤限于卵巢
Ⅰ A	肿瘤限于一侧卵巢，表面无肿瘤，包膜完整；腹水或腹腔冲洗液未见癌细胞
Ⅰ B	肿瘤限于双侧卵巢，表面无肿瘤，包膜完整；腹水或腹腔冲洗液未见癌细胞
Ⅰ C	肿瘤限于一侧或双侧卵巢，并伴有如下任何一项：
Ⅰ C1	手术导致包膜破裂
Ⅰ C2	手术前肿瘤包膜已破裂或卵巢表面有肿瘤
Ⅰ C3	腹水或腹腔冲洗发现癌细胞
Ⅱ 期	肿瘤累及一侧或双侧卵巢，伴有盆腔内扩散（在骨盆入口平面以下）
Ⅱ A	肿瘤蔓延或种植到子宫和（或）输卵管
Ⅱ B	肿瘤蔓延到其他盆腔内组织
Ⅲ 期	肿瘤累及一侧或双侧卵巢，伴有细胞学或组织学证实的盆腔外腹膜转移或证实存在腹膜后淋巴结转移
Ⅲ A1	仅有腹膜后淋巴结阳性（细胞学或组织学证实）
Ⅲ A1（ⅰ）	淋巴结转移最大直径 ≤10 mm
Ⅲ A1（ⅱ）	淋巴结转移最大直径 >10 mm

续　表

期别	肿瘤范围
ⅢA2	显微镜下盆腔外腹膜受累，伴或不伴腹膜后阳性淋巴结
ⅢB	肉眼盆腔外腹膜转移，病灶最大直径≤2 cm，伴或不伴腹膜后阳性淋巴结
ⅢC	肉眼盆腔外腹膜转移，病灶最大直径>2 cm，伴或不伴腹膜后阳性淋巴结（包括肿瘤蔓延至肝包膜和脾，但未转移到脏器实质）
Ⅳ期	超出腹腔外的远处转移
ⅣA	胸水中发现癌细胞
ⅣB	腹腔外器官实质转移（包括肝实质转移和腹股沟淋巴结和腹腔外淋巴结转移）

六、临床表现

1. 卵巢良性肿瘤　初期肿瘤较小，患者多无症状，常在妇科检查时偶然发现。当肿瘤增长至中等大小时，患者可感腹胀或扪及肿块。较大的肿瘤占满盆腔时可出现压迫症状，如尿频、便秘、气急、心悸等。

2. 卵巢恶性肿瘤　早期多无自觉症状，出现症状时往往病情已属晚期。由于肿瘤生长迅速，短期内可有腹胀、腹部出现肿块及腹水。症状轻重取决于肿瘤大小、位置、侵犯邻近器官程度、组织学类型及有无并发症。若肿瘤向周围组织浸润或压迫神经则可引起腹痛、腰痛或下腹疼痛；压迫盆腔静脉可出现下肢水肿；患功能性肿瘤者可出现不规则阴道流血或绝经后阴道流血症状。晚期患者呈明显消瘦、贫血等恶病质现象。

七、并发症

1. 蒂扭转　为妇科常见的急腹症，约10%的卵巢肿瘤发生蒂扭转。蒂扭转好发于瘤蒂长、活动度大、中等大小、重心偏于一侧的肿瘤，如畸胎瘤。患者体位突然改变或向同一方向连续转动时，妊娠期或产褥期由于子宫大小、位置的改变均易促发蒂扭转（图7-3）。卵巢肿瘤的蒂由骨盆漏斗韧带、卵巢固有韧带和输卵管组成。发生急性蒂扭转后静脉回流受阻，瘤内极度充血，致瘤体迅速增大，后因动脉血流受阻瘤体发生坏死变为紫黑色，可破裂和继发感染。患者的典型症状为突然发生一侧下腹剧痛，常伴恶心、呕吐甚至休克，系腹膜牵引绞窄所致。盆腔检查可触及张力较大的肿物，压痛以瘤蒂处最剧，并有肌紧张。若为不全扭转者有时可自然复位，腹痛也随之缓解。蒂扭转一经确诊应尽快手术。

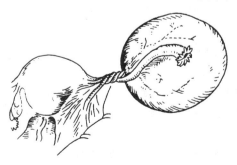

图7-3　卵巢肿瘤蒂扭转

2. 破裂　约有3%卵巢肿瘤发生破裂，有外伤性破裂及自发性破裂两种。外伤性破裂可因腹部受重击、分娩、性交、穿刺、盆腔检查等所致；自发性破裂则因肿瘤过速生长所致，多数为恶性肿瘤浸润性生长穿破囊壁引起。症状轻重取决于囊肿的性质及流入腹腔的囊液量，轻者仅感轻度腹痛，重者表现为剧烈腹痛、恶心、呕吐以致腹膜炎及休克。妇科检查可发现腹部压痛、腹肌紧张，可有腹水征，原有的肿块摸不到或扪及缩小的低张性肿块。怀疑肿瘤破裂时应立即剖腹探查。

3. 感染　较少见，多由肿瘤扭转或破裂后与肠管粘连引起，也可来源于邻近器官感染灶如阑尾脓肿扩散。患者表现为发热、腹痛、肿块、腹部压痛、反跳痛、肌紧张及白细胞计数升高等腹膜炎征象。发生感染者应先用抗生素抗感染，后手术切除肿瘤，若短期内不能控制感染则宜即刻手术。

4. 恶变　肿瘤迅速生长尤其双侧性应考虑有恶变可能，诊断后应尽早手术。

八、治疗

卵巢肿瘤一经确诊，首选手术治疗。手术范围及方式取决于肿瘤性质、病变累及范围和患者年龄、生育要求、对侧卵巢情况以及对手术的耐受力等。

1. 良性肿瘤　年轻、单侧良性卵巢肿瘤者应行患侧卵巢肿瘤剥出术或卵巢切除术，保留患侧正常卵巢组织和对侧正常卵巢；双侧良性肿瘤者应行肿瘤剥出术。绝经后期妇女宜行子宫及双侧卵巢切除术，术中需判断卵巢肿瘤的良恶性，必要时做冰冻切片组织学检查，明确肿瘤的性质以确定手术范围。

2. 交界性肿瘤　主要采用手术治疗。年轻希望保留生育功能的Ⅰ期患者，可以保留正常的子宫和对侧卵巢。

3. 恶性肿瘤　以手术为主，辅以化疗、放疗等综合治疗方案。晚期卵巢癌患者行肿瘤细胞减灭术，其目的是切除所有原发灶，尽可能切除所有转移灶，使残余肿瘤直径越小越好。

4. 卵巢肿瘤并发症　属急腹症，一旦确诊须立即手术。怀疑卵巢瘤样病变且囊肿直径小于5 cm者可进行随访观察。

九、护理评估

（一）健康史

早期患者多无特殊症状，通常于妇科普查中发现盆腔肿块而就医。注意收集与发病有关的高危因素，根据患者年龄、病程长短及局部体征初步判断是否为卵巢肿瘤、有无并发症，并对良恶性作出初步判断。

（二）身心状况

体积小的卵巢肿瘤不易早期诊断，尤其肥胖者或妇科检查时腹部不放松的患者很难发现。被确定为卵巢肿块者，在定期追踪检查过程中应重视肿块生长速度、质地、伴随出现的腹胀、膀胱直肠等压迫症状，以及营养消耗、食欲下降等恶性肿瘤的临床特征；当出现并发症时，患者将出现相应的临床症状和体征。

随着卵巢肿瘤增大，通过妇科双合诊/三合诊检查通常发现：阴道穹隆部饱满，可触及瘤体下极，子宫体位于肿瘤的侧方或前后方；子宫旁一侧或双侧扪及囊性或实性包块；表面光滑或高低不平；活动或固定不动。通过盆腔检查可以评估卵巢肿块的质地、大小、单侧或双侧、活动度、肿瘤与子宫及周围组织的关系，初步判断有无恶性可能。

患者及其家属在等待确定卵巢肿瘤性质期间，是一个艰难而又恐惧的时段，护理对象迫切需要相关信息支持，并渴望尽早得到确切的诊断结果。当患者得知自己患有可能致死的疾病、该病的治疗有可能改变自己的生育状态及既往生活方式时会产生极大压力，需要护士协助应对这些压力。

（三）辅助检查

诊断困难时通常需借助以下常用的方法。

1. B 型超声检查　可检测肿瘤的部位、大小、形态及性质，从而对肿块来源作出定位；并能鉴别卵巢肿瘤、腹水和结核性包裹性积液。临床诊断符合率>90%，但直径<1 cm 的实性肿瘤不易测出。

2. 腹腔镜检查　可直视肿物的大体情况，必要时在可疑部位进行多点活检，抽吸腹腔液行细胞学检查。

3. 细胞学检查　通过腹水、腹腔冲洗液和胸腔积液找癌细胞，有助于进一步确定Ⅰ期患者的临床分期及选择治疗方案。

4. 细针穿刺活检　用长细针（直径 0.6 mm）经阴道或直肠直接刺入肿瘤，在真空情况下作抽吸，边抽边退出穿刺针，将抽得的组织或液体立即作涂片或病理切片检查明确诊断。

5. 放射学诊断　卵巢畸胎瘤行腹部平片检查，可显示牙齿及骨质等。淋巴造影可判断有无淋巴道转移，通过 CT 检查能清晰显示肿块。

6. 肿瘤标志物　通过免疫学、生物化学等方法测定患者血清中的肿瘤标志物，用于辅助诊断及病情监测。但目前尚无任何一种肿瘤标志物属于某肿瘤所特有，各种类型卵巢肿瘤可具有相对较特殊的标志物，可用于辅助诊断及病情监测。

（1）血清 CA125：敏感性较高，特异性较差。80% 的卵巢上皮性癌患者血清 CA125 水平升高；90% 以上的患者 CA125 水平与病情缓解或恶化相关，因此可以用于监测病情。

（2）血清 AFP：对卵黄囊瘤有特异性诊断价值，对未成熟畸胎瘤、混合性无性细胞瘤中含卵黄囊成分者有协助诊断意义。

（3）hCG：对原发性卵巢绒毛膜癌有特异性。

（4）性激素：颗粒细胞瘤、卵泡膜细胞瘤产生较高水平雌激素，浆液性、黏液性囊腺瘤等有时也可分泌一定量雌激素。

（5）人附睾蛋白 4（HE4）：是一种卵巢癌肿瘤标志物，可用于卵巢癌的早期检测、鉴别诊断、治疗监测及预后评估，目前推荐其与 CA125 联合应用诊断卵巢癌。

（6）CA199 和癌胚抗原（CEA）：在卵巢上皮癌患者中会升高，尤其对卵巢黏液性癌的诊断价值较高。

十、常见的护理诊断/问题

1. 营养失调　低于机体需要量与癌症、化疗药物的治疗反应等有关。
2. 体像紊乱　与切除子宫、卵巢有关。
3. 焦虑　与发现盆腔包块有关。

十一、护理目标

1. 患者将用语言表达对丧失子宫及附件的看法，并积极接受治疗过程。
2. 患者将能说出影响营养摄取的原因，并列举应对措施。
3. 患者将能描述自己的焦虑，并列举缓解焦虑程度的方法。

十二、护理措施

1. 提供支持，协助患者应对压力

（1）为患者提供表达情感的机会和环境。经常巡视病房，用一定时间（至少10分钟）陪伴患者，详细了解患者的疑虑和需求。

（2）评估患者焦虑的程度以及应对压力的技巧；耐心向患者讲解病情，解答患者的提问。安排访问已康复的病友，分享感受，增强治愈信心。

（3）鼓励患者尽可能参与护理活动，接受患者无破坏性的应对压力方式，以维持其独立性和生活自控能力。

（4）鼓励家属参与照顾患者，为他们提供单独相处的时间及场所，增进家庭成员间互动作用。

2. 协助患者接受各种检查和治疗

（1）向患者及家属介绍将经历的手术经过、可能施行的各种检查，取得主动配合。

（2）协助医师完成各种诊断性检查，如为放腹水者备好腹腔穿刺用物，协助医师完成操作过程。在放腹水过程中，严密观察、记录患者的生命体征变化、腹水性质及出现的不良反应；一次放腹水3 000 mL左右，不宜过多，以免腹压骤降，发生虚脱，放腹水速度宜缓慢，后用腹带包扎腹部。发现不良反应及时报告医师。

（3）使患者理解手术是卵巢肿瘤最主要的治疗方法，解除患者对手术的种种顾虑。按腹部手术患者的护理内容认真做好术前准备和术后护理，包括与病理科联系快速切片组织学检查事项，以助术中识别肿瘤的性质，确定手术范围；术前准备还应包括应付必要时扩大手术范围的需要。同时需要为巨大肿瘤患者准备沙袋加压腹部，以防腹压骤然下降出现休克。

（4）需化疗、放疗者，为其提供相应的护理措施。

3. 做好随访工作

（1）卵巢非赘生性肿瘤直径<5 cm者，应定期（3~6个月）接受复查并详细记录。

（2）手术后患者根据病理报告结果配合治疗：良性者术后1个月常规复查；恶性肿瘤患者常需辅以化疗，按照组织类型制订不同化疗方案，疗程多少因个案情况而异。早期患者常采用静脉化疗3~6个疗程，疗程间隔4周。晚期患者可采用静脉腹腔联合化疗或静脉化疗6~8个疗程，疗程间隔3周。老年患者可用卡铂或紫杉醇单药化疗。护士应配合家属督促、协助患者克服实际困难，努力完成治疗计划以提高疗效。

（3）卵巢癌易于复发，患者需长期接受随访和监测。随访时间：术后1年内，每月1次；术后第2年，每3个月1次；术后3~5年视病情每4~6个月1次；5年以上者，每年1次。随访内容包括临床症状与体征、全身及盆腔检查、B型超声检查等，必要时做CT或MRI检查；根据病情需要测定血清CA125、AFP、hCG等肿瘤标志物。

4. 加强预防保健意识

（1）大力宣传卵巢癌的高危因素，提倡高蛋白、富含维生素A的饮食，避免高胆固醇饮食，高危妇女宜预防性口服避孕药。

（2）积极开展普查普治工作，30岁以上妇女每年应进行一次妇科检查，高危人群不论年龄大小最好每半年接受一次检查，必要时进行B型超声检查和血清CA125等肿瘤标志物检测。

（3）卵巢实性肿瘤或囊性肿瘤直径>5 cm者应及时手术切除。盆腔肿块诊断不清或治疗无效者宜及早行腹腔镜检或剖腹探查。

（4）凡乳腺癌、子宫内膜癌、胃肠癌等患者，术后随访中应定期接受妇科检查，以确定有无卵巢转移癌。

5. 妊娠合并卵巢肿瘤患者的护理　妊娠合并卵巢肿瘤的患者比较常见，其危害性较非孕期大，恶性肿瘤者很少妊娠。

（1）合并良性肿瘤者：早孕者可等待孕12周后手术，以免引起流产；妊娠晚期发现肿瘤者可等待至妊娠足月行剖宫产术，同时切除卵巢。需为患者提供相应的手术护理。

（2）合并恶性肿瘤者：诊断或考虑为恶性肿瘤者，应及早手术并终止妊娠，其处理和护理原则同非孕期。

十三、结果评价

1. 患者在住院期间，能与同室病友交流并积极配合各种诊治过程。

2. 患者在治疗期间，能努力克服化疗药的治疗反应，摄入足够热量，维持化疗前体重。

3. 患者能描述造成压力、引起焦虑的原因，并表示用积极方式面对目前的健康问题。

（李淑芬）

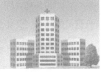

第八章 产科疾病护理

第一节 早产

早产（preterm labor，PTL）是指妊娠满 28 周至不足 37 周（196~258 日）间分娩者。此时娩出的新生儿叫早产儿，体重多小于 2 500 g，各器官发育尚不成熟。据统计，约 70% 的围产儿死亡是由于早产，而且，早产儿中约有 15% 于新生儿期死亡。因此，防止早产是降低围生儿死亡率的重要措施之一。

一、病因

1. 孕妇因素

（1）孕妇合并急性或慢性疾病：如病毒性肝炎、急性肾盂肾炎、急性阑尾炎、严重贫血、慢性肾炎、妊娠高血压综合征、心脏病、性传播疾病等。

（2）子宫畸形：包括双子宫、双角子宫及纵隔子宫等；宫颈内口松弛与子宫肌瘤也易发生早产。

（3）其他：孕妇吸烟、酗酒或者精神受到刺激以及承受巨大压力时可引发早产。

2. 胎儿、胎盘因素　双胎妊娠、羊水过多、胎膜早破、宫内感染、胎盘功能不全、母儿血型不合、前置胎盘及胎盘早剥等均可致早产。其中，胎膜早破、绒毛膜羊膜炎最常见，约占早产的 30%~40%。

二、临床表现

早产的临床表现主要是妊娠 28 周后 37 周前出现子宫收缩。最初为不规律宫缩，并常伴有少许阴道血性分泌物或阴道流血，以后逐渐发展为规律宫缩，与足月临产相似，宫颈管消失，宫口扩张。

三、治疗原则

若胎儿存活，无胎儿窘迫、胎膜未破，应设法通过休息和药物治疗，抑制宫缩，尽可能使妊娠继续维持至足月。若胎膜已破，早产已不可避免时，应尽可能地预防新生儿并发症，以尽力提高早产儿的存活率。

四、护理评估

1. 健康史　详细评估可致早产的高危因素，如孕妇既往有流产、早产史或者本次妊娠有阴道流血，则发生早产的可能性大。同时，应详细询问并记录患者既往出现的症状以及接受治疗的情况。

2. 身心状况　妊娠满 28 周后至不足 37 周前，出现明显的规律宫缩（至少每 10 分钟一次），且伴有宫颈管缩短，即可诊断为先兆早产。如果妊娠 28~37 周间，出现 20 分钟≥4 次且每次持续≥30 秒的规律宫缩，且伴随宫颈管缩短≥75%，宫颈进行性扩张 2 cm 以上者，即可诊断为早产临产。

早产已不可避免时，孕妇常会不自觉地把一些相关的事情与早产联系起来而产生自责感；同时，由于怀孕结果的不可预知，恐惧、焦虑、猜疑也是早产孕妇常见的情绪反应。

3. 相关检查　通过全身检查及产科检查，结合阴道分泌物检测，核实孕周，评估胎儿成熟度和胎方位等；密切观察产程进展，确定早产进程。

五、护理诊断/合作性问题

1. 有新生儿受伤的危险　与产儿发育不成熟有关。
2. 焦虑　与担心早产儿预后有关。

六、护理目标

1. 患者能平静地面对事实，接受治疗及护理。
2. 新生儿不存在因护理不当而发生的并发症。

七、护理措施

1. 预防早产　孕妇良好的身心状况可降低早产的发生，突然的精神创伤也可引发早产，因此，须做好孕期保健工作、指导孕妇增加营养，保持平静的心情。避免诱发宫缩的活动，如性生活、抬举重物等。高危孕妇需多卧床休息，以左侧卧位为宜，以增加子宫血液循环，改善胎儿供氧，且慎做肛查和阴道检查等。同时，积极治疗并发症，宫颈内口松弛者应于孕 14~16 周作子宫内口缝合术，以防止早产的发生。

2. 药物治疗的护理　先兆早产的主要治疗措施是抑制宫缩，与此同时，还需要积极控制感染、治疗合并症和并发症。护理人员应能明确具体药物的作用和用法，并且能够识别药物的不良反应，以避免毒性作用的发生，同时，还应对患者做相应的健康教育。

常用抑制宫缩的药物有以下几类。

（1）β-肾上腺素受体激动剂：其作用为激动子宫平滑肌中的 β 受体，从而抑制子宫收缩，减少子宫活动而延长孕期。不良反应为母儿双方心率加快，孕妇血压下降、血糖升高、血钾降低、恶心、出汗、头痛等。目前常用药物有：利托君（ritodrine）、沙丁胺醇（salbutamol）等。

（2）硫酸镁：其作用为镁离子直接作用于子宫肌细胞，拮抗钙离子对子宫收缩的活性，从而抑制子宫收缩。常用方法：首次剂量为 5 g，加入 25% 葡萄糖液 20 mL，在 5~10 分钟内缓慢注入静脉（或稀释后半小时内静脉滴入），以后以每小时 2 g 的速度静脉滴注，宫缩抑制后继续维持 4~6 小时，后改为每小时 1 g，直到宫缩停止后 12 小时。使用硫酸镁时，应密切观察患者有无中毒迹象。

（3）钙通道阻滞剂：其作用为阻滞钙离子进入肌细胞，从而抑制子宫收缩。常用药物为硝苯地平 10 mg，舌下含服，每 6~8 小时一次。也可以首次负荷量给予 30 mg 口服，根据宫缩情况再以 10~20 mg 口服。用药时必须密切观察孕妇心率和血压变化，对已用硫酸镁者需慎用，以防血压急剧下降。

（4）前列腺素合成酶抑制剂：前列腺素有刺激子宫收缩和软化宫颈的作用，其抑制剂可减少前列腺素合成，从而抑制子宫收缩。常用药物有：吲哚美辛、阿司匹林等。同时，此类药物可通过胎盘抑制胎儿前列腺素的合成与释放，使胎儿体内前列腺素减少，而前列腺素有维持胎儿动脉导管开放的作用，缺乏时导管可能过早关闭而导致胎儿血液循环障碍，因此，临床较少应用。必要时仅在孕34周前短期（1周内）选用。

3. 预防新生儿并发症的发生　在保胎过程中，应每日行胎心监护，并教会患者自数胎动，有异常情况时及时采取应对措施。对妊娠35周前的早产者，应在分娩前按医嘱给予孕妇糖皮质激素，如地塞米松、倍他米松等，以促进胎肺成熟，明显降低新生儿呼吸窘迫综合征的发病率。

4. 为分娩做准备　如早产已不可避免，应尽早决定合理的分娩方式，如臀位、横位，估计胎儿成熟度低，且产程又需较长时间者，可选用剖宫产术结束分娩；经阴道分娩者，应考虑使用产钳和会阴切开术以缩短产程，从而减少分娩过程中对胎头的压迫。同时，要充分做好早产儿保暖和复苏的准备，临产后慎用镇静剂，避免发生新生儿呼吸抑制的情况；产程中应给予孕妇吸氧；新生儿出生后，须立即结扎脐带，以防止过多母血进入胎儿血液循环造成循环系统负荷过重。

5. 为孕妇提供心理支持　护士可安排时间与孕妇进行开放式的讨论，让患者充分了解早产的发生并非她的过错，有时甚至是无缘由的。同时，也要避免为减轻孕妇的负疚感而给予过于乐观的保证。由于早产是出乎意料的，孕妇多没有精神和物质准备，对产程中的孤独感、无助感尤为敏感，此时，丈夫、家人和护士在身旁提供支持较足月分娩更显重要，并能帮助孕妇重建自尊，以良好的心态承担早产儿母亲的角色。

八、护理评价

1. 患者能积极配合医护措施。
2. 母婴顺利经历全过程。

（杨　婷）

第二节　过期妊娠

平时月经周期规律，妊娠达到或超过42周（≥294日）尚未分娩者，称为过期妊娠（post term pregnancy）。其发生率约为3%～15%。过期妊娠的胎儿围产病率和死亡率增高，并随妊娠过期时间的延长而增加。

一、病因

1. 雌孕激素比例失调　如内源性前列腺素和雌二醇分泌不足而黄体酮水平增高可抑制前列腺素和缩宫素，使子宫不收缩，延迟分娩发动。

2. 子宫收缩刺激反射减弱　头盆不称或胎位异常时，由于胎先露部对宫颈内口及子宫下段的刺激不强，反射性子宫收缩减少，易发生过期妊娠。

3. 胎儿畸形　无脑儿畸胎不合并羊水过多时，由于垂体缺如，不能产生足够促肾上腺皮质激素，使雌激素前身物质16α-羟基硫酸脱氢表雄酮分泌不足，雌激素形成减少，致使过期妊娠发生。

4. 遗传因素　缺乏胎盘硫酸酯酶，是一种罕见的伴性隐性遗传病，均见于怀男胎病例，胎儿胎盘单位无法将活性较弱的脱氢表雄酮转变为雌二醇及雌三醇，使分娩难以启动。

二、病理和临床表现

1. 胎盘、胎儿变化

（1）胎盘功能正常型：胎儿继续发育，体重增加成为巨大儿，颅骨钙化明显，胎头不易变形，从而导致经阴道分娩困难。

（2）胎盘功能减退型：胎盘外观有钙化和梗死，镜下见胎盘老化现象，使胎盘的物质交换与转运能力均下降，供给胎儿营养以及氧气不足，胎儿不再继续生长发育，导致胎儿成熟障碍、胎儿窘迫。

2. 羊水变化　随着妊娠周数的延长，羊水会越来越少，羊水粪染率也明显增高。

过期妊娠常因胎盘病理改变而发生胎儿窘迫或者巨大儿造成难产，导致围生儿死亡率以及新生儿窒息发生率增高，同时手术产率也增高。

三、治疗原则

尽量避免过期妊娠的发生。一旦确诊过期妊娠，应根据胎儿大小、胎盘功能、胎儿宫内安危、宫颈成熟情况等综合判断，选择恰当的分娩方式。

四、护理评估

1. 健康史　仔细核实妊娠周数，确定胎盘功能是否正常是关键。

2. 身心状况

（1）身体评估：胎盘功能正常型多无特殊表现；胎盘功能减退型可表现为胎动频繁或者减少、消失，孕妇体重不再增加或者减轻，宫高和腹围与妊娠周数不相符，胎心率异常。

（2）心理-社会状况：当超过预产期数日后仍无分娩先兆，孕妇和家属都会焦急，担心过期妊娠对胎儿不利，而表现出紧张情绪。

3. 相关检查

（1）B超检查：监测胎儿双顶径、股骨长度估计妊娠周数；观察胎动、胎儿肌张力、胎儿呼吸运动以及羊水量等。羊水暗区直径小于 3 cm，提示胎盘功能减退，小于 2 cm 则提示胎儿危险。

（2）胎盘功能测定：雌三醇（E_3）含量小于 10 mg/24 h，E/C 比值小于 10 或者下降 50%，血清游离雌三醇含量持续缓慢下降等，均应考虑为胎儿胎盘单位功能低下。

（3）胎儿电子监护仪检测：无刺激胎心率监护每周 2 次，多为无反应型；催产素激惹试验若出现晚期减速，提示胎儿缺氧。

五、护理诊断/合作性问题

1. 知识缺乏　缺乏过期妊娠危害性的相关知识。

2. 焦虑　与担心围生儿的安全有关。

3. 潜在并发症　胎儿窘迫、胎儿生长受限、巨大儿。

六、护理目标

1. 孕妇和家属了解过期妊娠对胎儿的影响。

2. 住院期间不发生胎儿和新生儿损伤。

3. 孕妇的焦虑程度减轻。

七、护理措施

1. 一般护理

（1）休息：嘱孕妇取左侧卧位，吸氧。

（2）帮助复核孕周：仔细询问孕妇末次月经时间，引导其回忆本次妊娠的有关情况，协助医生重新认真复核孕周。

2. 加强监护胎儿情况　勤听胎心音，教会孕妇自测胎动，注意观察羊水的颜色、性状，必要时行胎儿电子监护，以便及时发现胎儿窘迫。

3. 检查的护理　告知孕妇及家属行各种胎盘功能检查的目的、方法、结果，协助孕妇完成各项胎盘功能检查，如按时抽血或留尿，护送患者做 B 超检查等。

4. 终止妊娠的护理

（1）剖宫产：引产失败者，胎盘功能减退，胎儿有宫内窘迫，羊水过少或者有产科指征，均应行剖宫产。

1）做好剖宫产的术前准备、术中配合及术后护理。

2）做好新生儿窒息的抢救准备。

（2）阴道分娩：胎盘功能及胎儿情况良好，无其他产科指征者，可在严密监护下经阴道分娩。

1）宫颈条件未成熟者，需遵医嘱给予促宫颈成熟的措施。如乳头按摩、宫缩剂静滴、前列腺素制剂宫颈或者阴道给药等。

2）宫颈条件成熟者，可行人工破膜或者静滴缩宫素引产。破膜后应立即听胎心音、观察羊水颜色、性状、记录破膜时间；嘱产妇卧床休息，保持外阴清洁，必要时遵医嘱用抗生素预防感染。

3）产程中的护理：常规吸氧；严密观察胎心及产程进展，适时行胎心监护；如出现胎儿窘迫情况，若宫口已开全，行阴道手术助产；若宫口未开全，短时间内不能从阴道分娩者，需立即改行剖宫产；产后常规应用宫缩剂，预防产后出血；在新生儿出现第一次呼吸前及时彻底清除呼吸道分泌物及羊水，特别是粪染的羊水应尽力清除；新生儿按高危儿加强护理，密切观察，遵医嘱给予药物治疗。

5. 心理护理　妊娠过期后，孕妇或者家属有的担心胎儿安危，急于要求人工终止妊娠；有的认为"瓜熟才蒂落"而不愿接受人工终止妊娠。护士应仔细倾听她们的诉说，了解孕妇的心理活动，耐心向患者及家属介绍过期妊娠对母儿的不良影响，详细说明终止妊娠的必要性和方法，对她们提出的问题给予积极、明确、有效的答复，解除其思想顾虑，鼓励患者极配合治疗，适时终止妊娠，加强过期儿（高危儿）的护理。

八、护理评价

1. 患者能积极配合医护措施。

2. 母婴顺利经历全过程。

3. 产妇产后未出现焦虑。

（郑泽钰）

第三节 胎盘早剥

妊娠 20 周后或分娩期，正常位置的胎盘在胎儿娩出前，部分或全部从子宫壁剥离，称为胎盘早剥（placental abruption）。胎盘早剥是妊娠晚期的一种严重并发症，起病急、进展迅速，若处理不及时，可危及母儿生命。国内发生率 0.46%~2.1%，国外发生率 1%~2%。

一、病因

胎盘早剥的发病机制尚未完全阐明，其发病可能与以下因素有关。

1. 孕妇血管病变　胎盘早剥孕妇多并发妊娠期高血压疾病、慢性高血压、慢性肾脏疾病以及全身血管病变等。上述疾病可致底蜕膜螺旋小动脉痉挛或硬化，引起远端毛细血管缺血坏死以致破裂出血，形成血肿，导致该处胎盘与子宫壁剥离。

2. 机械性因素　外伤（特别是腹部直接受撞击）、行外倒转术矫正胎位时，可因血管破裂诱发胎盘早剥。脐带过短或绕颈、绕体等，在分娩过程中由于胎先露部下降牵拉脐带，导致胎盘早剥。

3. 子宫内压力突然下降　双胎妊娠的第一胎儿娩出过快或羊水过多破膜时羊水流出过快，可使宫腔内压力骤然降低，子宫突然收缩，导致胎盘自子宫壁剥离。

4. 子宫静脉压突然升高　见于妊娠晚期或临产后，孕妇长时间仰卧位时，巨大的子宫压迫下腔静脉，回心血量减少，血压下降，而子宫静脉压升高，导致蜕膜静脉淤血或破裂，诱发部分或全部胎盘自子宫壁剥离。

5. 其他　如吸烟、吸毒、营养不良、子宫肌瘤（尤其是胎盘附着部位肌瘤）、胎膜早破、孕妇有血栓形成倾向等与胎盘早剥具有相关性。此外，有胎盘早剥史的患者再次妊娠发生胎盘早剥的可能性增加。

二、类型及病理生理

胎盘早剥的主要病理变化是底蜕膜出血，形成血肿，使胎盘自附着处剥离。可分为三种病理类型：显性、隐性、混合性剥离（图 8-1）。

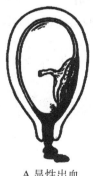 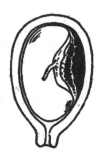 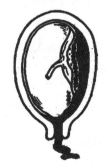

A.显性出血　　　　B.隐性出血　　　　C.混合性出血

图 8-1　胎盘早剥的分类

1. 显性剥离（revealed abruption）或外出血　若底蜕膜出血少，剥离面小，血液很快凝固，临床多无症状；若底蜕膜出血增加，形成胎盘后血肿，使胎盘的剥离部分不断扩大，当血液冲开胎盘边缘，沿胎膜与子宫壁之间经宫颈管向外流出，即为显性剥离或外出血，大部分胎盘早剥属于这种类型。

2. 隐性剥离（concealed abruption）或内出血　血液在胎盘后形成血肿使剥离面逐渐增大，当血肿不断增大，胎盘边缘仍附着于子宫壁上，或胎头已固定于骨盆入口，使血液积存于胎盘与子宫壁之间不能外流，即为隐性剥离或内出血。

3. 混合性出血（mixed hemorrhage）　当内出血过多时，胎盘后血肿内压力增加，血液可冲开胎盘边缘与胎膜，经宫颈管外流，形成混合性出血。偶有出血穿破羊膜而溢入羊水中，使羊水成为血性羊水。

胎盘早剥内出血严重时，可发生子宫胎盘卒中（uteroplacental apoplexy）。积聚于胎盘与子宫壁之间的血液，随血肿压力增大，血液浸入子宫肌层，引起肌纤维分离，甚至断裂、变性，当血液侵及子宫浆膜层时，子宫表面呈蓝紫色瘀斑，尤其在胎盘附着处更明显，称为子宫胎盘卒中。此时，由于肌纤维受血液浸渍，收缩力减弱，可出现宫缩乏力性产后出血。

严重的胎盘早剥可发生弥漫性血管内凝血（DIC）。从剥离处的胎盘绒毛和蜕膜中释放大量的组织凝血活酶，进入母体循环，激活凝血系统，发生弥漫性血管内凝血。

子宫胎盘卒中可致产后出血，合并DIC时，更易出现难以纠正的产后出血和急性肾衰。

三、临床表现

国内外对胎盘早剥的分类不同，目前多采用Sher（1985）分法，根据病情严重程度，分为3度。

Ⅰ度：胎盘剥离面通常不超过胎盘的1/3，以外出血为主，多见于分娩期。主要症状为阴道流血，多无腹痛或轻微腹痛，贫血体征不显著。腹部检查：子宫软，宫缩有间歇，腹部压痛不明显或仅局部轻压痛，子宫大小与妊娠周数相符，胎位清楚，胎心率多正常，有时症状与体征均不明显，只在产后检查胎盘时，见胎盘母体面有凝血块及压迹，发现胎盘早剥。

Ⅱ度：胎盘剥离面约为胎盘的1/3，常为内出血或混合性出血，有较大的胎盘后血肿，多见于重度妊娠期高血压疾病。主要症状为突然发生的持续性腹痛和（或）腰酸、腰痛，其程度与胎盘后积血多少有关，积血越多疼痛越剧烈。可无阴道流血或仅有少量阴道流血，贫血程度与外出血量不相符。腹部检查：触诊子宫压痛明显，尤以胎盘附着处最明显。子宫比妊娠周数大，且随着胎盘后血肿的不断增大，宫底随之升高，压痛也更明显。宫缩有间歇，胎位可扪及，胎心清楚。

Ⅲ度：胎盘剥离面超过胎盘的1/2，临床上常呈现休克状态，且休克程度与母体失血量相关。腹部检查：子宫处于高张状态，硬如板状，间歇期不能放松，因此胎位触不清楚。胎儿多因严重缺氧缺血而死亡。

四、治疗原则

胎盘早剥的治疗原则为积极抢救休克，及时终止妊娠，积极防治并发症。终止妊娠的方法需根据孕妇胎次、早剥的严重程度、胎儿宫内状况以及宫口开大等情况而定。积极处理并发症，如凝血功能障碍、产后出血以及急性肾衰等。

五、护理评估

1. 健康史　孕妇在妊娠晚期或临产时突然发生剧烈腹痛，并有急性贫血或休克表现，需高度重视。护士需结合有无妊娠期高血压疾病或高血压病史、慢性肾炎史、胎盘早剥史、仰卧位低血压综合征史及外伤史等，进行仔细全面评估。

2. 身心状况　Ⅰ度胎盘早剥患者症状多不明显。Ⅲ度患者可出现恶心呕吐，面色苍白、出汗、脉弱以及血压下降等休克征象；患者可无阴道流血或少量阴道流血及血性羊水，贫血程度与外出血量不相符。腹部检查：子宫硬如板状，压痛，以胎盘附着处最显著，若胎盘附着于子宫后壁，子宫压痛不明显，但子宫大于妊娠周数，宫底随胎盘后血肿增大而增高。子宫多处于高张状态，偶见宫缩，宫缩间歇期不放松，胎位触不清楚。Ⅲ度胎盘早剥，胎儿多因缺氧死亡，故胎心多消失。

胎盘早剥孕妇除进行阴道流血的量颜色评估外，应还需重点评估腹痛程度、性质，密切监测孕妇的生命体征和一般情况，以及时、正确地了解孕妇的身体状况。胎盘早剥孕妇入院时情况多危急，孕妇和家属常感到高度紧张和恐惧。

3. 相关检查

（1）产科检查：可通过四步触诊法判定胎方位、胎心情况、宫高变化以及腹部压痛范围和程度等。

（2）B型超声检查：可协助了解胎盘部位及胎盘早剥的类型，明确胎儿大小及存活情况。B型超声图像显示正常位置的胎盘应紧贴子宫体部后壁、前壁或侧壁，若胎盘与子宫壁之间有血肿时，在胎盘后方出现一个或多个液性暗区，并见胎盘增厚。若胎盘后血肿较大时能见到胎盘胎儿面凸向羊膜腔，甚至使子宫内的胎儿偏向对侧。若血液渗入羊水中，见羊水回声增强、增多，系羊水混浊所致。当胎盘边缘已与子宫壁分离时，未形成胎盘后血肿时，则见不到上述图像，故B型超声诊断胎盘早剥具有一定的局限性。重型胎盘早剥常伴有胎心、胎动消失。

（3）实验室检查：主要了解患者贫血程度、凝血功能及肾功能。若并发DIC时，需进行筛选试验（血小板计数、凝血酶原时间、纤维蛋白原测定），结果可疑者可做纤溶确诊试验（凝血酶时间、优球蛋白溶解时间、血浆鱼精蛋白副凝试验）。

六、护理诊断/合作性问题

1. 恐惧　与胎盘早剥起病急、进展快，危及母儿生命有关。
2. 预感性悲哀　与死产、切除子宫有关。
3. 潜在并发症　凝血功能障碍、产后出血和急性肾衰竭。

七、护理目标

1. 入院后，孕妇出血性休克症状得到控制。
2. 患者未出现凝血功能障碍、产后出血和急性肾衰竭等并发症。

八、护理措施

胎盘早剥是一种严重的妊娠晚期并发症，危及母儿生命。积极预防非常重要。健全孕产妇三级保健制度，加强产前检查，积极预防与及时治疗妊娠期高血压疾病，对合并有慢性肾炎、慢性高血压等高危妊娠的孕妇应加强管理；妊娠晚期避免长时间仰卧位及腹部外伤；胎位异常行外倒转术纠正胎位时，操作必须轻柔，处理羊水过多或双胎分娩时，避免宫腔内压骤然降低等。对于已诊断为胎盘早剥的患者，护理措施如下：

1. 纠正休克，改善患者一般情况　护士需迅速开放静脉，积极补充血容量，及时输入新鲜血，既可补充血容量，又能补充凝血因子。同时，密切监测胎儿状态。

2. 严密观察病情变化，及时发现并发症　凝血功能障碍者表现为子宫出血不凝，皮下、黏膜或注射部位出血，有时有尿血、咯血及呕血等现象；急性肾衰竭者可表现为尿少或无尿。护士需高度重视上述症状，一旦发现，立即报告医师并积极配合处理。

3. 为终止妊娠做好准备　一经确诊，为抢救母儿生命须及时终止妊娠，减少并发症的发生。分娩方式需依据孕妇病情轻重、胎儿宫内状况、产程进展、胎产式等具体情况而定，护士应积极做好相应的配合与准备。

4. 预防产后出血　胎盘早剥的产妇胎儿娩出后易发生产后出血，因此分娩前需配血备用，分娩时开放静脉，分娩后应及时给予宫缩剂，配合按摩子宫，必要时按医嘱做好切除子宫的术前准备。未发生出血者，产后仍需加强生命体征的观察，预防晚期产后出血的发生。

5. 产褥期护理　患者在产褥期需加强营养，纠正贫血。更换消毒会阴垫，保持会阴清洁，防止感染。根据孕妇身体状况给予母乳喂养指导。死产者及时给予退乳措施，可在分娩后24小时内尽早服用大剂量雌激素，同时紧束双乳，少进汤类；水煎生麦芽当茶饮；针刺足临泣、悬钟等穴位等。

九、护理评价

1. 母亲顺利分娩，婴儿平安出生。
2. 患者未出现并发症。

（远明圆）

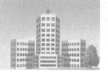

第九章 儿科疾病护理

第一节 肺炎

一、肺炎的分类

肺炎是指不同病原体及其他因素（如吸入羊水、过敏等）所引起的肺部炎症。临床上以发热、咳嗽、气促、呼吸困难和肺部固定湿啰音为主要表现。严重者可出现循环、神经、消化系统的相应症状。

肺炎是婴幼儿时期的常见病，一年四季均可发生，以冬春寒冷季节及气候骤变时多见，多由急性上呼吸道感染或支气管炎向下蔓延所致。根据 WHO 和联合国儿童基金会（UNICEF）发布的"2014 年儿童死亡率的水平和趋势"报告，2013 年全球 5 岁以下儿童死亡人数约为 630 万人，其中排在死亡原因前三位的是早产（17%）、肺炎（15%）、妊娠及分娩期并发症（11%）。每年因肺炎死亡的 5 岁以下儿童接近 100 万。

肺炎的临床诊断分类主要依据病理形态、病原体和病程等，目前常用分类法如下。

1. 病理分类　支气管肺炎、大叶性肺炎和间质性肺炎等。儿童以支气管肺炎最常见。

2. 病原体分类　感染性肺炎，如病毒性肺炎、细菌性肺炎、支原体肺炎、衣原体肺炎、原虫性肺炎、真菌性肺炎等；非感染因素引起的肺炎如吸入性肺炎、坠积性肺炎、嗜酸性粒细胞肺炎等。

3. 病程分类　大部分肺炎为急性过程，发病时间在 1 个月以内称为急性肺炎。有营养不良、佝偻病等并发症及免疫缺陷的患儿，病情容易迁延，病程在 1~3 个月者，称为迁延性肺炎；超过 3 个月者称为慢性肺炎。

4. 病情分类　轻症肺炎（以呼吸系统症状为主，无全身中毒症状）、重症肺炎（除呼吸系统严重受累外，其他系统也受累，全身中毒症状明显）。

5. 临床表现典型与否分类　典型肺炎（肺炎链球菌、金黄色葡萄球菌、肺炎杆菌、流感嗜血杆菌、大肠埃希菌等引起的肺炎）；非典型肺炎（病原体为肺炎支原体、衣原体、军团菌、病毒等）。

6. 肺炎发生的地区分类　社区获得性肺炎（CAP），指无明显免疫抑制的患儿在院外或住院 48 小时内发生的肺炎；院内获得性肺炎（HAP），指住院 48 小时后发生的肺炎，又称医院内肺炎（NP）。

本节重点讨论支气管肺炎的护理。

二、支气管肺炎

支气管肺炎为儿童时期最常见的肺炎。以 2 岁以下儿童最多见。起病急，四季均可发病，以冬、春寒冷季节及气候骤变时多见。居室拥挤、通风不良、空气污浊等均可使机体的抵抗力降低，易患肺炎。低出生体重儿以及并发营养不良、维生素 D 缺乏性佝偻病、先天性心脏病的患儿病情严重，常迁延不愈，病死率较高。

（一）病因

常见的病原体为病毒和细菌。病毒以呼吸道合胞病毒最多见，其次是人鼻病毒、副流感病毒等；细菌以肺炎链球菌多见，其他有流感嗜血杆菌、金黄色葡萄球菌、表皮葡萄球菌等。近年来，肺炎支原体、衣原体及流感嗜血杆菌肺炎日见增多。肺炎链球菌、金黄色葡萄球菌和流感嗜血杆菌是重症肺炎的主要病因。目前发达国家儿童肺炎以病毒感染为主，发展中国家以细菌为主。

（二）病理生理

病原体常由呼吸道入侵，少数由血行入肺。婴幼儿机体的免疫功能不健全，加上呼吸系统解剖生理特点，使得婴幼儿不仅容易发生肺炎，且一旦发生大多病情严重。

病原体侵入肺部后，引起支气管黏膜水肿，管腔狭窄；肺泡壁充血、水肿，肺泡腔内充满炎性渗出物，从而影响肺通气和肺换气。通气不足引起 PaO_2 和 SaO_2 降低（低氧血症）及 $PaCO_2$ 增高（高碳酸血症）；换气功能障碍则主要引起低氧血症。为代偿缺氧，患儿出现呼吸与心率增快；为增加呼吸深度，呼吸辅助肌也参与活动，出现鼻翼扇动和三凹征。重症者可产生呼吸衰竭。缺氧、二氧化碳潴留及病原体毒素和炎症产物吸收产生的毒血症，可导致循环系统、消化系统、神经系统的一系列改变以及酸碱平衡失调和电解质紊乱。

1. 循环系统　病原体和毒素作用于心肌可引起中毒性心肌炎。低氧血症和 CO_2 潴留，可引起肺小动脉反射性收缩，使肺循环的阻力增高，形成肺动脉高压，右心的负担加重。肺动脉高压和中毒性心肌炎是诱发心力衰竭的主要原因。重症患儿可出现微循环障碍、休克、弥散性血管内凝血。

2. 神经系统　缺氧和 CO_2 潴留可使脑毛细血管扩张，血流减慢，血管壁的通透性增加而致脑水肿。严重缺氧使脑细胞无氧代谢增强，乳酸堆积，ATP 生成减少，Na^+-K^+-ATP 酶的活性降低，引起脑细胞内钠、水潴留，形成脑细胞水肿。

3. 消化系统　低氧血症和病原体毒素的作用，使胃肠道黏膜出现糜烂、出血、上皮细胞坏死脱落等，导致黏膜屏障功能破坏，胃肠功能紊乱，出现腹泻、呕吐，严重者出现中毒性肠麻痹和消化道出血。

4. 酸碱平衡失调和水、电解质紊乱　重症肺炎可出现混合性酸中毒，因为严重缺氧时体内需氧代谢障碍、酸性代谢产物增加，常可引起代谢性酸中毒；而 CO_2 潴留、H_2CO_3 增加又可导致呼吸性酸中毒。缺氧和 CO_2 潴留还可导致肾小动脉痉挛而引起水钠潴留，重症者可造成稀释性低钠血症。

（三）临床表现

本病 2 岁以下的婴幼儿多见。起病大多较急，发病前数日多数患儿有上呼吸道感染。

1. 呼吸系统症状和体征　主要表现为发热、咳嗽、气促，肺部固定的中、细湿啰音。

（1）发热：热型不一，多数为不规则热，亦可为弛张热或稽留热，新生儿、重度营养不良儿可不发热或体温不升。

（2）咳嗽：较频，初为刺激性干咳，以后有痰，新生儿、早产儿可仅表现为口吐白沫。

（3）呼吸增快：多在发热、咳嗽之后出现。呼吸40~80次/分，重者可有鼻翼扇动、点头呼吸、三凹征、唇周发绀。

（4）肺部啰音：胸部体征早期不明显或仅呼吸音粗糙，以后可听到较固定的中、细湿啰音，以背部两肺下方及脊柱旁较多，深吸气末更为明显。新生儿、小婴儿常不易闻及湿啰音。

除上述症状外，患儿常有精神不振、食欲减退、烦躁不安、轻度腹泻或呕吐等全身症状。重症除全身症状及呼吸系统的症状加重外，常出现循环、神经、消化等系统的功能障碍，出现相应的临床表现。

2. 循环系统表现　轻度缺氧可致心率增快；重症肺炎可并发心肌炎、心力衰竭。心肌炎主要表现为：面色苍白、心动过速、心音低钝、心律不齐及心电图 ST 段下移、T 波平坦或倒置；心力衰竭主要表现为：①呼吸困难加重，呼吸突然加快超过 60 次/分。②心率突然增快超过 180 次/分，与体温升高和呼吸困难不相称。③心音低钝，奔马律。④骤发极度烦躁不安，面色苍白或发灰，指（趾）甲微血管充盈时间延长。⑤肝脏迅速增大。⑥尿少或无尿。重症革兰阴性杆菌肺炎还可发生微循环衰竭，出现面色灰白、四肢发凉、脉搏细弱等。

3. 神经系统表现　轻度缺氧表现为精神萎靡、烦躁不安或嗜睡；脑水肿时，出现意识障碍、惊厥、前囟膨隆，可有脑膜刺激征，呼吸不规则，瞳孔对光反射迟钝或消失。

4. 消化系统表现　轻者常有食欲减退、吐泻、腹胀等；重者可发生中毒性肠麻痹，因严重的腹胀，使膈肌抬高，呼吸困难加重。有消化道出血时，可吐咖啡渣样物，大便潜血试验阳性或柏油样便。

5. 弥散性血管内凝血　重症患儿可出现弥散性血管内凝血（DIC），表现为血压下降，四肢凉，脉细数，皮肤、黏膜及胃肠道出血。

若延误诊断或病原体致病力强者，可引起脓胸、脓气胸及肺大疱等并发症。

（四）预后

儿童肺炎的预后受多种因素影响。年长儿肺炎并发症较少，预后好，婴幼儿则病死率较高。在营养不良、佝偻病、先天性心脏病、结核病、麻疹、百日咳的基础上并发肺炎者，预后较差。病原体方面，肺炎双球菌肺炎预后良好；金黄色葡萄球菌肺炎并发症多，病程迁延，预后较差。腺病毒肺炎病情较重，病死率也较高。支原体肺炎病情轻重不一，自然病程虽较长，但多能自然痊愈。重症肺炎预后亦较差。

（五）辅助检查

1. 外周血检查　病毒性肺炎白细胞大多正常或降低；细菌性肺炎白细胞总数及中性粒细胞常增高，并有核左移，胞浆中可见中毒颗粒。细菌感染时血清 C-反应蛋白（CRP）浓度升高，非细菌感染时 CRP 上升不明显。

2. 病原学检查　采集痰液、血液、气管分泌物、胸腔穿刺液、肺穿刺液等做细菌培养和鉴定；鼻咽拭子或气管分泌物做病毒分离鉴定；采用免疫学方法进行病原特异性抗原检测；通过冷凝集试验、病原特异性抗体测定、聚合酶链反应或特异性的基因探针检测病原体的 DNA。

3. 胸部 X 线检查　早期可见肺纹理增粗，以后出现大小不等的斑片状阴影，可融合成片，以双肺下野、中内带多见。可有肺气肿及肺不张。

（六）治疗要点

采用综合的治疗措施，原则是控制炎症，改善通气功能，对症治疗，防止和治疗并发症。

1. 控制感染 明确为细菌感染或病毒感染继发细菌感染者，根据不同病原体选择抗生素。使用原则：①根据病原菌选用敏感药物。②早期治疗。③联合用药。④选用渗入下呼吸道浓度高的药物。⑤足量、足疗程。重症宜静脉给药。

肺炎链球菌肺炎：青霉素敏感者首选青霉素或阿莫西林；青霉素中介者首选大剂量青霉素或阿莫西林；耐药者首选头孢曲松、头孢噻肟、万古霉素；青霉素过敏者选用大环内酯类抗生素，如红霉素等。金黄色葡萄球菌肺炎：甲氧西林敏感者首选苯唑西林或氯唑西林，耐药者选用首选万古霉素或联合应用利福平。流感嗜血杆菌肺炎：首选阿莫西林加克拉维酸或氨苄西林加舒巴坦，备选第 2~3 代头孢菌素或新大环内酯类（罗红霉素、阿奇霉素、克拉霉素）。大肠埃希菌肺炎和肺炎克雷伯杆菌肺炎：不产超广谱 β 内酰胺酶（ESBLs）首选头孢他啶、头孢哌酮；产 ESBLs 首选亚胺培南、美罗培南。肺炎支原体或衣原体肺炎：首选大环内酯类，如红霉素、罗红霉素及阿奇霉素。

抗生素一般用至体温正常后的 5~7 天，临床症状、体征消失后 3 天。葡萄球菌性肺炎易复发及发生并发症，体温正常后继续用药 2~3 周，总疗程一般 ≥6 周。支原体肺炎至少用药 2~3 周。

病毒感染者，应选用利巴韦林口服或静脉点滴，或干扰素等抗病毒药物。

2. 对症治疗 有缺氧症状时应及时吸氧；发热、咳嗽、咳痰者，给予退热、祛痰、止咳，保持呼吸道通畅；喘憋严重者可用支气管解痉剂；腹胀伴低钾者及时补钾；中毒性肠麻痹者，应禁食和胃肠减压，纠正水、电解质、酸碱平衡紊乱。

3. 其他 中毒症状明显或严重喘憋、脑水肿、感染性休克、呼吸衰竭者，可短期应用糖皮质激素。防治心力衰竭、中毒性肠麻痹、中毒性脑病等，积极治疗脓胸、脓气胸等并发症。

（七）护理评估

1. 健康史 详细询问发病情况，了解有无反复呼吸道感染史，发病前是否有麻疹、百日咳等呼吸道传染病；询问出生时是否足月顺产，有无窒息史；生后是否按时接种疫苗，患儿生长发育是否正常，家庭成员是否有呼吸道疾病病史。

2. 身体状况 评估患儿有无发热、咳嗽、咳痰的情况，体温增高的程度、热型，咳嗽、咳痰的性质；有无呼吸增快、心率增快、肺部啰音；有无气促、端坐呼吸、鼻翼扇动、三凹症及唇周发绀等症状和体征；有无循环、神经、消化系统受累的临床表现。评估血常规、胸部 X 线、病原学等检查结果。

3. 心理-社会状况 了解患儿既往是否有住院的经历，家庭经济情况如何，父母的文化程度、对本病的认识程度等。评估患儿是否有因发热、缺氧等不适及环境陌生产生焦虑和恐惧，是否有哭闹、易激惹等表现。评估家长的心理状态，患儿家长是否有因患儿住院时间长、知识缺乏等产生的焦虑不安、抱怨的情绪。

（八）常见护理诊断/问题

1. 气体交换受损 与肺部炎症有关。

2. 清理呼吸道无效 与呼吸道分泌物过多、黏稠，患儿体弱、无力排痰有关。

3. 体温过高 与肺部感染有关。

4. 营养失调：低于机体的需要量 与摄入不足、消耗增加有关。

5. 潜在并发症 心力衰竭、中毒性脑病、中毒性肠麻痹。

（九）预期目标

1. 患儿气促、发绀症状逐渐改善以至消失，呼吸平稳。

2. 患儿能顺利有效地咳出痰液，呼吸道通畅。

3. 患儿体温恢复正常。

4. 患儿住院期间能得到充足的营养。

5. 患儿不发生并发症或发生时得到及时发现和处理。

（十）护理措施

1. 改善呼吸功能

（1）休息：保持室内空气清新，室温控制在 18 ~ 20 ℃、湿度 60％。嘱患儿卧床休息，减少活动。注意被褥要轻暖，穿衣不要过多，以免引起不安和出汗；内衣应宽松，以免影响呼吸；勤换尿布，保持皮肤清洁，使患儿感觉舒适，以利于休息。治疗护理应集中进行，尽量使患儿安静，以减少机体的耗氧量。

（2）氧疗：烦躁、口唇发绀等缺氧表现的患儿应及早给氧，以改善低氧血症。一般采用鼻前庭导管给氧，氧流量为 0.5 ~ 1 L/min，氧浓度不超过 40％；缺氧明显者用面罩或头罩给氧，氧流量为 2 ~ 4 L/min，氧浓度不超过 50％ ~ 60％。出现呼吸衰竭时，应使用人工呼吸器。吸氧过程中应经常检查导管是否通畅，患儿缺氧症状是否改善，发现异常及时处理。

（3）遵医嘱给予抗生素治疗，促进气体交换。

2. 保持呼吸道通畅　及时清除患儿口鼻分泌物；经常变换体位，以减少肺部淤血，促进炎症吸收。根据病情采用相应的体位，以利于肺的扩张及呼吸道分泌物的排除。指导患儿进行有效的咳嗽，排痰前协助转换体位，帮助清除呼吸道分泌物。必要时，可进行雾化吸入使痰液变稀薄利于咳出。用上述方法不能有效咳出痰液者，可用吸痰器吸出痰液。但吸痰不能过频，否则可刺激黏液产生过多。密切监测生命体征和呼吸窘迫程度以帮助了解疾病的发展情况。

3. 降低体温　密切监测体温变化，采取相应的护理措施。

4. 补充营养及水分　给予足量的维生素和蛋白质，少量多餐。婴儿哺喂时应耐心，每次喂食须将头部抬高或抱起，以免呛入气管发生窒息。进食确有困难者，可按医嘱静脉补充营养。鼓励患儿多饮水使呼吸道黏膜湿润，以利于痰液的咳出，并助于黏膜病变的修复，同时防止发热导致脱水。对重症患儿应准确记录 24 小时出入量。要严格控制静脉点滴速度，最好使用输液泵，保持液体均匀输入，以免发生心力衰竭。

5. 密切观察病情

（1）注意观察患儿神志、面色、呼吸、心音、心率等变化。当患儿出现烦躁不安、面色苍白、呼吸加快 >60 次/分、心率 >180 次/分、心音低钝、奔马律、肝在短时间内急剧增大时，是心力衰竭的表现，应及时报告医师，并减慢输液速度，准备强心剂、利尿剂，做好抢救的准备；若患儿咳粉红色泡沫样痰为肺水肿的表现，可给患儿吸入经 20％ ~ 30％乙醇湿化的氧气，但每次吸入不宜超过 20 分钟。

（2）密切观察意识、瞳孔、囟门及肌张力等变化，若有烦躁或嗜睡、惊厥、昏迷、呼吸不规则、肌张力增高等颅内高压表现时，应立即报告医师，并及时抢救。

（3）观察有无腹胀、肠鸣音是否减弱或消失、呕吐的性质、是否有便血等，以便及时发现中毒性肠麻痹及胃肠道出血。

（4）如患儿病情突然加重，出现剧烈咳嗽、呼吸困难、烦躁不安、面色青紫、胸痛及一侧呼吸运动受限等，提示出现了脓胸、脓气胸，应及时报告医师并配合胸穿或胸腔闭式引流。

6. 健康教育 指导家长加强患儿的营养，培养良好的饮食和卫生习惯。从小养成锻炼身体的好习惯，经常开展户外活动，增强体质，改善呼吸功能。婴幼儿应少去人多的公共场所，尽可能避免接触呼吸道感染患者。有营养不良、佝偻病、贫血及先天性心脏病的患儿应积极治疗，增强抵抗力，减少呼吸道感染的发生。教会家长处理呼吸道感染的方法，使患儿在疾病早期能得到及时控制。定期健康检查，按时预防接种。

（十一）护理评价

评价患儿是否能顺利有效地咳出痰液，呼吸道是否通畅；气促、发绀症状是否逐渐改善以至消失，呼吸平稳；住院期间体温及其他生命体征是否恢复正常；能否得到充足的营养。

（李妮倩）

第二节 肠套叠

肠套叠是指部分肠管及其肠系膜套入邻近肠腔内造成的一种绞窄性肠梗阻，是婴幼儿时期常见的急腹症之一。约60%的患儿年龄在1岁以内，约80%患儿年龄在2岁以内，但新生儿罕见；男孩发病率高于女孩，比例约为4：1，健康肥胖儿多见。

一、病因和发病机制

分为原发性和继发性两种。95%为原发性，多见于婴幼儿，病因尚未完全明了。有人认为与婴儿回盲部系膜固定未完善、活动度大有关；约5%为继发性，多为年长儿，发生肠套叠的肠管可见明显的机械原因，如与肠息肉、肠肿瘤等牵拉有关。此外，饮食改变、腹泻及其病毒感染等导致肠蠕动紊乱，从而诱发肠套叠。

二、病理生理

肠套叠多为近端肠管套入远端肠腔内，根据套入部分的不同分为回盲型、回结型、回回结型、小肠型、结肠型和多发型。其中回盲型最常见，占总数的50%~60%；其次为回结型，约占30%；回回结型约占10%；多发型为回结肠套叠和小肠套叠并发存在。肠套叠多为顺行性套叠，与肠蠕动方向一致，套入部随肠蠕动逐渐向远端推进，套入肠管不断增长。肠套叠时，由于鞘层肠管的持续痉挛，挤压套入肠管，牵拉和压迫肠系膜，使静脉和淋巴回流受阻，套入部肠管淤血、水肿，肠壁增厚、颜色变紫，并有血性渗液及腺体黏液分泌增加，进入肠腔内，产生典型的果酱样血便。随着肠壁水肿、静脉回流障碍加重，从而引起动脉供血不足，最终导致肠壁缺血性坏死并出现全身中毒症状，严重者可并发肠穿孔和腹膜炎。

三、临床表现

分急性肠套叠和慢性肠套叠，2岁以下婴幼儿多为急性发病。

（一）急性肠套叠

1. 腹痛 由于肠系膜受牵拉和外层肠管发生强烈收缩所致。患儿突然发生剧烈的阵发性肠绞痛，哭闹不安，屈膝缩腹，面色苍白，出汗，拒食。持续数分钟后腹痛缓解，可安静或入睡，间歇10~20

分钟又反复发作。

2. 呕吐 在腹痛后数小时发生。早期为反射性呕吐（因肠系膜受牵拉所致），呕吐物为胃内容物，初为乳汁、乳块或食物残渣，后可含胆汁；晚期为梗阻性呕吐，可吐出粪便样液体。

3. 血便 为重要症状，约85%病例在发病后6～12小时发生，呈果酱样黏液血便，或作直肠指检时发现血便。

4. 腹部包块 多数病例在右上腹部触及腊肠样肿块，表面光滑，略有弹性，稍可移动。晚期发生肠坏死或腹膜炎时，可出现腹胀、腹腔积液、腹肌紧张及压痛，不易扪及肿块。

5. 全身情况 患儿在早期一般状况尚好，体温正常，无全身中毒症状。随着病程延长，病情加重，并发肠坏死或腹膜炎时，全身情况恶化，常有严重脱水、高热、嗜睡、昏迷及休克等中毒症状。

（二）慢性肠套叠

以阵发性腹痛为主要表现，腹痛时上腹或脐周可触及肿块，缓解期腹部平坦柔软无包块，病程有时长达十余日。由于年长儿肠腔较宽阔可无梗阻现象，肠管也不易坏死。呕吐少见，血便发生也较晚。

四、辅助检查

1. 腹部 B 超 在套叠部位横断扫描可见同心圆或靶环状肿块图像，纵断扫描可见"套筒征"。

2. B 超监视下水压灌肠 可见靶环状肿块影退至回盲部，"半岛征"由大到小，最后消失，诊断和治疗同时完成。

3. 空气灌肠 可见杯口阴影，能清楚看见套叠头的块影，并可同时进行复位治疗。

4. 钡剂灌肠 可见套叠部位充盈缺损和钡剂前端的杯口影，以及钡剂进入鞘部与套入部之间呈现的线条状或弹簧状阴影。只用于慢性肠套叠的疑难病例。

五、治疗要点

急性肠套叠是急症，其复位是紧急的治疗措施，一旦确诊需立即进行。

1. 非手术治疗 灌肠疗法适用于病程在 48 小时以内，全身情况良好，无腹胀、明显脱水及电解质紊乱者。包括 B 超监视下水压灌肠、空气灌肠、钡剂灌肠复位三种。首选空气灌肠，钡剂灌肠复位目前已很少用。

2. 手术疗法 用于灌肠不能复位的失败病例、肠套叠超过 48～72 小时、疑有肠坏死或肠穿孔以及小肠型肠套叠的病例。手术方法包括单纯手法复位、肠切除吻合术或肠造瘘术等。

六、常见护理诊断/问题

1. 急性疼痛 与肠系膜受牵拉和肠管强烈收缩有关。
2. 知识缺乏 患儿家长缺乏有关疾病护理的相关知识。

七、护理措施

1. 密切观察病情 健康婴幼儿突然发生阵发性腹痛、呕吐、便血和腹部扪及腊肠样肿块时可确诊肠套叠，应密切观察腹痛的特点及部位，以助于诊断。

2. 非手术治疗效果观察 密切观察患儿腹痛、呕吐、腹部包块情况。灌肠复位成功的表现：①拔出肛管后排出大量带臭味的黏液血便或黄色粪水。②患儿安静入睡，不再哭闹及呕吐。③腹部平软，触不到原有的包块。④复位后给予口服 0.5~1 g 活性炭，6~8 小时后可见大便内炭末排出。如患儿仍然烦躁不安，阵发性哭闹，腹部包块仍存，应怀疑是否套叠还未复位或又重新发生套叠，应立即通知医生做进一步处理。

3. 手术护理 术前密切观察生命体征、意识状态，特别注意有无水电解质紊乱、出血及腹膜炎等征象，做好术前准备；向家长说明选择治疗方法的目的，消除其心理负担，争取对治疗和护理的支持与配合。对于术后患儿，注意维持胃肠减压功能，保持胃肠道通畅，预防感染及吻合口瘘。患儿排气、排便后可拔除胃肠引流管，逐渐恢复由口进食。

（兰　玲）

第三节　手足口病

一、概述

手足口病（HFMD）是由肠道病毒引起的传染病，多发生于 5 岁以下儿童，可引起手、足、口腔等部位的疱疹，少数患儿可引起心肌炎、肺水肿、无菌性脑膜脑炎等并发症。

引起 HFMD 的主要病原体为小 RNA 病毒科、肠道病毒属的柯萨奇病毒 A 组 16、4、5、7、9、10 型，B 组 2、5、13 型；埃可病毒和肠道病毒 71 型，其中以肠道病毒 71 型及柯萨奇病毒 A16 型最为常见。肠道病毒适合在湿、热的环境下生存与传播，对乙醚、去氯胆酸盐等不敏感，75% 乙醇和 5% 来苏亦不能将其灭活，但对紫外线及干燥敏感。各种氧化剂（高锰酸钾、漂白粉等）、甲醛、碘酊都能灭活病毒。病毒在 50 ℃可被迅速灭活，病毒在 4 ℃可存活 1 年，在 -20 ℃可长期保存，在外环境中病毒可长期存活。

患者和隐性感染者为本病的传染源。发病前数天，感染者咽部与粪便就可检出病毒，通常以发病后一周内传染性最强。肠道病毒主要经粪-口和飞沫传播，患者粪便、疱疹液和呼吸道分泌物及其污染的手、物品以及医疗器具等均可造成本病传播。亦可经直接接触病而感染。人对肠道病毒普遍易感，多发生在 5 岁以下小儿中。

二、护理评估

1. 健康史 应仔细询问患儿的饮食及卫生情况，近期有无与该病患者的接触史等。

2. 身心状况

（1）临床表现：潜伏期一般 3~7 日。

1）症状和体征

A. 发热：多发生在出疹之前 1~2 日，多在 38 ℃左右，也可呈高热，少数患儿可有热性惊厥。

B. 皮疹多见于手、足和臀部，也可见于臂、腿及躯干，初为红色斑丘疹，很快发展为 2~4 mm 的水疱，疱壁薄，疱液澄清，周围有红晕，水疱溃破后形成浅溃疡面。皮疹数目少者仅几个，多者数十个。

C. 口腔黏膜损害，表现为口腔黏膜充血，出现粟米样斑丘疹、小疱疹及溃疡，周围有红晕，以舌、颊黏膜等处多见，也可波及软腭、牙龈、扁桃体和咽部。因疼痛，患儿可出现流涎、拒食。

2）主要并发症有病毒性脑炎、脑膜炎和迟缓性瘫痪。除此之外尚有病毒性心肌炎、神经源性肺水肿等。

（2）心理-社会状况：该病有传染性，患儿须隔离治疗，患儿因活动受限制可产生孤独感、恐惧心理；评估家长对该病相关知识了解程度，患儿可发生脑膜炎、心肌炎、神经源性肺水肿，患儿及家长可产生紧张、焦虑反应。

3. 辅助检查

（1）病毒分离：自咽拭子或咽喉洗液、粪便或肛拭子、脑脊液或疱疹液，以及脑、淋巴结等组织标本中分离到肠道病毒 71 型或其他肠道病毒如柯萨奇病毒 A16 型等则可确定诊断。

（2）血清学检验：患儿血清中特异性 IgM 抗体阳性，或急性期与恢复期血清 IgG 抗体有 4 倍以上的升高。

三、治疗要点

本病目前无特效治疗药物，主要是对症及支持治疗，抗病毒治疗可应用干扰素、利巴韦林等。

四、护理诊断及合作性问题

1. 体温过高　与病毒血症和继发感染有关。
2. 皮肤完整性受损　与肠道病毒感染有关。
3. 营养失调：低于机体需要量　与病毒感染引起高热消耗增多和口腔皮疹引起饮食减少有关。
4. 潜在并发症　病毒性脑炎、脑膜炎和迟缓性瘫痪等。

五、护理措施

1. 预防感染的传播　患病后一般需要隔离 2 周。患儿使用过的物品要彻底消毒。患儿粪便及其他排泄物可用 3% 漂白粉澄清液浸泡，衣物置阳光下暴晒。室内保持通风换气，保持空气新鲜、流通，温度适宜。

2. 维持正常体温　小儿手足口病一般为低热或中度发热，无须特殊处理，可嘱患儿多喝温开水。必要时可用温水浴等物理降温的方法。

3. 口腔护理　患儿会因口腔黏膜损害导致疼痛而拒食、流涎、哭闹不眠等，因此要注意保持口腔清洁。可用 0.9% 氯化钠溶液漱口，对不会漱口的患儿，可以用棉棒蘸 0.9% 氯化钠溶液轻轻地清洁口腔。可口服维生素 B$_{12}$、维生素 C。注意预防细菌继发感染。

4. 皮疹护理　患儿衣服、被褥要清洁，衣着要舒适、柔软，经常更换。勤剪指甲，防止抓破皮疹。臀部有皮疹的患儿，应随时清理大小便，保持臀部清洁干燥。并于每次大便后清洗臀部，涂以消毒的植物油。手足部皮疹初期可涂炉甘石洗剂，如有疱疹形成或疱疹破溃时可涂 0.5% 碘附。

5. 饮食营养　因口腔疱疹疼痛，会导致患儿进食困难。所以要注意食物的色、香、味，并要给以营养丰富、清淡、可口、易消化、柔软的流质或半流质饮食，禁食辛辣、咸等刺激性食物，注意鼓励患儿多饮水。

六、健康教育

指导患儿和家长养成良好的饮食及卫生习惯，如饭前、便后洗手，不喝生水，不吃变质不洁食品、衣被勤晒太阳等。并教给家长手足口病的相关预防和护理知识。流行期间易感儿童避免去拥挤的公共场所，减少被感染机会。要注意婴幼儿的营养、休息，避免日光暴晒，防止过度疲劳，降低机体抵抗力。尽可能减少不必要的探视。

（赵　蒙）

参考文献

［1］张琳琪，王天有．实用儿科护理学［M］．北京：人民卫生出版社，2018．

［2］黄人健，李秀华．妇产科护理学高级教程［M］．2 版．北京：科学出版社，2018．

［3］何文英，候冬藏．实用消化内科护理手册［M］．北京：化学工业出版社，2019．

［4］邵小平，黄海燕，胡三莲．实用危重症护理学［M］．上海：上海科学技术出版社，2021．

［5］尤黎明，吴瑛．内科护理学［M］．7 版．北京：人民卫生出版社，2022．

［6］葛艳红，张玥．实用内分泌科护理手册［M］．北京：化学工业出版社，2019．

［7］任潇勤．临床实用护理技术与常见病护理［M］．昆明：云南科学技术出版社，2018．

［8］杨琳，王琳琳，熊燕．实用临床护理操作技术［M］．南昌：江西科学技术出版社，2020．

［9］谢小华．急诊急救护理技术［M］．长沙：湖南科学技术出版社，2020．

［10］钟印芹，叶美霞．基础护理技术操作指南［M］．北京：中国科学技术出版社，2020．

［11］李亚敏．急危救治护士临床工作手册［M］．北京：人民卫生出版社，2018．

［12］吴惠平，付方雪．现代临床护理常规［M］．北京：人民卫生出版社，2018．

［13］叶文琴，王筱慧，李建萍．临床内科护理学［M］．北京：科学出版社，2018．

［14］李庆印，陈永强．重症专科护理［M］．北京：人民卫生出版社，2018．

［15］谢萍．外科护理学［M］．北京：科学出版社，2018．

［16］王建英，王福安．急危重症护理学［M］．郑州：郑州大学出版社，2018．

［17］陈凌，杨满青，林丽霞．心血管疾病临床护理［M］．广州：广东科技出版社，2021．

［18］邵小平．实用急危重症护理技术规范［M］．上海：上海科学技术出版社，2019．

［19］蒋红，顾妙娟，赵琦．临床实用护理技术操作规范［M］．上海：上海科学技术出版社，2019．

［20］李乐之，路潜．外科护理学［M］．7 版．北京：人民卫生出版社，2022．